よくわかる

知識が
身につく!

実践
できる!

在宅看護

改訂第**3**版

JN047624

Gakken

●編集

角田　直枝　常磐大学看護学部・大学院 教授／がん看護専門看護師

●執筆者（執筆順）

角田　直枝　前掲

野崎加世子　岐阜県看護協会立 訪問看護ステーション高山　管理者／訪問看護認定看護師

山之腰由香　岐阜県看護協会立 訪問看護ステーション高山／訪問看護認定看護師

大島　泰江　特定非営利活動法人 訪問看護ステーションコスモス／訪問看護認定看護師

加藤真理子　富山赤十字訪問看護ステーション　管理者／訪問看護認定看護師

小野　朱美　一般社団法人 湯のまち訪問看護ステーション　管理者／訪問看護認定看護師

齋藤恵美子　みらい在宅ケア株式会社 みらい訪問看護ステーション／訪問看護認定看護師

山田真理子　楽らくサポートセンター レスピケアナース　管理者／在宅看護専門看護師

伊藤美江子　訪問看護認定看護師

木下　真里　社会医療法人恒貴会 訪問看護ステーション愛美園　看護師

廣瀬　智子　社会医療法人恒貴会 訪問看護ステーション愛美園　看護師

古橋　聡子　一般社団法人 在宅医療推進会 訪問看護ステーションこあ　管理者／訪問看護認定看護師

当間　麻子　一般社団法人 在宅医療推進会 訪問看護ステーションこあ　代表理事／訪問看護認定看護師

横井由美子　茨城厚生連JAとりで 総合医療センター・訪問看護ステーションとりで　管理者／訪問看護認定看護師

青根ひかる　社会医療法人 誠光会 草津市訪問看護ステーション／摂食・嚥下障害看護認定看護師

後藤　茂美　公益社団法人 山梨県看護協会 貢川訪問看護ステーション／皮膚・排泄ケア認定看護師

越部　恵美　ほっと・はぁとステーションてのひら　居宅介護支援事業所てのひら　所長／訪問看護認定看護師

中島由美子　社会医療法人恒貴会 訪問看護ステーション愛美園　所長

濵本　千春　YMCA訪問看護ステーション・ピース　所長／がん看護専門看護師

渡邊　由美　あげいん訪問看護　管理者／訪問看護認定看護師

下岡　三恵　株式会社エンジョイライフケア めぐみ在宅看護センター　代表／訪問看護認定看護師

高橋　洋子　日本訪問看護財団立 おもて参道訪問看護ステーション　管理者／訪問看護認定看護師，在宅看護専門看護師

齋藤　雅子　医療法人社団 颯凌会 まつばらホームクリニック／訪問看護認定看護師

平野　智子　特定非営利活動法人 訪問看護ステーションコスモス　所長／訪問看護認定看護師

田中　道子　訪問看護認定看護師，在宅看護専門看護師

はじめに

　わが国は，2010 年に高齢化率 21％を超え，すでに超高齢社会となった．2040 年代には，年間死亡者数が 160 万人以上になると推測されている．そうした時代では，人は慢性疾患や障害と長く付き合い，身近な人の死に接する機会が多くなるであろう．しかし，たとえそのような社会となっても，私たちは，生きていることに感謝しつつ，幸せを感じながら，人生を全うしたいのではないだろうか．

　それでは，私たちはどのような暮らしを幸せだと感じるのだろう．この問いに対し，多くの患者たちから，「住み慣れた家で，ともに暮らした家族がいる，平穏な日常の繰り返しこそ幸せ」という言葉を聞いてきた．ただし，超高齢社会は，家族と自宅で暮らすというこれまで当たり前であった価値観をも変えていくだろう．自宅や家族とは異なるかもしれないが，自宅に準ずるような安心できる暮らしを私たちは求め，そこでも在宅看護のニーズが大きくなることであろう．

　在宅看護は，1990 年代に訪問看護制度ができて以降緩やかに進歩し，2000 年代にその重要性が注目されるようになった．また，訪問看護認定看護師の誕生や，看護師の起業による訪問看護ステーションの増加など，希望を包含した動きも活発になってきた．さらに近年の診療報酬改定においても在宅看護の重要性が示され，本書初版を出版した 2012 年からも在宅看護を取り巻く制度や状況は劇的に変化している．初版から数年が経ち，読者からより現状に即したものを望む声をいただくようになった．そこで，感謝の気持とさらなる在宅看護への期待とを込めて，改訂第 3 版の編集を担当させていただいた．

　本書が，これから在宅看護を目指す看護師・看護学生，あるいは実践力を高めたいと願う訪問看護師などに選ばれ，ひいては国民が安心して在宅で暮らせるような在宅医療の推進に貢献できれば幸いである．

2020 年 9 月

角田直枝

CONTENTS 知識が身につく！実践できる！ よくわかる在宅看護

第Ⅲ章　処置別・在宅看護援助のスキル

第Ⅳ章　事例による在宅看護の看護過程の展開

●本文 DTP：株式会社センターメディア

●本文イラスト：日本グラフィックス，すぎやまえみこ

本書に掲載されている写真等については，
患者さんもしくはご家族の同意を得ております．

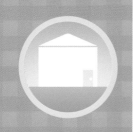

第Ⅰ章

在宅看護の
基礎知識

Ⅰ

1 在宅看護とは

角田直枝

多様化する在宅看護

在宅看護とは，人々が生活している居宅において看護を行うものであり，予防的ケアから健康の維持回復をめざすケア，そして安らかな死に至るまでの終末期ケアまで，幅広い健康レベルを対象とした看護である．

また，在宅看護を行う居宅は，人々の生活の場であることから，気候・風土・文化・政治・経済・教育といった地域の特殊性によって影響を受け，多彩な様相を呈す．

一方，地域には在宅看護を提供する訪問看護ステーションや診療所などの組織のほかに，さまざまな保健・医療・福祉にかかわる機関が点在する．そのため，各機関はネットワークを広げ，一人ひとりの患者を支えていくことが求められる．

このような視点からは，患者のみならず，在宅看護を提供する組織を含む地域ケアサービスのシステムもまた地域の一部である，ということがいえる．

しかし，在宅看護は，施設内看護と異なる点が多い．看護全般との共通性を保ちつつ，在宅看護の特殊性を十分理解し，社会の変化に応じた在宅看護を創造し続けることが求められている．

在宅看護の変遷とこれからの在宅看護

わが国の在宅看護は，明治時代の「派出看護婦」がその原型とされ，その後，貧困者への巡回看護や結核患者への訪問看護事業といった公衆衛生看護に引き継がれた．現在の在宅看護の形態は，1970年代に病院から退院する患者への継続看護として，先駆的な医療機関が取り組み始めた活動が元になっている．

1980年代に入ると時代は高齢化に突入し，1982年，老人保健法が制定され，ここに訪問看護活動が制度化された．その後，1992年に老人訪問看護ステーションが創設され，1994年の健康保険法改正により高齢者にかぎらず，すべての年代に訪問看護が実施できるようになった．

こうして在宅看護は飛躍的な変化を遂げ，在宅看護の対象者は小児から高齢者まで幅広くなり，医療機関から離れた地域であっても，訪問看護ステーションがあれば在宅看護が可能になったのである．

介護保険施行後の訪問看護

　発展を経た在宅看護は，2000年の介護保険法施行とともに次のステップを迎え，それまで医療保険により行われていた訪問看護は，介護保険での実施が可能になった．

　介護保険サービスは，ケアマネジャー（介護支援専門員）が計画した居宅介護支援計画（ケアプラン）に基づいて提供される．介護保険による訪問看護では，ケアマネジャーとの連携が必須となる．

　また，介護保険法の施行は，これまで家族内のものであった介護を社会化する大きな動きとなった．在宅重視の政策により，訪問介護，訪問入浴介護などの，患者の居宅で行われる介護保険サービスが拡大し，患者はサービス内容や費用などの条件から，利用するサービスを選択できるようになった．そのため，改めて訪問看護の独自性が問われ，各介護保険サービスとの違いを利用者が理解できるように伝える責任が課せられたといえる．2008年には老人保健法が廃止され，新たに「高齢者の医療の確保に関する法律（高齢者医療確保法）」が施行され，老人ホーム，介護保険施設などの療養者に対する訪問看護が診療報酬に規定された．

これからの在宅看護

　わが国の在宅医療推進の医療政策は，在宅看護に大きな影響を及ぼしている．診療報酬の改定により，多くの病院は入院期間の短縮と地域連携の推進を重大な課題としている．在宅医療への移行のために，在宅医療にかかわる機器・薬物も急速に整備されている．当然ながら，在宅看護における医療処置や医療機器を使用する対象者は急激に増加しているのである．

　また患者の視点からは，医療における価値観の変容により，患者の権利がこれまで以上に尊重されるようになった．そのため，在宅医療の整備とともに多様な療養スタイルが認められるようになった．そして疼痛緩和のために薬物の持続注入器や人工呼吸器を用いながらも，その人の希望に応じた在宅療養が可能になってきた．

　しかし，一人ひとりの患者とその家族にとってQOLを考えたとき，在宅看護は次の段階の課題に立ち向かわなければならない．それは新たな在宅看護の考え方である．

　在宅看護はこれまで患者の居宅を中心に提供されてきたが，これからは居宅ではない在宅療養者の学校や職場，また居宅を離れて入所した施設においても，在宅療養時と同レベルの看護が継続されるように，施設への訪問看護はもちろん，通所・入所・訪問での看護を一体的に提供する新たなシステムの推進など，看護の場の拡大が求められていくだろう．

継続看護と訪問看護

継続看護の意味

継続看護とは，看護の対象者に必要な看護が継続されることである．看護の対象者は，年齢，健康レベル，疾患がさまざまであることはいうまでもなく，病院であれば，1つの病院のなかに，集中治療室（ICU），心疾患集中治療室（CCU），新生児特定集中治療室（NICU）といった医療別の部門が分化されて久しい．

第4次医療法改正の結果，今後病院の入院ベッドは結核病床，精神病床，感染症病床のほかに，主に急性期の疾患を扱う「一般病床」と，主に慢性期の疾患を扱う「療養病床」の2つが新たに定義され，病床（病棟）の区分を通じて病院の機能の違いが明確にされた．

また，医療制度の改革により，2004年度から病院は，急性期病院と療養型病院に区分され，病院単位の機能分化が進められており，そのことは患者にとって，複数の医療機関を経ながら治療を継続しなければならないことを意味する．地域連携クリニカルパスに代表される医療機関をつなぐシステムは，今後もいっそう促進されるであろう．

このような流れのなかでは，生活と治療を維持しながら療養生活を送れるように，医療機関，部門・部署，担当者が代わっても，同レベルの看護が提供されなくてはならない．

継続看護としての訪問看護

治療継続の必要性から医療機関に長期入院する場合を除き，大半の患者は入院ののち，もとの生活，つまり在宅に戻っていく．現在入院期間は著しく短縮され，全病院の平均在院日数は約30日前後である．急性期医療を主体とする医療機関では平均在院日数が14日以内の施設も少なくない．

このような現状では，在宅療養に必要な知識や技術を，患者・家族が入院期間中に習得することは困難といえるだろう．また，退院後通院する外来看護においても，看護職員の配置や業務内容から，個別の療養指導は難しいと言える．

そこで，退院後の療養生活が安定するまでの継続看護として，訪問看護の利用は効果的である．訪問看護師が入院中の患者の病床に訪問し，医療チームとのカンファレンスや共同指導を行い，在宅療養への移行をスムーズにする．これらの活動には診療報酬が設定されており，条件に該当すれば継続看護に診療報酬の算定が可能である．

また，在宅療養者が医療機関に入院する際も，在宅看護の担当者から得られる患者の在宅療養に関する情報は，入院中の援助方法や退院指導に有効な情報である．入退院など対象者の移動により，看護の担当者が代わるときに

は必ず看護が継続されるように，看護師どうしが連携をとって責任を果たしていく．このように，看護師の継続看護により，退院時から在宅療養を支えるしくみが求められている．

患者・家族と在宅看護

在宅看護における患者・家族の特徴

　在宅看護を受ける患者は，在宅で医療を継続する必要がある対象者であり，患者にとって必要な医療は非常に幅広いものである．

　以下，現在の家族および在宅看護の対象者を各調査結果から概観していく．

図1　65歳以上の者のいる世帯数及び構成割合（世帯構造別）と全世帯に占める65歳以上の者がいる世帯の割合

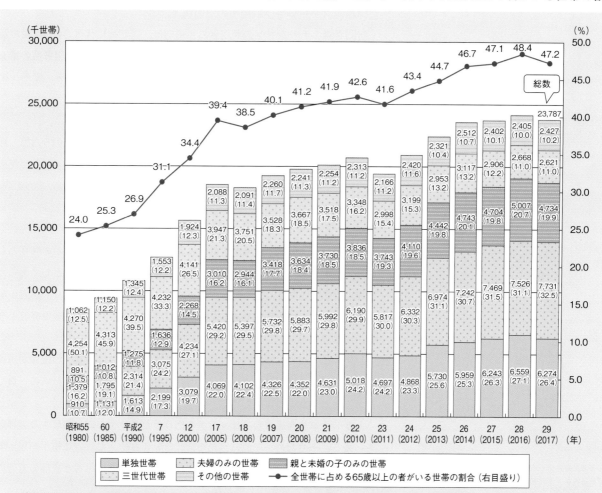

資料：昭和60年以前の数値は厚生省「厚生行政基礎調査」，昭和61年以降の数値は厚生労働省「国民生活基礎調査」による
（注1）平成7年の数値は兵庫県を除いたもの，平成23年の数値は岩手県，宮城県及び福島県を除いたもの，平成24年の数値は福島県を除いたもの，平成28年の数値は熊本県を除いたものである．
（注2）（　）内の数字は，65歳以上の者のいる世帯総数に占める割合（％）
（注3）四捨五入のため合計は必ずしも一致しない．

家族の動向

わが国の家族の動向をみると，全世帯に対し，65歳以上の高齢者がいる世帯数の割合は47.2％（2017年）である．

さらに，65歳以上のみの世帯は概ね増加傾向にある（**図1**）．また，住環境や労働環境の変化の影響を受けて，どの年代にかぎらず，独身世帯，夫婦のみの世帯が増加している．そして，女性の就労や社会進出も広がり，介護を家族で行うことが難しくなっている．

訪問看護ステーション利用者の年齢・保険種別

2018年の介護サービス施設・事業所調査によると，訪問看護ステーションの利用者の年齢構成では，65歳以上が8割以上であり，その半数以上が80歳以上となっている．介護保険・医療保険別では，約7割が介護保険で訪問看護を利用しているが，介護保険での利用者にも医療処置の必要な利用者は多い．

訪問看護ステーション利用者の主傷病

訪問看護ステーションの利用者の主傷病は，認知症に代表される「精神及び行動の障害」が最も多く，次いで「神経系の疾患」である．利用者数の増加率（対平成19年比）をみると，「精神及び行動の障害」「先天奇形，変形，染色体異常」の者が高い（**図2**）．

訪問看護ステーション利用者の医療処置別状況

医療処置別にみると，人工呼吸器を使用しているものが全体の5.3％，経管栄養15.0％，膀胱留置カテーテル19.3％，在宅酸素療法9.8％などがあげられ，これらはここ数年で増加している（**表1**）．

在宅看護における家族のとらえ方

在宅看護では居宅で看護が提供されるため，患者を家族のなかの存在としてみる視点が求められる．言い換えれば，看護師は家族を全体としてとらえる視点が必要となる．また，身近な家族は介護の担い手でもあり，患者の病状や生活の変化の観察者であるため，看護師にとって非常に重要な存在となる．

以上のことから，施設内の看護に比べて在宅看護では家族への配慮が重要となる．家族は看護師にとってケアの対象者でもあり，ケアチームの一員でもあるととらえるとよいだろう．

しかし，家族と患者自身は，ケアの送り手と受け手という相反する立場ともいえる．そのため，率直に意見を言えないことや，お互いに相手が思っていることを誤解するような場合もある．看護師は，常に患者と家族の双方のQOLを尊重する姿勢が必要となる．

引用・参考文献
1）厚生労働省：中央社会保険医療協議会（平成29年11月15日）在宅医療（その4）
2）川越博美ほか総編：最新訪問看護研修テキスト　ステップ1. 日本看護協会出版会. 2005.
3）厚生労働省：平成28年国民生活基礎調査の概況.
4）厚生労働省：平成28年介護サービス施設・事業所調査.
5）日本訪問看護振興財団編：2003年度訪問看護・家庭訪問基礎調査報告書. p.186. 日本看護協会. 2005.

図2　訪問看護ステーションの利用者の主傷病

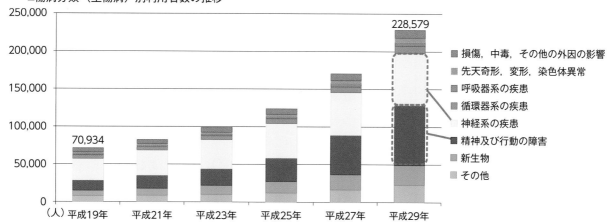

訪問看護ステーションの利用者 主傷病別

○　訪問看護ステーションの利用者の主傷病は，「精神及び行動の障害」が最も多く，次いで「神経系の疾患」である．

○　利用者数の増加率（対平成19年比）をみると，「精神及び行動の障害」「先天奇形，変形，染色体異常」の者が高い．

■傷病分類※（主傷病）別利用者数の推移

■ H29/H19年比

新生物	精神及び行動の障害	神経系の疾患	循環器系の疾患	呼吸器系の疾患	先天奇形，変形，染色体異常	損傷，中毒，その他の外因の影響
3.52	**5.86**	2.42	2.05	1.96	**5.44**	1.93

※傷病分類（主傷病）は，「社会保険表章用疾病分類表」による．

出典：保険局医療課調べ（各年6月審査分より推計，平成29年は暫定値）

表1　創傷以外の医療処置の実施状況

医療処置	実施状況（％・複数回答）
チューブ交換や注射	10.2
採血などの検査	8.2
点滴	6.4
吸引（気管吸引のみ）	11.0
吸引（口腔・鼻腔・咽頭）	18.1
吸入	4.0
酸素吸入	0.3
人工呼吸器	5.3
経管栄養	15.0
膀胱留置カテーテル	19.3
膀胱洗浄	13.6

在宅中心静脈栄養	2.9
在宅酸素療法	9.8
CAPD	0.4
疼痛緩和	9.9
透析	0.2
ストーマ	4.3
気管切開	9.6
モニタ測定	23.7
浣腸・摘便	40.3
その他	13.7
無回答	1.1

文献5）より改変

2 在宅看護における看護師の役割

野崎加世子

― 在宅看護における看護師の役割のポイント ―

① 多職種との役割分担とチームアプローチ

② 地域性を考慮した支援体制づくり

③ 療養者・家族の思いを尊重した個別性ある支援

④ 情報と課題の共有

地域における連携

地域包括ケアシステムとは

日本は諸外国に例をみないスピードで高齢化が進んでいる.

高齢者の人口は，現在3,500万人を超えており（国民の約4人に1人が高齢者），2042年には約3,900万人でピークを迎え，その後，高齢者の人口割合は増加し続けることが予想されている.

このような状況の中，団塊の世代（約800万人）が75歳以上となる2025年以降は，国民の医療や介護の需要がさらに増加することが見込まれている.

2025年を目途に，住み慣れた地域で自分らしい暮らしを人生の最期まで続けることができるよう，住まい・医療・介護・予防・生活支援が一体的に提供される地域包括ケアシステムの構築が求められている. そのような中で，看護師によるケアを必要な患者に必要な時に提供するために，訪問看護の役割や効果を広く周知し，地域の皆様や，地域包括ケアシステムに関わる医療・介護関係職種に訪問看護の活用について理解を得ることが重要となっている。

また，台風・集中豪雨などの自然災害や，新型コロナウイルス等の感染症に対しても，正しい情報伝達を迅速に行うこと，緊急時対応を確実に行うこと，サービスの継続を保障することなど地域包括ケアシステムを充実させることにより安心して生活の継続ができる.

地域包括ケアシステムでは，地域包括支援センターを中心として，医療機関，介護サービス事業所，訪問看護事業所が連携をしながら，それぞれの役割を全うしなければならない. そのなかで訪問看護事業所は，医療と介護をつなぐ役割が求められている.

病院から在宅への流れのなか，中重度の要介護者の在宅生活を支える体制をさらに整備し，看取りの充実や在宅サービスが連携し24時間安心して療養者と家族を支えることで地域包括ケアシステムは推進される. その中心的な役割を担う訪問看護は，今後も訪問看護事業所の量的な拡大とともに，機能の拡大，質の向上が求められていくであろう.

図1 地域包括ケアシステム

地域包括ケアシステム

○ 団塊の世代が75歳以上となる2025年を目途に、重度な要介護状態となっても住み慣れた地域で自分らしい暮らしを人生の最後まで続けることができるよう、住まい・医療・介護・予防・生活支援が一体的に提供される地域包括ケアシステムの構築を実現していきます。

○ 今後、認知症高齢者の増加が見込まれることから、認知症高齢者の地域での生活を支えるためにも、地域包括ケアシステムの構築が重要です。

○ 人口が横ばいで75歳以上人口が急増する大都市部、75歳以上人口の増加は緩やかだが人口は減少する町村部等、高齢化の進展状況には大きな地域差が生じています。

　地域包括ケアシステムは、保険者である市町村や都道府県が、地域の自主性や主体性に基づき、地域の特性に応じて作り上げていくことが必要です。

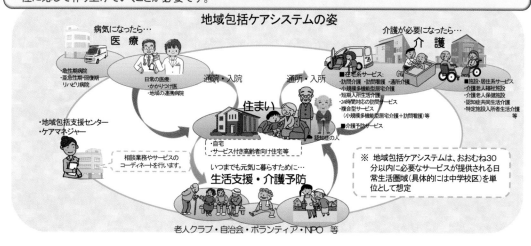

地域包括ケアについて

○ この植木鉢図は、地域包括ケアシステムの5つの構成要素（住まい・医療・介護・予防・生活支援）が相互に関係しながら、一体的に提供される姿として図示したものです。

○ 本人の選択が最も重視されるべきであり、本人・家族がどのように心構えを持つかという地域生活を継続する基礎を皿と捉え、生活の基盤となる「住まい」を植木鉢、その中に満たされた土を「介護予防・生活支援」、専門的なサービスである「医療・看護」「介護・リハビリテーション」「保健・福祉」を葉として描いています。

○ 介護予防と生活支援は、地域の多様な主体によって支援され、養分をたっぷりと蓄えた土となり、葉として描かれた専門職が効果的に関わり、尊厳ある自分らしい暮らしの実現を支援しています。

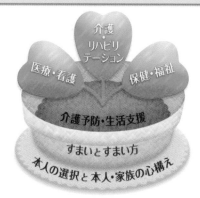

平成28年3月 地域包括ケア研究会報告「地域包括ケアシステムと地域マネジメント」

地域包括ケアシステムと看護

在宅看護の視点

　在宅看護の視点であり，また考慮しなければならない特徴は，以下の3つである．
①医療従事者と患者の位置関係
②看護師の責任性
③患者を支える在宅ケアチームの連携
　在宅看護では，医療従事者が居宅にいる対象者の生活の場を訪れる．そのため在宅看護においては，患者にとって看護師が訪問者（ゲスト）になるのである．

　看護師が居宅を訪問するときには多くの場合1人であり，その場には他の医療従事者は通常いない．つまり，1人の看護師の観察や判断，それに伴う看護実践に対する責任が非常に重いのである．

在宅看護における看護師の役割

　在宅看護は，患者の健康の回復と維持増進，また，平和な死に寄与する．そのために，患者が必要とする医療とその人自身の生活が，共存できるように援助することが必要である．これは他の看護領域と共通する点ではあるが，在宅看護の場合，行われる場が医療機関ではないことから，まずは必要な医療が在宅で適切に実施できるための医療専門家でなければならない．

　また，これらの在宅医療はその人の生活の一部であるため，看護師は日常生活の援助者の役割ももつ．日常生活の援助は，その人の能力を最大限に発揮し，QOLを高めるように行う．

　日常生活は24時間絶え間なく続くことから，日常生活の援助の直接的実施者は看護師でない場合が多い．したがって，看護師は家族や他のチームメンバーを指導・支援しながら，生活の援助を行うことが大切である．

　「在宅看護の視点」でも述べたが，多職種が関与する在宅ケアチームのなかで，看護師は診療の補助と日常生活の援助の視点をもつことができる職種である．したがって，在宅看護では，看護師はチーム全体の調整者としての役割が大きいのである．

在宅看護を担う看護師に求められる資質

　在宅看護の特徴から，看護師が常に訪問者（ゲスト）の立場で看護を提供し，しかも多数の組織の職員と連携をとりながら患者を支えていく．そのために，在宅看護を担う看護師には次のような資質が求められると考える．

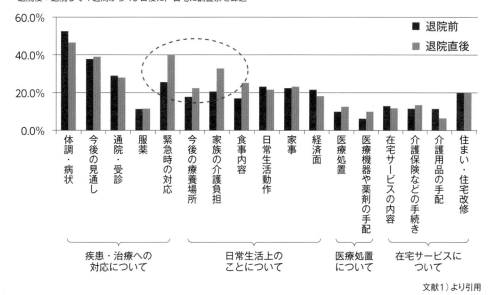

図2　患者が退院前後で「不安・困りごと」を有する割合

○退院前後の患者の不安や困りごとは，1）疾患・治療への対応について，2）日常生活上のことについて，3）医療処置について，4）在宅サービスについてなどが挙げられる．とくに，入院中に具体的な状況を想像しにくいことは，退院後に不安が大きくなることが予想される．

退院前：入院中，病棟で調査票に記入
退院後：退院して1週間から10日後に，自宅に調査票を郵送

文献1）より引用

①社会人としてのマナー

　挨拶と返事がきちんとでき，訪問・接客・電話対応のマナーを守ることができる．

②周囲と協調・協働する姿勢

　協働する他者の存在を常に意識し，相手に感謝の気持ちをもち，それを表現できる．

　上記の内容は，看護以前の問題ではあるが，在宅では，これらのことに問題があると看護を提供する機会さえ得られない．実際に看護師のマナーや態度が不適切で訪問看護を断られることがあるので，個人的に気をつけるだけでなく，組織として一定の水準が保てるような教育が重要と考える．

病院・施設との連携（継続看護と退院調整）

継続看護

　継続看護とは，1969年にICN（International Council of Nurses：国際看護師協会）において「その人にとって，最も適切な時期に最も適切なところで，最も適切な人によってケアされるシステムである」と定義された．

　在宅看護に移行する退院時は，療養者，家族とも在宅生活に対する不安は強い（**図2**）．療養者が望む療養生活を送るためには，病院と訪問看護ステー

ション双方の看護師の役割が重要になってくる.

　退院支援とは，退院計画をスムーズに実行できるよう多職種が行うチームアプローチである．わが国では少子高齢化が進み，2019年の高齢者人口は3,588万人と増加を続けている．国立社会保障・人口問題研究所「日本の将来推計人口（平成24年1月推計）」によると，2060年には高齢者人口は3,464万人となり，高齢化率は39.9％に達する見込みである．そうした高齢者人口の増加に伴い死亡者数も増加しており，2019年の年間死亡者数は約137万人である．今後も増加傾向が予想され，最も年間死亡数の多い2040年には約167万人に上ると推計されている（**図3**）.

　そのなかで，医療費を抑制するための在院日数の短縮化と在宅医療の推進の目的で，1990年代後半より，病院にも退院支援部署が設置されるようになった．また，2006年には「良質な医療を提供する体制の確立を図るための一部を改正する法律」（改正医療法）が施行され，患者や家族が安心して在宅療養するために病院，施設を退院するときには，保健，医療，福祉サービスとの連携を図り，患者が適切な環境の下で療養を継続することができるよう配慮するように，と病院の責務が明記された.

　福井氏らによる2010年の厚生労働省委託の「訪問看護事業所の基盤強化に関する調査研究事業」報告書（全国の訪問看護事業所1,205か所調査結果）によると，「退院・退所前の事前指導は，約4割の利用者に行われていると

図3　死亡数の将来推計

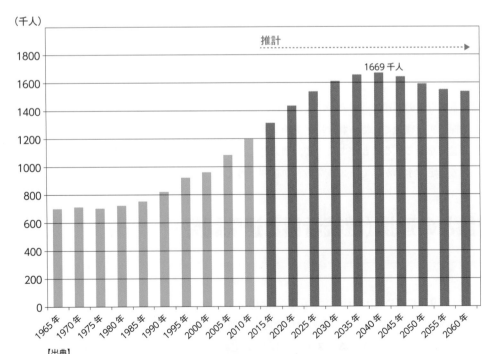

【出典】
2010年以前は厚生労働省「人口動態統計」による出生数及び死亡数（いずれも日本人）
2015年以降は国立社会保障・人口問題研究所「日本の将来推計人口（平成24年1月推計）」の出生中位・死亡中位仮定による推計結果

文献2）より引用

ともに，退院当日の訪問も1割から3割の利用者に行われていること，さらに，退院退所後の1週間に週4回以上の訪問看護を行った，もしくはそれが必要と考えられる利用者は併せて2割以上いることが明らかになった」と述べられている．これは，訪問看護が退院直後から必要な利用者が多く，安心して在宅へ移行するためには，訪問看護が重要な役割を果たしていることを示している（**図4，5**）[4]．

退院調整看護師

日本訪問看護振興財団が日本看護協会の委託を受けて行った「退院調整看護師による調査研究」（2011）によると，全国150床以上の病院（839か所）のうち退院調整部門が設置されている割合は67.1％であり，配置されている職種が，医療ソーシャルワーカー（MSW）が86.9％，看護師が84.2％と多かった．設置されていない病院では，退院調整の主な実施者は社会福祉士・MSWが39.9％で最も多く，病棟の看護師31.2％，医師13.0％と続いた．

退院調整看護師による専門的介入とMSWによるソーシャルサポート，そして病棟看護師や理学療法士，薬剤師，そのほかコメディカルとの共同による退院支援，さらには訪問看護師を含めた地域での在宅療養を担う職種の参加により，多くの方を自分の望む場所での生活へとつなげることができる（**図6**）．

> **MEMO**
>
> **退院調整看護師**
>
> 病院などで患者の退院に向けたサポートを専門的に行う看護師．**入院前の外来・在宅～入院中～退院後の外来・在宅まで，切れ目ない支援が重要であることから，2018年度診療報酬改訂で退院支援加算を「入退院支援加算」と改称することになった．**

図4 退院準備・在宅ケア移行支援の活動の効果

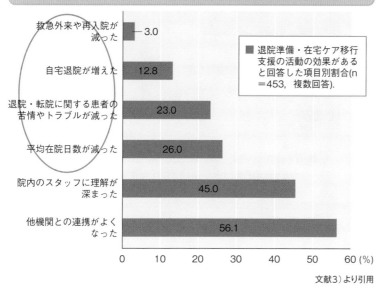

入院中あるいは退院後(再入院を繰り返す場合は再入院前)に患者・家族に実施した退院準備・在宅ケア移行支援の効果を担当部署や担当者に尋ねたアンケート調査によると，平均在院日数の減少や自宅退院の促進などといった効果がみられた．

- 救急外来や再入院が減った 3.0
- 自宅退院が増えた 12.8
- 退院・転院に関する患者の苦情やトラブルが減った 23.0
- 平均在院日数が減った 26.0
- 院内のスタッフに理解が深まった 45.0
- 他機関との連携がよくなった 56.1

退院準備・在宅ケア移行支援の活動の効果があると回答した項目別割合(n＝453，複数回答)．

0 10 20 30 40 50 60 (%)

文献3)より引用

13

図5　訪問看護利用者数の推移

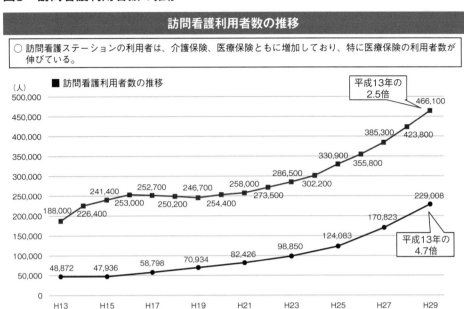

【出典】介護給付費実態調査（各年5月審査分）、保険局医療課調べ（平成13年のみ8月、他は6月審査分より推計）

図6　退院支援部署の支援内容

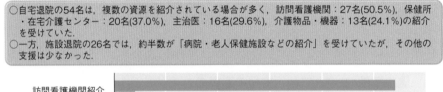

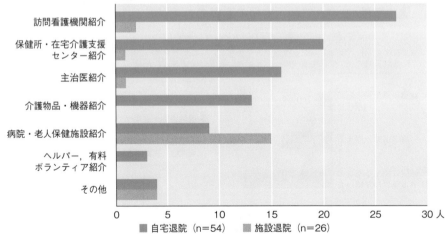

退院調整部署は，多くの機関の紹介をしているが，訪問看護機関の紹介が最も多い．

文献5）より引用

退院指導のポイント

急性期病院では入院直後から，退院後の生活の場での医療・在宅療養へスムーズに移行できるよう，退院支援・調整をシステムとして構築することが求められている．

以下に3段階のプロセスに分けた退院システムを紹介する[6]．

第1段階：退院支援が必要な患者の特定とアセスメント

まずは，退院支援が必要な患者を病棟看護師が早期に把握する．患者・家族が早期に病気を理解して受け止め，療養の場所を自己決定できるように病棟全体で支援することが必要である．

第2段階：医療・ケア継続のためのチームアプローチ

患者・家族で在宅療養に向けた目標を設定できたら，リハビリテーションや医療管理など，患者に必要な医療・ケアが継続できるよう，他職種共同で退院調整部署につなげる．

第3段階：退院を可能にする制度・社会資源との調整

患者・家族が自己決定した療養方法を可能にするために，退院調整部署は訪問看護や在宅医師，ケアマネジャーなど，地域の医療チームとともに，人的・物的・経済的な環境を整える．

このように，病院，施設では退院調整部署に任せるだけでなく，院内全体での役割分担が必要となる．退院支援においては適宜適切な看護マネジメントが必要であり，病棟看護師，退院調整看護師，病院管理者が連携することが重要となる．

2016年診療報酬改訂により患者が安心・納得して，早期に住み慣れた地域で療養生活が送れるよう退院支援をした場合，退院支援加算1が新設された．このことにより在宅への移行支援が早い段階で行われるようになった．

看看連携の実際

訪問看護は，病気や障害があっても，住み慣れた場所で自分らしく過ごしたいと願う療養者と家族を支える看護サービスである．昨今，平均在院日数が短縮し，医療依存度が高く，退院後も治療の継続や療養支援が必要な方が増加している．退院前から在宅へのスムーズな移行のためには，病院や施設の看護師と在宅で支える訪問看護やデイサービスなどの看護師との看看連携が重要な役割を果たす．

2016年の診療報酬改訂では，入院，医療機関からの退院直後の1か月間(5回まで可)退院後訪問指導および訪問看護師の同行加算が新設され，病院所属の看護師が在宅へ訪問し，訪問看護師と連携をとった場合，診療報酬で算定できるようになった．現在も，全国の病院や施設で取り組みを行っており，より看看連携の機会が増えている．

2018年には，診療報酬・介護報酬の同時改訂があり，退院時，病院看護

MEMO

2018年度診療報酬，介護報酬の同時改訂

「診療報酬」は2年に1回，「介護報酬」は3年に1回改訂される．

2018年には，この診療報酬と介護報酬の同時改訂が行われた．退院支援に対する評価．なお，2018年度からは第7次医療計画と第7次介護保険事業計画と支援計画がスタートし，医療，介護にとって極めて重要な改定となった．

15

図7　医療機関での退院支援

地域包括ケアシステム推進のための取組の強化⑧

退院支援に関する評価の充実②

➢ 病棟への退院支援職員の配置を行う等積極的な退院支援を促進するため、現行の退院調整加算を基調としつつ実態を踏まえた評価を新設する。

(新)　退院支援加算1（退院時1回）
　　　　イ　一般病棟入院基本料等の場合　　　　600点
　　　　ロ　療養病棟入院基本料等の場合　　　1,200点

［算定要件］
　①　退院支援及び地域連携業務に専従する職員（退院支援職員）を各病棟に専任で配置し、原則として入院後3日以内に患者の状況を把握するとともに退院困難な要因を有している患者を抽出する。
　②　「イ　一般病棟入院基本料等の場合」は原則として7日以内、「ロ　療養病棟入院基本料等の場合」は原則として14日以内に患者及び家族と病状や退院後の生活も含めた話合いを行うとともに、入院後7日以内に退院支援計画の作成に着手する。
　③　入院後7日以内に病棟の看護師、病棟に専任の退院支援職員及び退院支援部門の看護師並びに社会福祉士等が共同してカンファレンスを実施する。
　④　病棟又は退院支援部門の退院支援職員が、他の保険医療機関や介護サービス事業所等を訪れるなどしてこれらの職員と面会し、転院・退院体制に関する情報の共有等を行う。

［施設基準］
　①　退院支援及び地域連携業務を担う部門（退院支援部門）が設置されていること。
　②　退院支援部門に、十分な経験を有する専従の看護師又は専従の社会福祉士が1名以上配置されていること。また、専従の看護師が配置されている場合には専任の社会福祉士が、専従の社会福祉士が配置されている場合には専任の看護師が配置されていること。
　③　退院支援及び地域連携業務に専従する看護師又は社会福祉士が、算定対象となっている各病棟に専任で配置されていること。ここで、当該専任の看護師又は社会福祉士が配置される病棟は1人につき2病棟、計120床までに限る。なお、20床未満の病棟及び治療室については、病棟数の算出から除いてよいが、病床数の算出には含めること。また、病棟に専任の看護師又は社会福祉士が、退院支援部門の専従の職員を兼ねることはできないが、専任の職員を兼ねることは差し支えない。
　④　転院又は退院体制等についてあらかじめ協議を行い、連携する保険医療機関又は居宅サービス事業者、地域密着型サービス事業者、居宅介護支援事業者若しくは施設サービス事業者等の数が20以上であること。また、②又は③の職員と、それぞれの連携保険医療機関等の職員が年3回以上の頻度で面会し、情報の共有等を行っていること。
　⑤　過去1年間の介護支援連携指導料の算定回数が、「イ　一般病棟入院基本料等の場合」の算定対象病床数（介護支援連携指導料を算定できるものに限る。）に0.15を乗じた数と「ロ　療養病棟入院基本料等の場合」の算定対象病床数（介護支援連携指導料を算定できるものに限る。）に0.1を乗じた数の合計を上回ること。
　⑥　病棟の廊下等の見やすい場所に、退院支援及び地域連携業務に係る病棟に専任の職員及びその担当業務を掲示していること。

地域包括ケアシステム推進のための取組の強化⑨

退院支援に関する評価の充実③

➢ 現行の新生児特定集中治療室退院調整加算を基調としつつ、新生児特定集中治療室に入院した患者に対する退院支援に関する評価を新設する。

(新)　退院支援加算3　　　　　1,200点

［算定要件］
　①　新生児特定集中治療室管理料等を算定した患者であって以下の退院困難な要因を有する患者、及び他の保険医療期間において当該加算を算定した転院患者について、家族等の同意を得て退院支援計画を策定し、当該計画に基づき退院した場合に算定する。
　　　退院困難な要因；先天奇形、染色体異常、出生体重1,500g未満、新生児仮死（Ⅱ度以上のものに限る。）、その他生命に関わる重篤な状態
　②　入院後7日以内に退院困難な要因を有する患者を抽出し、現在の病状及び今後予想される状態等について家族等と話合いを開始する。また、入院後1か月以内に退院支援計画の作成に着手し、文書で家族等に説明を行い交付する。

➢ 現行の地域連携診療計画管理料等を基調としつつ地域連携診療計画を策定・共有した上で、医療機関間の連携を図っている場合についての評価を新設する。

　　　　退院支援加算
(新)　地域連携診療計画加算　　　300点（退院時1回）
　　　　診療情報提供料（Ⅰ）
(新)　地域連携診療計画加算　　　　50点

［算定要件］
　①　あらかじめ疾患ごとに地域連携診療計画が作成され、一連の治療を担う連携保険医療機関等と共有されている。
　②　地域連携診療計画の対象疾患の患者に対し、当該計画に沿って治療を行うことについて患者の同意を得た上で、入院後7日以内に個別の診療計画を作成し、文書で家族等に説明を行い交付する。
　③　患者に対して連携保険医療機関等において引き続き治療が行われる場合には、当該連携保険医療機関に対して、当該患者に係る診療情報や退院後の診療計画等を文書により提供する。また、当該患者が、転院前の保険医療機関において地域連携診療計画加算を算定した場合には、退院時に、当該転院前の保険医療機関に対して当該患者に係る診療情報等を文書により提供する。

師と訪問看護師が在宅に向けて共同で指導した場合の評価が引き上げられた. また, 在宅での看取りの推進や医療的ケアの必要な子供から高齢者までの移行支援体制が充実した.

2020年, 新型コロナウイルス感染拡大による影響で, 在宅や施設でも感染防止への意識が高まり, 専門的な教育を受けた感染管理認定看護師などからの情報提供やコンサルテーションなどの機会が増え, 病院や施設と在宅の垣根を越えて看護師同士が連携し感染対策に取り組むことの重要性が再確認された.

地域との連携

地域連携の概要

2000年には介護保険法, 2015年には障害者総合支援法が制定され, 在宅療養の流れに拍車がかかり, 「施設から在宅へ」の大きな流れのなか, 医療依存度の高い方やがん末期, 難病や小児・精神疾患を持つ人々も地域で療養できるようになった. そのため, 子供から高齢者まで, どんな障害を持っていても, 疾病があっても, 自分らしく, 望む場所での生活継続をするためには, 自分の住む地域の現状を理解することが必要となる. しかし, 東京や大阪などの大都市と地方都市, ましてや農村・僻地・離島とは, 地域風土, 気候も異なり, 地域の課題も異なってくる. 地域包括ケアシステムが推進されるなかでも地域によっては, 利用できるサービスや環境もさまざまであり, 地域に合った連携も必要となる.

このようなさまざまなニーズを持った療養者とご家族を支えるために, その人に会った適正な援助が行えるような, 保健・医療・福祉の地域連携が求められるようになった.

在宅医療との連携

わが国は, 在宅医療の推進と医療と介護の連携の充実が重点課題として提言され, 病院や診療所と訪問看護ステーション, 薬局などの連携を充実させることによって在宅での療養を実現し, その人らしい生活が送れることを目指している (図8).

診療所に対しては, その機能を高め, 病院と連携して在宅医療を推進し, 看取りや認知症への対応を含めた訪問診療を実現させる方向を目指している. すなわち, 「治す医療」から「治し支える医療」へとこれまでの医療の考えを見直す時期に来ている.

病院に対しては, 従来の治療中心の機能に加え, 「生活能力の回復」という視点の強化が必要である.

診療所と病院が連携し, 生活者としての療養者の日常を家族も含めて支え

図8　在宅医療のしくみ

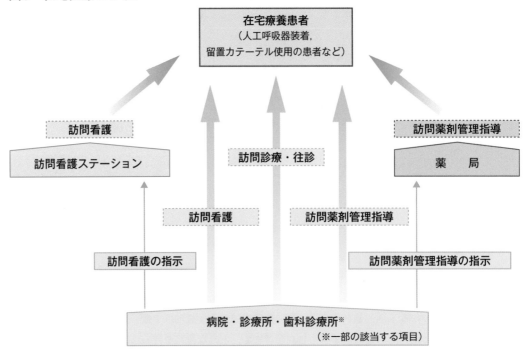

文献7）より引用

図9　入院と在宅のそれぞれを担う医療機関の退院支援に係る連携の評価のイメージ

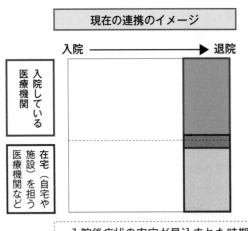

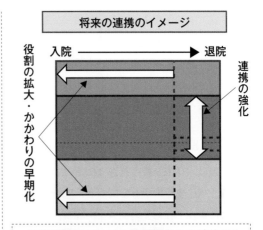

文献8）より引用

る機能を強化する。これらをとおして，人生の最期をその人らしく迎えることができる在宅医療の普及を推進することができる（**図9**）。

病病連携

　病院は規模や機能により，地域支援病院（急性期病院），慢性期病院，療養型施設などに分類されている。病病連携とは，病院どうしで個々の役割分担を行って療養者にふさわしい医療サービスを提供するための情報交換のシステムである。例えば，リハビリが必要な患者に対しては，病院から回復期のリハビリ病院へ転院させ，適切なリハビリを提供した後は在宅での療養に移行する，という連携がなされている。

病診連携

　病診連携とは，病病連携に対し病院と診療所の連携をいう。在宅医療では，診療所の医師と病院の医師との連携が重要である。普段は近くのかかりつけ医師が診察し，精密な検査や入院が必要な病状になった場合は病院へ送る。また，患者の退院の際に近くの診療所を紹介するという連携もある。このように双方の医師が連携をとりながら，在宅療養者を支えることが重要である。

在宅療養支援診療所

　在宅療養支援診療所とは，2006年に診療報酬上に設けられた診療所で，24時間対応を基本とし，積極的に在宅医療にかかわっている診療所のことである。がん，難病など医療依存度の高い療養者に対応しており，在宅療養者の医療の拠点となっている。また，必要に応じてほかの病院や診療所，薬局，訪問看護ステーションなどとの連携を図る役割も担っている。2016年の診療報酬改定により，複数の診療所が連携し在宅医療を支える機能強化型（連携）も認められた。

　2015年の全国の在宅療養支援診療所届出数は11,000件を超え増加傾向である（**図10**）。訪問診療を行っている患者数が「1〜9人」の医療機関が最も多い。

訪問看護における連携

　訪問看護とは，看護師などが療養者の生活の場へ直接訪問し，看護ケアの提供，自立への援助と促進を行うサービスである。最近では病院・施設からの退院・退所時は，病院・施設内で行われていた看護情報をサマリーやクリティカルパスとして訪問看護事業所に情報提供することが多く，病気や障害をもった療養者が，住み慣れた地域や自宅で療養生活を送れるよう支援している。

図10 在宅療養支援診療所の届出数の推移と診療状況

○ 在宅療養支援診療所の届出医療機関数は概ね増加から横ばいである。
○ 在宅療養支援診療所のうち、訪問診療を行っている患者数が「1〜9人」の医療機関が最も多い。

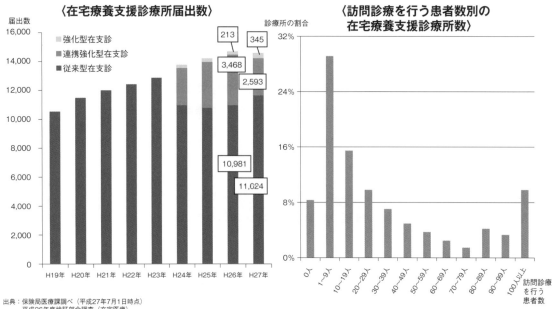

〈在宅療養支援診療所届出数〉

〈訪問診療を行う患者数別の
在宅療養支援診療所数〉

出典：保険局医療課調べ（平成27年7月1日時点）
平成26年度検証部会調査（在宅医療）

訪問看護の対象者は高齢者だけではなく，近年では小児や精神疾患の療養者も増えてきている．訪問看護では，療養者・家族を中心としてニーズや心身の状況，日常生活の全体像をふまえた総合的なサービスを提供することが求められる．また，療養者に合わせた介護保険や障害者福祉などの社会制度の紹介も求められるため，知識の習得も必須である．

▌訪問看護と在宅ケアチームの連携

病院・施設から在宅への移行期のほかに，かかりつけ医師や介護支援専門員（ケアマネジャー），在宅サービススタッフ，さらに在宅療養を支援する行政の担当者など，在宅医療にかかわるさまざまな職種のスタッフとの連携が重要である．

連携の基本として，紅林氏は「できれば直接会って話をして，コミュニケーションをとることが求められる．大切なのは，チーム全体の信頼感で，普段から，（療養者の）ちょっとした状態の変化についても，連絡したり，相談したりしておくことが必要となる」と述べている[10]．療養者にかかわるすべての人が，職場や職種の壁を超えてお互いに尊重し合うことが，うまく連携できるポイントである．

在宅ケアチームのメンバーは，家事の援助や介護，医療など療養者にとって必要なサービスの内容に応じて編成される．訪問看護師，訪問介護員，ケアマネジャー，かかりつけ医師，訪問リハビリスタッフ，通所介護のケアス

MEMO

2020年度診療報酬改訂における在宅医療

在宅患者訪問診療料の見直しが行われ，今までの「1人の患者に対して1つの保険医療機関の保険医の指導管理の下に継続的に行われる訪問診療」（1訪問診療1医療機関の原則）体制から，依頼を受けて他医療機関が訪問診療を行う場合も算定が可能となり，複数医師の連携による在宅医療が可能となった．

図11　在宅療養者・家族を支えるシステム

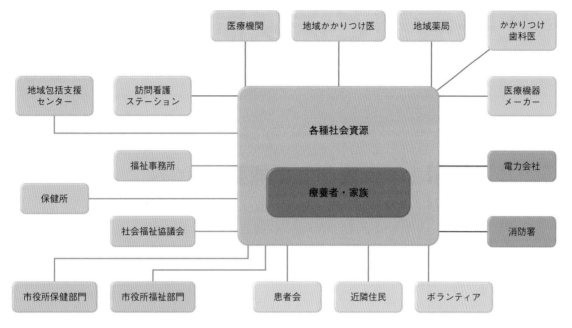

タッフなど居宅サービス事業者を中心に，保健，医療，福祉の職員，また行政や住民，ボランティアなどから構成されている（**図11**）．

　在宅サービスのあり方を決める話し合いは，在宅ケアチームのメンバーに療養者，家族を含めた形で行うことが望ましい．

■ 訪問看護とかかりつけ医師の連携

　訪問看護は，医療保険においても介護保険においても，法律上，医師の指示書が必要である．そのため，医師との連携はとても重要である．とくに療養者の病状の変化という医学的な問題に対しての日常の情報交換，連携，対応は，在宅看護における医療の専門家としての訪問看護師の役割の1つである．

　医師への報告は，単に発熱や血圧の変化といった状態の変化を伝えるのではなく，環境の変化や家族との関係，過去の状況などから，「どうしてそのようになったのか」とアセスメントを行い，医師に療養者の状況がわかるように伝えなくてはならない．ただ一方的に医師から指示を受け，それを実行するだけでは連携とはいえない．あくまでも療養者を中心に，医師と看護師双方の連携をとることが大切である．

引用・参考文献
1）永田智子，村嶋幸代：高齢者が退院前・退院後に有する不安・困り事とその関連要因．病院管理．44（4）：323〜335，2007.
2）厚生労働省 中央社会保険医療協議会総会（第291回）議事次第資料（在宅医療）平成27年2月18日．
3）退院準備から在宅ケアを結ぶ支援（リエゾンシステム）のあり方に関する研究 平成18年度報告書 医療経済研究機構平成19年3月．
4）福井小紀子：訪問看護推進のために今，現場が求めていること−全国訪問看護事業所への調査結果の分析から．訪問看護と介護，16（7）：570〜580，2011.
5）横山梓，村嶋幸代，永田智子ほか：国立大学病院で専門部署による退院支援を受けた患者の退院後調査．病院管理，38（1）：53〜61，2001.
6）宇都宮宏子：平成23年版 看護白書．日本看護協会編，p.32〜33．日本看護協会出版会，2011.
7）厚生労働省 中央社会保険医療協議会総会（第185回）議事次第資料（在宅医療，訪問看護）平成23年1月21日．
8）厚生労働省 中央社会保険医療協議会総会（第186回）議事次第資料（在宅医療，訪問看護）平成23年2月2日．
9）厚生労働省 中央社会保険医療協議会総会（第305回）議事次第資料（在宅医療）平成27年10月7日．
10）紅林みつ子，栗栖真理編著：訪問看護の極意 ハート&アート．p.26〜28，医歯薬出版，2006.
11）辻哲夫：平成23年版 看護白書．日本看護協会編，p.4〜9，日本看護協会出版会，2011.
12）石川セツ子：平成23年版 看護白書．日本看護協会編，p.47〜52，日本看護協会出版会，2011.
13）柴崎祐美：平成23年版 看護白書．日本看護協会編，p.55〜57，日本看護協会出版会，2011.
14）渡辺裕子：在宅看護論 I巻．p.177〜186，日本看護協会出版会，2010

3 在宅看護と保険制度

山之腰由香

─ 在宅看護と保険制度のポイント ─

① 病状悪化の予防と改善

② 住み慣れた地域で最期まで暮らす

③ 在宅ケアチームの連携

④ 提供機関の違い

MEMO

償還払い

利用者が費用の全額をサービス提供事業者にいったん支払い，そのあとで市区町村に申請を行い，費用の9割分の現金の払い戻し（償還）を受けること．

保険制度の概要としくみ

保険給付の取り扱い

訪問看護の提供は，病院・診療所と訪問看護ステーションの両者から行うことができる（**図1**）．患者は年齢や疾患，状態によって医療保険または介護保険のどちらかの適応となる（**図2**）．介護保険の給付は医療保険の給付に優先することとされており，要介護被保険者等については，末期の悪性腫瘍，難病患者，急性増悪等による主治医の指示があった場合などに限り，医療保険の給付により訪問看護が行われる．

介護保険：保険料と利用者の負担

介護保険制度創設当初（2000年）の要介護認定者数は218万人であったが，2017年には633万人となっている．この17年間で約2.9倍になり，このうち軽度者の認定者数の増が大きい．

介護保険料の利用者負担は，介護給付の1割である（一定以上所得者の場合は2割）．介護保険サービスは，要介護度に応じて支給限度基準額が設定されており，支給限度基準額を超えた利用部分は，全額自己負担となる．居宅サービス計画費には利用者負担はなく，住宅改修費，福祉用具購入費は償還払いである．

在宅看護とケアマネジャー

訪問看護を実施するためには，さまざまな関係機関と連携し，協力しながら進めていくことが必要である．訪問看護の連携機関としては，保健，医療，福祉機関など多岐にわたる．

介護保険下での在宅サービスの調整はケアマネジャーが行っている．また，訪問看護は医療保険で利用し，ほかのサービスを介護保険で利用している場合でも，ケアマネジャーが作成するケアプランに基づいて訪問計画書を作成し，訪問看護を実施する．

訪問看護師は，看護師の立場から適切にアセスメントし，ケアマネジャー

図1 訪問看護のしくみ

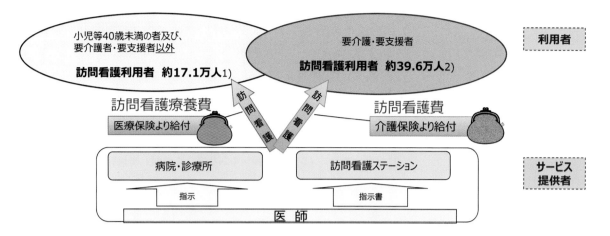

出典：1）保険局医療課調べ（平成27年6月審査分より推計）
　　　2）介護給付費実態調査（平成27年6月審査分）

図2 医療保険と介護保険の訪問看護対象者のイメージ

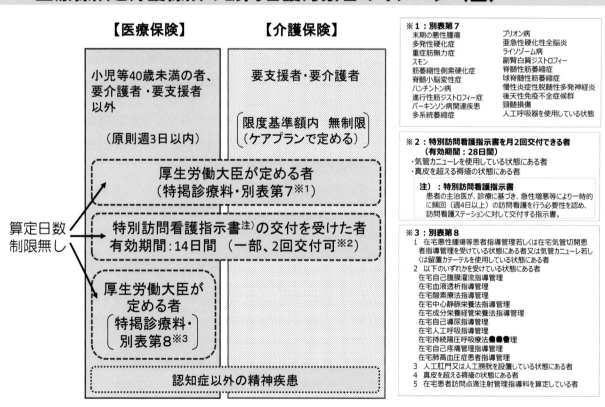

MEMO

ケアマネジャー(介護支援専門員)

ケアマネジャー(介護支援専門員)は,介護保険法において,要支援・要介護認定者が自立した日常生活を送れるように心身の状況に応じて居宅サービス計画を作成する.さらに,自治体や各サービス事業者と連絡・調整を行う.

ケアマネジャーの資格を取得するためには,「介護支援専門員実務研修受講試験」に合格しなければならない.受験には,社会福祉士,介護福祉士,医師,薬剤師,保健師,助産師,看護師,准看護師,理学療法士,作業療法士などの資格と,5年以上の実務経験が必要である(受験資格は各都道府県によって異なるため,詳細はそれぞれの窓口で確認する必要がある).

を中心に他職種と連携を取り合いながら,利用者の状態に応じた訪問看護を提供する.また,日常生活の援助を通じて家族関係や介護状況の情報を入手したり,介護者の身体的および精神的な疲労に関する観察を行い,必要に応じてケアマネジャーに情報を提供する.このような連携によって,利用者に必要なサービスが導入されるように調整することも訪問看護師の重要な役割である.

医療機関の在院日数の短縮化が進むなか,今後は在宅においても医療依存度の高い利用者が増えると予測される.訪問看護師は,利用者の病状を的確に把握,アセスメントし,今後の病状変化を予測した情報提供や看護を行う必要がある.

訪問看護を提供する機関

訪問看護ステーション

訪問看護ステーションは,利用者の主治医の所属機関を問わず,訪問看護指示書の交付により訪問看護を提供する地域に開かれた独立した事業所である.訪問看護には各種保険や公費が適用される.医療保険(後期高齢者医療,健康保険),介護保険,公費負担医療制度などから訪問看護の費用が給付されるため,利用者は保険の種類や所得等に応じてかかった費用の1割~3割(生活保護の対象者は負担なし,自立支援医療制度の精神通院医療では所得に応じた自己負担上限額まで)を負担する.

保険医療機関(介護保険法のみなし指定訪問看護事業所)

病院・診療所で「訪問看護部門」を設置,または外来部門が兼任するなどした保険医療機関から提供される訪問看護がある.

保険医療機関は,原則として介護保険法のみなし指定訪問看護事業所として扱われ,訪問看護ステーションと同じく医療保険・介護保険での訪問看護が行われる.

定期巡回・随時対応型訪問介護看護

重度者をはじめとした要介護高齢者の在宅生活を支えるため,日中,夜間を通じて,訪問介護と訪問看護を一体的に,またはそれぞれが密接に連携しながら,定期巡回訪問と随時の対応を行う.

訪問介護と訪問看護を一体的に提供する「介護・看護一体型」と訪問介護事業所が訪問看護事業所と連携する「介護・看護連携型」の2種類がある.

提供するサービスは,定期巡回サービス(巡回による日常生活の世話),随時対応サービス(あらかじめ心身の状況,環境などを把握したうえで,随時利用者からの通報を受け,相談援助または訪問介護員などの訪問または看

護師などによる対応の要否などを判断），随時訪問サービス（安否などの判断に基づき訪問して行う日常生活上の世話），訪問看護サービス（療養上の世話・必要な診療の補助）がある（**図3**）．

介護保険制度の地域密着型サービスの一類型であるが，当該サービスに常勤の看護師1名を含む常勤換算2.5人以上の看護職員が配置している場合は，「みなし指定訪問看護事業所」として，医療保険の訪問看護も提供できる．

看護小規模多機能型居宅介護

小規模多機能型居宅介護と訪問看護を組み合わせて行うサービスである（**図4**）．地域密着型サービスで，要介護度が高く，医療ニーズが高い高齢者にサービスを提供する．

看護小規模多機能型居宅介護は，以下の①〜③のようなニーズのある方々を支援するために創設された．

①退院直後の在宅生活へのスムーズな移行

②がん末期等の看取り期，病状不安定期における在宅生活の継続

③家族に対するレスパイトケア，相談対応による負担軽減

利用者はニーズに応じて柔軟に小規模多機能型サービスなどの提供を受けられ，「通い」「訪問（看護または介護）」「泊まり」のサービスを選択できる．また，事業者にとっても柔軟な人員配置が可能になる，ケアの体制が構築しやすくなるという利点がある．

介護保険制度の地域密着型サービスの一類型であるが，当該サービスに常勤の看護師1名を含む常勤換算2.5人以上の看護職員が配置している場合は，

MEMO

看護小規模多機能型居宅介護
平成24年4月に，訪問看護と小規模多機能型居宅介護を組み合わせて提供するサービスを創設し「複合型サービス」とされていたが，提供するサービス内容のイメージがしにくいとの指摘も踏まえ，平成27年度介護報酬改定において「看護小規模多機能型居宅介護」と名称を変更された．

図3　24時間対応の定期巡回・随時対応サービス

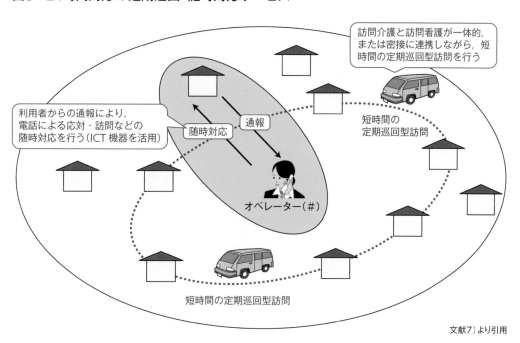

訪問介護と訪問看護が一体的，または密接に連携しながら，短時間の定期巡回型訪問を行う

利用者からの通報により，電話による応対・訪問などの随時対応を行う（ICT機器を活用）

随時対応

通報

短時間の定期巡回型訪問

オペレーター（#）

短時間の定期巡回型訪問

文献7）より引用

図4 看護小規模多機能型居宅介護の概要

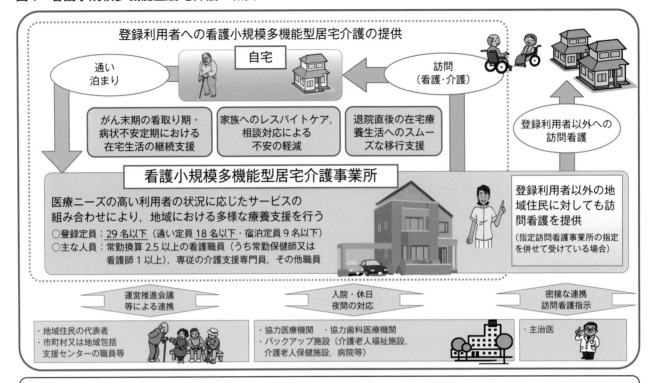

登録利用者への看護小規模多機能型居宅介護の提供

自宅

通い・泊まり

訪問（看護・介護）

登録利用者以外への訪問看護

- がん末期の看取り期・病状不安定期における在宅生活の継続支援
- 家族へのレスパイトケア，相談対応による不安の軽減
- 退院直後の在宅療養生活へのスムーズな移行支援

看護小規模多機能型居宅介護事業所

医療ニーズの高い利用者の状況に応じたサービスの組み合わせにより，地域における多様な療養支援を行う
- ○登録定員：29名以下（通い定員18名以下，宿泊定員9名以下）
- ○主な人員：常勤換算2.5以上の看護職員（うち常勤保健師又は看護師1以上），専従の介護支援専門員，その他職員

登録利用者以外の地域住民に対しても訪問看護を提供
（指定訪問看護事業所の指定を併せて受けている場合）

運営推進会議等による連携

入院・休日夜間の対応

密接な連携訪問看護指示

- ・地域住民の代表者
- ・市町村又は地域包括支援センターの職員等

- ・協力医療機関　・協力歯科医療機関
- ・バックアップ施設（介護老人福祉施設，介護老人保健施設，病院等）

- ・主治医

○主治医と看護小規模多機能型居宅介護事業所の密接な連携のもと，医療行為も含めた多様なサービスを24時間365日利用することができる.
　※ 医療ニーズへの対応が必要な利用者に対して，小規模多機能型居宅介護事業所では対応できなかったが，看護小規模多機能型居宅介護事業所では対応できる.
○看護小規模多機能型居宅介護事業所の介護支援専門員が，「通い」，「泊まり」，「訪問（看護・介護）」のサービスを一元的に管理するため，利用者や家族の状態に即応できるサービスを組み合わせることができる.

厚生労働省：看護小規模多機能型居宅介護の概要（平成27年度）

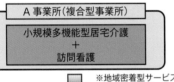

A事業所（複合型事業所）

小規模多機能型居宅介護
＋
訪問看護

※地域密着型サービスとして位置づける

利用者

小規模多機能型居宅介護と訪問看護を組み合わせて行う地域密着型のサービス. 要介護度が高く，医療ニーズが高い高齢者にサービスを提供する.

「みなし指定訪問看護事業所」として，医療保険の訪問看護も提供できる.

　今後，訪問介護，訪問入浴介護，訪問看護，訪問リハビリテーション，居宅療養管理指導，通所介護（リハビリテーション），短期入所療養（生活）介護，定期巡回・随時対応型訪問介護看護，夜間対応型訪問介護，認知症対応型通所介護，小規模多機能型居宅介護の中から，2種類以上を組み合わせて提供することで，効果的・効率的にサービスが提供される.

各種保険外(民間企業)の訪問看護

　民間の企業などが行う医療保険制度・介護保険制度外の訪問看護サービスで，各種保険は適用されないものの，訪問看護ステーションや病院・診療所からの訪問看護と同様，看護師等による訪問看護を提供する．

　提供機関ごとにサービス内容・利用料金等は規定されており，利用者との契約で行われるサービスである．例として，病院受診の同行，旅行などの遠距離の外出支援や長時間の滞在，ペットの世話など各種保険での取り扱いがないサービスを提供している．

MEMO

機能強化型訪問看護ステーション

看護師を多く配置し24時間対応が可能な「機能強化型訪問看護ステーション」の整備が進められている．2018年度診療報酬改訂では，地域の医療機関等を対象とした訪問看護に関する研修を行うなどの取り組みを行う「機能強化型3」の創設も行われた．2018年7月段階で全国に548か所．

引用・参考文献
1）厚生労働省ホームページ：公的介護保険制度の現状と今後の役割　http://www.mhlw.go.jp/file/06-Seisakujouhou-12300000-Roukenkyoku/201602kaigohokenntoha.pdf
2）渡辺裕子監修：家族看護を基盤とした 在宅看護論1 概論編 第2版．日本看護協会出版会，2007.
3）日本看護協会編：平成23年版 看護白書．日本看護協会出版会，2011.
4）日本訪問看護財団：2012年度版 訪問看護関連報酬・請求ガイド．日本訪問看護財団，2012.
5）内閣府：高齢者医療制度の改革．平成22年版 高齢社会白書 http://www8.cao.go.jp/kourei/whitepaper/w-2010/zenbun/html/s2-3-2-05.html
6）厚生労働省：平成23年人口動態統計の年間推移．
7）厚生労働省ホームページ：第80回社会保障審議会介護給付費分科会資料 http://www.mhlw.go.jp/stf/shingi/2r9852000001plgp.html

MEMO

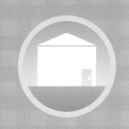

第Ⅱ章

状況別・
在宅看護援助
のスキル

Ⅱ

1 フィジカルアセスメント

角田直枝

対応のポイント

① 日頃から患者の疾患, 病態, 治療について, 症状と観察項目を確認しておく.

② 患者個々について, 安定しているときの状態を把握しておく.

③ フィジカルイグザミネーションスキルを身につけ, 異常時の迅速な判断に備える.

フィジカルアセスメントの意義

在宅看護では, 看護師が療養者に接する機会は断続的になる. このとき, 前回と今回の訪問のあいだに療養者に変化が起きていないかどうか, 次の訪問まで安定して生活できるかどうかを判断することが重要となる. また, 急に苦痛となる症状が現れれば, 緊急に訪問することもあり, このときにも身体に何が起こっているのかを判断しなくてはならない.

在宅看護を受ける療養者は, 複数の疾患を抱えていたり, 苦痛な症状を有することも多く, さらには, 運動機能やコミュニケーション能力に障害がある場合には, 身体に不調が出現したとしても, 自ら外来受診ができないことも多い.

そのため, 在宅ケアチームにおいて, ただちに療養者を訪問することができ, どのような医療が必要であるかを判断できる訪問看護師は, 療養者の安心や安楽の保持に重要な役割を果たす.

つまり, 在宅看護では, 看護師が療養者の身体に起きたことを判断し, それを的確に, かつすみやかに医師に伝える能力は必要不可欠である. 在宅看護に携わる看護師にとって, フィジカルアセスメントは必須の技能（スキル）といえる.

フィジカルアセスメントとは

フィジカルアセスメントとは, 患者が訴える症状や徴候をきっかけとして, それに看護師の五感から得た情報を加えて, 患者の身体にどのようなことが起きているのかを判断していく過程全体である.

そのため, 数多くの疾患について, 症状や観察項目を基礎知識として知っておかなくてはならない. そのうえで, 患者が訴える症状を十分聞き出すコミュニケーション能力と, 身体に起こっている徴候を的確に把握するフィジカルイグザミネーションの2つのスキルが必要である. さらに, この2つから得られた情報を分析し, 統合して, 結論に導く, 判断（思考過程）が必要となる.

フィジカルアセスメントの思考過程

　ここでは，フィジカルアセスメントの思考過程を具体的な例を挙げて説明する．

　たとえば，腹痛を訴えている大腸がん術後で肝転移のある患者を考えてみよう．**図1**にフィジカルアセスメントの思考過程を示す．問診にフィジカルイグザミネーションを加え，そこから得られた情報に沿ってアセスメントする．アセスメントによって身体の状況についていくつか想定される候補を挙げ，さらにそこからもっとも該当しやすいものに絞っていく思考過程である．

　図1のように，症状と徴候から考えられる疾患・病態を絞り，最終的に結論に導くというこの思考過程が，フィジカルアセスメントなのである．

フィジカルアセスメントに必要な知識

　フィジカルアセスメントを行うためには，多数の疾患や病態の知識をもっていることが前提となる．これは，基礎教育やその後の実践経験によって培われた「疾患の特徴」や「観察項目」の知識が当てはまる．患者の疾患について日頃からテキストや文献で知識の確認を繰り返すことが，フィジカルアセスメントの基礎力を向上させるものである．

　一方，フィジカルイグザミネーションについても，テキストを繰り返し読み，手順や方法についての知識を得ることは重要である．しかし，実際の技術を高めることにこそ意義があるため，看護師どうしで演習し合う学習会の企画や，演習が組み込まれている研修会への参加で，実践力を高めていくことが求められる．

　本項では，フィジカルイグザミネーションのすべてを述べることはできないので，最も基礎的な知識と，最も重要な事柄に絞って解説している．しかし，先述したように，フィジカルアセスメントは在宅看護において非常に重要な技能であることから，他の成書を用いて十分学習を深めることを勧める．

フィジカルイグザミネーション

　フィジカルイグザミネーションには，問診，視診，触診，聴診，打診の5つが挙げられる．**表1**にそのポイントを示す．

　看護師は，問診，視診，触診を比較的よく行う．しかし，聴診，打診については十分な技術を習得していないこともある．聴診と打診によって，身体の内部に起きている変化についてより多くの情報収集が可能となるため，必ず習得しておくようにする．

フィジカルアセスメントの留意点

　フィジカルアセスメントは症状・徴候が新たに出現した際に有用ではあるが，異常の早期発見と的確な対処には，日常の観察ならびに正常時の確認が

図1　フィジカルアセスメント思考過程の例

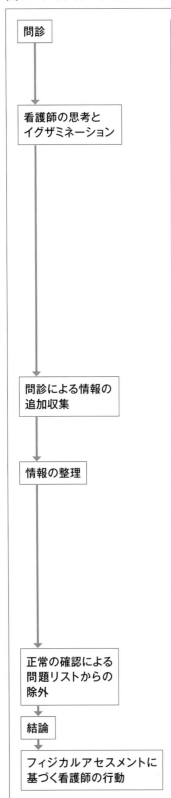

●訪問した際,患者が腹痛を訴えたとする.看護師は,通常,いつから,どこが,どのように痛いのかと質問をして情報を集めていく.また,腹部膨満や膨留がないか視診したり,腸蠕動音を聴診したり,あるいは腹部の触診や打診をしていくであろう.

●患者が大腸がんの術後で肝転移があることから,看護師の思考には腹痛の原因となる疾患や病態が思い浮かんでいる.肝転移によるがん疼痛,肝転移部に起きた肝破裂,術後イレウスなどが仮説として挙げられやすい.その仮説に基づき,看護師は,肝破裂であれば急激に痛みが増強する,がん疼痛であればじわじわと痛みが増強する,と痛みの変化からこの2つを判別しようとする.そのために,いつから,どのように痛みが起きたのかを尋ねるという行動につながる.また,いずれにせよ肝臓の問題であれば,肝臓周辺が痛みの部位となる.

●別の視点で,この患者が大腸がんの手術を受けていることから,術後イレウスだと考えるのであれば,痛みは肝臓周辺に限局するのではなく,腹部全体かイレウスが起きているであろう部位ということになる.肝臓の問題かイレウスかを判別するために,部位を尋ね,触診を行うであろう.

●さらに,イレウスであるかどうかを判別するためには,聴診による腸蠕動音の確認や触診,腹壁の形や動きはもちろん,患者の表情や姿勢などを視診して,適切な判断のためになるべくたくさんの情報を集めようと考えるだろう.

●患者の状態の観察とあわせて,腹痛に関連する日常生活の情報を集める.これは,訪問看護師が実際に見ることができない,これまでの食事や排泄の状況,それ以外の生活の変化を知ることによって,患者が症状として認識していなかった変化についても情報を得ようとするためだ.

●今回の例で,以下のような情報が得られたと仮定する.
・腹痛は昨夜から左下腹部に出現した.
・バイタルサインでは,体温,血圧,脈拍は正常で,腸蠕動音が聴取できない.
・初めは軽い痛みであったが,徐々に断続的に強くなることが増えてきた.
・数日前から便秘をしていて,昨日から嘔気が出現した.
・今朝は食欲がなくて食事をとっていない.水分を少量だけ摂取した.
・1時間前,茶色のどろどろしたものを嘔吐した.その量はコップ1杯分であった.

●これらの情報は,フィジカルイグザミネーションで得られたものである,腸蠕動音の消失,バイタルサインの正常により,イレウスに可能性が絞られる.

●肝周囲の痛みがないこと,循環状態の変化を示す血圧低下,心拍増加,末梢冷感・チアノーゼ出現,意識障害がないことから,肝破裂による多量な腹腔内出血を否定する.

●今回の腹痛の原因は術後イレウスの可能性が高い.

●確定診断と早期対処の必要性から,受診を勧める.

表1　フィジカルイグザミネーションのポイント

問診	症状の出現からの経過, 現在の症状の部位や程度, 姿勢・食事・内服などによる増減, その他の気になる症状などを, 会話によって尋ねる
視診	症状に関する部位, 表情, 姿勢などを目で見て, 情報を得る
触診	身体の部位を触って, 温度, 凹凸, 湿潤, 痛みなどの情報を得る
聴診	聴覚を使って, 聞こえる音から情報を得る. 聴診器を使って, 呼吸音や腸蠕動音の確認, 判別に用いることが多い
打診	身体を叩くことによって得られた反響音で情報を得る. 腹水や胸水のように, 水が貯留しているかどうかの判別に有用である

最も重要だということを忘れてはならない.

　在宅療養者は, 健康状態の個人差が大きく, 一般的な正常値では評価しきれない. そこでその個人について, 安定した状態を日常から知っておくことが必須である. それによって微細な変化を早期に把握できる.

　また, 起こっている状態を多数の疾患や病態から焦点化していく作業のなかでは, 正常なものを確認して問題の候補リストから除外していくことが重要である. 身体の変化は両側に同時に起こることは比較的少ないため, フィジカルイグザミネーションはおおむね左右対称に行っていく. 左右, 左右と繰り返し左右を比べながら情報をとっていくことで, 問題を明確化しやすくなる.

　このように正常を確認する重要性を忘れてはならない.

とくに重要な身体各部のフィジカルアセスメント

呼吸

　在宅患者で最も多い疾患のひとつが肺炎である. 肺炎は高齢者では死因の上位3位以内に入っており, 生命予後に密接な問題である. そのため, 早期に徴候を発見することが求められる.

　フィジカルアセスメントで, 肺炎という診断を確定することはできないが, 確定診断につながる早期受診を導くためには, 看護師の判断が非常に重要となる(**図2, 表2**).

循環

　心疾患を有する患者のみならず, 高齢者では心機能の低下がみられることが多い. また気候や日常生活の変化でも, 脱水や熱中症など循環状態に異常をきたすことが少なくない. 心不全や脱水などの徴候を的確に発見するために必要なポイントを**図3**に示す.

意識障害

　訪問看護で多い疾患に, 脳血管障害がある. 脳血管障害は意識障害を伴うことが多く, 前出の呼吸と循環の異常によっても意識障害は起きる. 意識障

図2　呼吸に関する重要なフィジカルアセスメント

①気管支音と左右の肺胞音の聴取
　　胸骨左右で気管支音，胸部前面で上葉・中葉，背面で下葉の肺胞音を聴取する．
②呼吸音と副雑音の選別（表2）
　　正常な呼吸音か，副雑音が聞こえる場合は副雑音の種類，患者にとって日常的に起こっていることかを判断する．
③呼吸音とほかの症状・徴候からの判断
　　呼吸数，体温，血圧などのバイタルサイン，呼吸パターン，末梢動脈血酸素飽和度，排痰や咳嗽の有無，呼吸困難の有無，などから，肺炎の可能性を判断する．

表2　副雑音の種類と特徴，考えられる疾患や状態

		特徴と推察される原因	
連続性副雑音	いびき音（ロンカイ）	気管や気管支に狭窄がある場合に生じる．「グー，グー」といった低い音．気道分泌物がある場合にみられる．	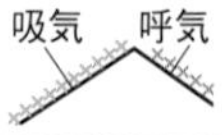 吸気 呼気
	笛音（ウィーズ）	肺胞に近い細い気管支に狭窄がある場合に生じる．「ピーピー」「クークー」といった高い音．喘息，慢性閉塞性肺疾患（COPD），気管支炎などにみられる．	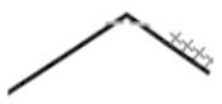
	喘鳴（ストライダー）	上気道の狭窄によって生じる．口笛のような高い音．笛音とは狭窄箇所で区別される．上気道異物，喉頭浮腫などにみられる．	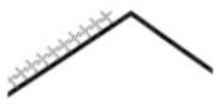
断続性副雑音	捻髪音（ファイン・クラックル）	呼気時に閉塞した細い気道が，吸気時にもう一度開通するときの音とされる．吸気相の後半で聴取される．「バリバリバリ」「プツプツプツ」といった破裂音．間質性肺炎などにみられる．	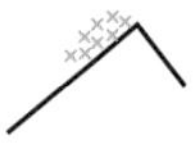
	水泡音（コース・クラックル）	気道内の分泌物が呼吸によってはじける音とされる．吸気・呼気相ともに聴取される．「ブツブツブツブツ（吸気），プツプツプツプツ（呼気）」「ブルブルブルブル（吸気），ブルブルブルブル（呼気）」といった捻髪音より低く，水っぽい長めの音．肺炎，気管支炎，心不全などにみられる．	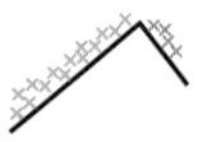
その他の副雑音	スクウォーク	短い笛音に似た音で，吸気のみに聴かれる．気管支拡張症，びまん性汎細気管支炎，肺線維症で認められる．	
	胸膜摩擦音	胸膜の炎症によって発生する．吸気，呼気いずれでも聴かれる．	

図3　循環に関する重要なフィジカルアセスメント

①血圧，脈拍，呼吸数，末梢動脈酸素飽和度の測定
　　心不全による心拍出量の低下や，肺うっ血などによる呼吸の変化の有無を判断する．
②呼吸困難，浮腫，意識障害などの随伴症状の確認
　　心不全に関連する症状の有無や程度を確認する．
③日常の健康状態との比較を加えての判断
　　体重増加，身体活動の減少，不眠，食事摂取量の低下など，心不全の症状に伴いやすい生活の変化について情報を収集する．得られた情報を総合して，心不全の可能性について判断する．

害は生命予後に直結する問題を有することも多いため，短時間で的確に判断する力が求められる．

　在宅看護では，意識障害の評価にジャパン・コーマ・スケール（Japan Coma Scale：JCS，3-3-9度法）を用いることが多い．救急搬送にかかわる救急隊と情報を共有しやすいという利点もあるため，JCSの評価がただちにできるよう，日頃から評価して記録する習慣をつけるとよい．また，評価スケールを常に携帯するなどを心がけるとよい．

引用・参考文献
1）山内豊明：フィジカルアセスメントガイドブック，第2版．医学書院，2011.

2 緊急時の対応

大島泰江

在宅看護では病院と異なり，療養者（患者）は24時間医療職の管理下にはない．そのため，緊急時には本人や家族，または介護ヘルパーや地域の人から訪問看護師に緊急の電話が入ることが多い．

緊急事態の内容は，事故，病状の変化，医療処置トラブル，急変など多岐にわたる（医療処置トラブル対応については，本書の各々の項目を参照されたい）．訪問看護師は，かかりつけ医と連携し，療養者に起こりうる緊急事態の内容を予測し，そのときの連絡方法や対処方法を療養者，家族に伝えておく必要がある．

病状の変化時においても，在宅療養を継続するのか，あるいは救急搬送し積極的な治療を希望するのかなどについて，あらかじめ相談しておくことが必要である．そして，予測される事態の対応について，医師から事前指示を受けておくことが望ましい．

現在では，多くの訪問看護ステーションが「24時間緊急時連絡体制」を実施している．相談や緊急訪問がいつでもできる体制にあり，在宅看護の継続に大きな役割を果たしている．

対応のポイント

1 療養者の状態，セルフケア能力，家族などの支援体制をアセスメントし，日頃から病状の予測，予防が重要である．

2 そのうえで，急変はいつでも起こり得ると考え，療養者の緊急時の連絡体制の確認が欠かせない．

3 緊急時は家族からの電話に応じるケースが多く，電話相談の技術の習得も必要となる．

事故

転倒・転落

転倒・転落が起きた際は，まずは療養者の全身状態と打撲部位を確認する．

痛みや腫れ，患部の変形，患部を動かせないなどの症状があり骨折が疑われるケースでは，病院受診を促す．頭部の打撲の場合は，数週間〜数か月後に慢性硬膜下血腫を発症するケースもあるので，事故後も意識レベルや認知状態を継続して観察する．

せん妄がある場合や認知症療養者の場合，身体機能以上の活動を療養者がしてしまうことが多くあるので，注意しなければならない．

また，転倒・転落が起こらないよう，低床ベッドの利用など環境調整をして事前に予防しておくことも重要である．脱水や便秘・下痢などの不快症状を取り除き，介護者側の想定を超えて療養者が活動しないように配慮することも重要である．

外傷

在宅においては，表皮剥離や擦過傷など，打撲による外傷が多い．外傷では，傷の状態を観察し，出血量が多かったり，縫合の必要がある場合は傷口を清潔な布で覆い，すぐに医療機関を受診してもらう．

熱傷

在宅の熱傷で多いのは，冬季の湯たんぽや電気アンカによる低温熱傷である．自力で体位変換を実施できない患者では，低温熱傷を予防するために，湯たんぽや電気アンカを身体から10cm以上離すことや，バスタオルで包むなどの指導が重要である．

熱傷の応急処置は，すぐに冷やすことである．また水疱はつぶさず清潔な布で覆い，冷やしながら受診する．広範囲に及ぶ熱傷や，熱傷深度が深い場合は，緊急に医療機関を受診してもらう．

誤飲

認知症では，食物かどうかを判断できるかが重要なため，確認しておく必要がある．判断が困難な患者では，誤飲を防ぐために療養者の身の回りに飲み込める大きさの危険な物を置かないなど，安全な生活環境を整えるように家族に指導する必要がある．

誤飲が起きたときの対処法は，誤飲した物によって異なる．人体に与える影響を考えて対処しなければならないが，判断に迷う場合は必ず主治医に連絡する．

薬物トラブル

薬物トラブルは，精神疾患や認知症または認知レベルの低下など，自己管理能力の低い療養者で起こりやすい．飲み忘れや二重三重の内服などによって服薬中止や薬剤の過量投与が起きる危険がある．とくに降圧薬や糖尿病用薬の過量内服は意識障害を引き起こすなど，重篤な事態につながることもあるため，訪問時は薬剤の残量を確認することが重要である．

決められた時間に決められた量を確実に服薬できるよう，内服薬の分包や一包化，また服薬カレンダーの活用など，患者の状態に合わせて工夫して援助する．

過量内服による意識障害などが起こった場合は，早急に主治医に連絡し指示を仰ぐ．

溺没

溺没は，高齢者の事故死のなかで最も多い事故である．そのため高齢者が入浴する場合は1人で入浴させず，家族と一緒に入浴する，または入浴中に

数回声をかけるなど，事故を防ぐための工夫が必要である．

　高齢者が独り暮らしの場合や高齢夫婦のみの場合は，介護保険サービスの利用のみでなく，近所の人や知人に協力してもらうなど，事故を未然に防げるように入浴を見守る体制を築くことも必要である．

窒息

　窒息は，在宅における事故死の原因で多いものである．とくに高齢者や小児で多く発生しているため，注意が必要である．

　餅や柑橘類の薄皮，乾燥した食品や麺類（とくにラーメン）では窒息が起こりやすい．療養者の嚥下状態を確認し，食事にとろみをつけるなど療養者に適した形態の食品を提供する．

　また，食物以外にも硬貨やタバコ，ボタンなどを飲み込むこともあるため，手の届く範囲に危険物を置かないように注意する．

　万が一，異物を飲み込んでしまった場合は，背部を強く叩く（叩打法），上腹部を圧迫して吐き出させる（ハイムリッヒ法）などの処置をとり，異物を取り除く．その際，嘔吐物で窒息することがないよう，患者の顔を横に向けるなどの対処も必要である．

　痰が絡んでいたり咳込んだりした場合，気道粘膜の痰を吐き出せなくなることもある．痰詰まりによる窒息が予測される場合は，家庭用の吸引器を用いた吸引の指導をしておく．

症状の変化

意識障害

　意識障害は，高血圧や心臓病，糖尿病，肝機能障害などから引き起こされることが多い．

　認知症療養では，睡眠と意識消失を見極めるのは難しい．そのため，日常の生活パターンを把握しておくことが，異常な事態が起こっているかどうかの大切な判断材料となる．

　意識障害が起きた場合は，障害が起きたときの状況，障害のレベル，呼吸の有無を確認し，重篤であれば救急車搬送する．

呼吸困難

　呼吸困難の原因が気道閉塞などの救命処置を必要とするものなのか，慢性呼吸不全の増悪症状なのかを判断する．救命処置が必要になった場合には，家族にも，異物を除去して一次救命処置を行う技術を指導するが，自宅でできることは限られており，迅速な救急車要請を促す場合が多い．

発熱

発熱時は症状を観察し，事前指示があればそれに従い，必要時は主治医に連絡する．

誤嚥性肺炎や尿路感染による発熱を頻繁に繰り返す場合も多く，飲水や離床を心がける．

吐血

吐血は，嘔吐とともに黒っぽい血を吐くのが特徴である．バイタルサイン，出血量，性状，顔色，意識状態などを確認して，食事や水分の摂取を中止し，主治医にすみやかに連絡する．

下血

下血は，鮮紅色なのかタール便（黒色便）なのか，下血の色調（性状）を観察する．吐血と同様に，バイタルサインに注意して全身状態を把握し，主治医に連絡する．

嘔気・嘔吐

原因は脳圧亢進，髄膜刺激症状，肝・腎疾患，食道，胃，腸疾患，感染症とさまざまである．

誤嚥による窒息や誤嚥性肺炎，脱水などを引き起こす可能性があり，バイタルサインや症状をアセスメントし主治医に報告，指示を受ける．

下痢

下痢は多くの療養者で起こりやすい症状である．水様便が持続すると電解質バランスを崩しやすい．そのため，すみやかに主治医に連絡し，日常から排便コントロールを行う．

下痢を起こしているときは，できるだけ消化管に負担をかけない食品とその形態を選択して提供するよう指導する．また，温かい食事を提供するようにするとよい．

便秘

廃用症候群の1つとして起こることがある．便秘には，食物繊維の多い食品や牛乳，乳酸菌を含む食品の摂取を勧める．また，水分摂取量が少ないことも便秘の要因となるため，1,500～2,000mL/日の水分補給を促す．

定期的な排便を維持するため，下剤の使用や浣腸，坐薬，摘便などについて主治医と日常から相談する．

図1　急変時のフロー

〜家族からの電話連絡〜
情報のキャッチ

↓

緊急性の判断

↓

〜療養者宅へ到着〜
緊急訪問看護
緊急性判断とケア実施

〈情報収集〉
疾患とその経過を想起
現在起こっている状態の確認

〈緊急度高い〉
主治医へ連絡・救急搬送検討
家族の不安を軽減する声かけ
看護師到着までにできるケアや処置を指示

〈緊急度低い　または　直接確認が必要〉
家族から得た情報に基づいた予測を説明
看護師到着までにできるケアや処置を指示

〈緊急度高い〉
救命処置を行いながら主治医へ至急往診依頼・救急搬送も検討
主治医の指示で処置やケア

〈緊急度低い〉
症状に対する処置やケア実施
家族への状態のアセスメント結果と行った処置やケアを説明
主治医に報告

急変時

　急変とは病状の急激な悪化であり，生命の危機につながる変化であることが多い．急変時には，療養者や家族の意向も考慮しながら主治医と連携し対処にあたる．その流れを**図1**に示す．

　療養者にかかわっている医療・介護・福祉担当の連絡先一覧，家族の連絡先と，急変時の流れを作成し誰もがわかる場所に掲示しておく．医療機器を使用している場合はメーカーやメンテナンス業者の連絡先も記入しておくとよい．

　救急車要請の情報伝達には，日頃から情報シートを作成しておく．

　緊急時の対応の流れは，以下の通りである．

①家族からの電話連絡より情報収集

②緊急性の判断をし，高い場合は主治医への連絡，救急搬送検討し低いか，直接確認を必要な場合は，予測を説明し，看護師到着までにできるケアや処置を指示

③療養者宅に到着し，緊急度高い場合には救命処置を行いながら主治医へ至急往診依頼，救急搬送検討，主治医の指示で処置やケアを実施，低い場合は症状に対する処置やケアを実施，家族に状況や実施したケアについて説明，主治医に報告する．

引用・参考文献
1）訪問看護研修テキスト. 訪問看護基本テキスト, 2018.

3 疼痛のマネジメント

加藤真理子

─ 対応のポイント ─
① 痛みは本人の訴えが最も信頼できる指標である.
② 在宅では痛みへの対応が家族となるため,事前に十分な情報を提供することが重要となる.
③ 主治医とは疼痛治療について十分に話し合い,情報を共有する.

痛みとは

　痛みは,主観的な症状であり,本人が訴えているときにはいつでも存在し,その訴えが最も信頼できる指標である.痛みには身体的・精神的・スピリチュアルな要因が互いに関連しあい,全人的な痛みとして現れているため,痛みを受け止め真摯に理解することが重要である.

図1　全人的苦痛(トータルペイン)

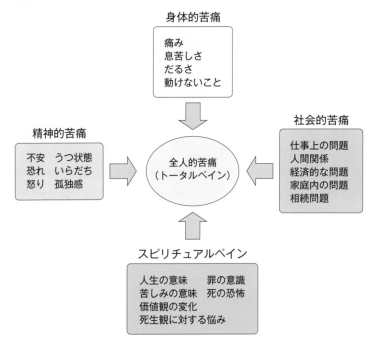

独立行政法人国立がん研究センターがん対策情報センターHP,がんの療養とケアより引用.

　痛みには,外科的切開や骨折・ねんざ,狭心症,急性胃腸炎,感染症など,原因がわかり,治癒により消失する急性疼痛と,がんやがんの転移によるものなどのがん性疼痛,さらに,慢性腰痛・頭痛・帯状疱疹後神経痛・関節リウマチなどの非がん性慢性疼痛がある.

　がん性疼痛は侵害受容性疼痛と神経障害性疼痛に分けられる。痛みの神経学的分類を**表1**に示す.

表1 痛みの神経学的分類

分類	侵害受容性疼痛		神経障害性疼痛
	体性痛	内臓痛	
障害部位	皮膚, 骨, 関節, 筋肉, 結合組織などの体性組織	食道, 胃, 小腸, 大腸などの管腔臓器 肝臓, 腎臓などの被膜をもつ固形臓器	末梢神経, 脊髄神経, 視床, 大脳などの痛みの伝達路
痛みを起こす刺激	切る, 刺す, 叩くなどの機械的刺激	管腔臓器の内圧上昇 臓器被膜の急激な伸展 臓器局所および周囲組織の炎症	神経の圧迫, 断裂
例	骨転移局所の痛み 術後早期の創部痛 筋膜や筋骨格の炎症に伴う筋攣縮	消化管閉塞に伴う腹痛 肝臓腫瘍内出血に伴う上腹部, 側腹部痛 膵臓がんに伴う上腹部, 背部痛	がんの腕神経叢浸潤に伴う上肢のしびれ感を伴う痛み 脊椎転移の硬膜外浸潤, 脊髄圧迫症候群に伴う背部痛 化学療法後の手・足の痛み
痛みの特徴	局在が明瞭な持続痛が体動に伴って増悪する	深く絞られるような, 押されるような痛み 局在が不明瞭	障害神経支配領域のしびれ感を伴う痛み 電気が走るような痛み
随伴症状	頭蓋骨, 脊椎転移では病巣から離れた場所に特徴的な関連痛*を認める	嘔気・嘔吐, 発汗などを伴うことがある 病巣から離れた場所に関連痛を認める	知覚低下, 知覚異常, 運動障害を伴う
治療における特徴	突出痛に対するレスキュー・ドーズの使用が重要	オピオイドが効きやすい	難治性で鎮痛補助薬が必要になることが多い

がん疼痛の薬物療法に関するガイドライン (2010年版) をもとに作成

　痛みは日常生活に重大な影響を及ぼすことが多い. 立つ, 歩く, 座るなどの日常生活動作ができなくなったり, 食欲がなく, 栄養が摂れなくなることもある. 仕事や社会活動に参加できなくなり, 経済的にも影響が出てくる. また夜間の睡眠がとれなくなり, 日中でもイライラしたりふさぎこんだりと, 精神的にも影響が出てくる. QOLを維持するためにも, 適切な対応は必要である.

　在宅では, 痛みのマネジメントは本人・家族が主体となるため, 痛みをどのようにとらえ, どうしていきたいのかを把握し, 対応できるように伝えていくことが重要である. 症状の緩和とともに, 他職種との連携が必要となる.

観察のポイント

　痛みの判断基準は, 本人の訴えを尊重する. 同じような疾患で同じような治療経過であっても, 痛みは個人差が大きく, さまざまな要因が関与していることが多い. 疼痛の評価シートの一例を示す (図2).

　以下に観察のポイントを示し, 解説する.

①痛みの強さ

　本人が使いやすい疼痛スケール (図3) を選んでもらうとよい.

②痛みの部位

　図示がわかりやすい. 神経因性疼痛のある場合はデルマトーム (図4) も有効.

図2　疼痛の評価シートの例

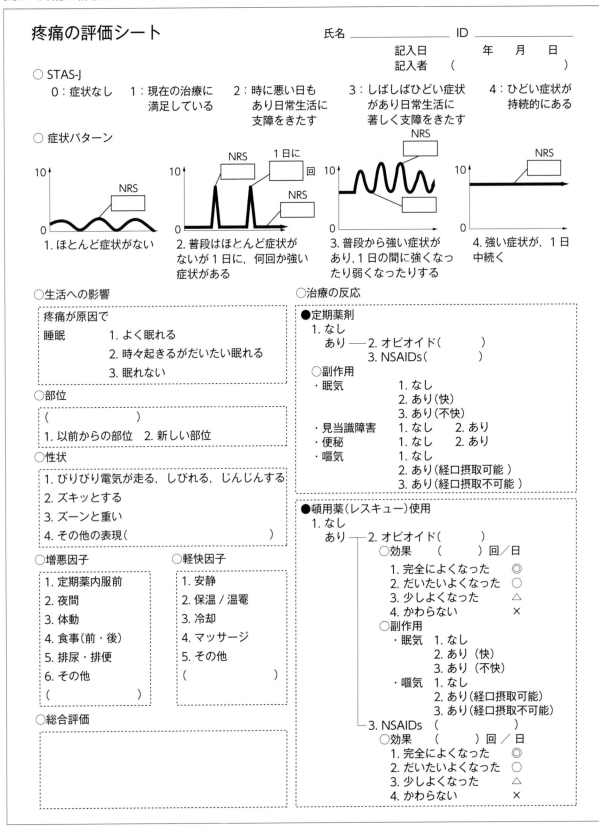

疼痛の評価シート

氏名 ＿＿＿＿＿＿＿＿＿＿　ID ＿＿＿＿＿＿＿＿

記入日　　　　年　　月　　日
記入者　（　　　　　　　　　　）

○ STAS-J

0：症状なし　　1：現在の治療に　　2：時に悪い日も　　3：しばしばひどい症状　　4：ひどい症状が
　　　　　　　　満足している　　　　あり日常生活に　　　があり日常生活に　　　持続的にある
　　　　　　　　　　　　　　　　　　支障をきたす　　　著しく支障をきたす

○ 症状パターン

1. ほとんど症状がない

2. 普段はほとんど症状が
　ないが1日に，何回か強い
　症状がある

3. 普段から強い症状が
　あり，1日の間に強くなっ
　たり弱くなったりする

4. 強い症状が，1日
　中続く

○生活への影響

疼痛が原因で
睡眠　　　　1. よく眠れる
　　　　　　2. 時々起きるがだいたい眠れる
　　　　　　3. 眠れない

○部位
（　　　　　　　　　　　）
1. 以前からの部位　2. 新しい部位

○性状
1. びりびり電気が走る，しびれる，じんじんする
2. ズキッとする
3. ズーンと重い
4. その他の表現（　　　　　　　　　）

○増悪因子
1. 定期薬内服前
2. 夜間
3. 体動
4. 食事（前・後）
5. 排尿・排便
6. その他
（　　　　　　　）

○軽快因子
1. 安静
2. 保温/温罨
3. 冷却
4. マッサージ
5. その他
（　　　　　　　）

○総合評価

○治療の反応

●定期薬剤
1. なし
　あり——2. オピオイド（　　　）
　　　　　3. NSAIDs（　　　　）
○副作用
・眠気　　　　　　1. なし
　　　　　　　　　2. あり（快）
　　　　　　　　　3. あり（不快）
・見当識障害　　1. なし　　2. あり
・便秘　　　　　　1. なし　　2. あり
・嘔気　　　　　　1. なし
　　　　　　　　　2. あり（経口摂取可能　）
　　　　　　　　　3. あり（経口摂取不可能　）

●頓用薬（レスキュー）使用
1. なし
　あり——2. オピオイド（　　　）
　　　　　○効果　（　　）回／日
　　　　　1. 完全によくなった　◎
　　　　　2. だいたいよくなった　○
　　　　　3. 少しよくなった　　△
　　　　　4. かわらない　　　　×
　　　　　○副作用
　　　　　・眠気　1. なし
　　　　　　　　　2. あり（快）
　　　　　　　　　3. あり（不快）
　　　　　・嘔気　1. なし
　　　　　　　　　2. あり（経口摂取可能）
　　　　　　　　　3. あり（経口摂取不可能）
　　　　　3. NSAIDs　（　　　　　　）
　　　　　○効果　（　　）回／日
　　　　　1. 完全によくなった　◎
　　　　　2. だいたいよくなった　○
　　　　　3. 少しよくなった　　△
　　　　　4. かわらない　　　　×

図3　主な疼痛スケールのメリットとデメリット

主な疼痛スケール	メリット	デメリット
■VAS（10cm） 痛みなし　　　　　　最悪の痛み	・信頼性が高い	・患者がスケールの使い方を理解するのは難しい ・常に10cm定規など，道具が必要になる
■0－10（NRS）スケール 0　1　2　3　4　5　6　7　8　9　10	・VASとの高い相関が認められる ・番号を使って痛みを口頭で表現できるため，臨床現場で容易に使える	・0から10まで11段階評価に限定される
■簡易表現スケール 痛みなし　軽度　中等度　強度　最悪の痛み	・VASとの相関が認められる ・高齢者などにも，比較的理解しやすい	・あらかじめ決められた5段階などの評価に限定される
■Wong-Baker Face Scale* 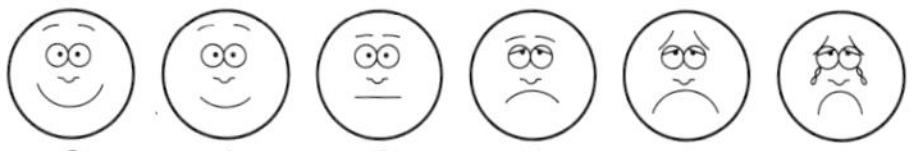 0　1　2　3　4　5	・高齢者や小児なども，顔の表情の絵から，比較的痛みを表現しやすい	・患者の表情から，他者が勝手に絵に当てはめることのないように注意が必要である

*Lorish, C.D., Maisiak, R.. The face scale; A brief, nonverbal method for assessing patient mood. Arthritis Rheum 1986；29：906〜909. より改変

図4　デルマトーム

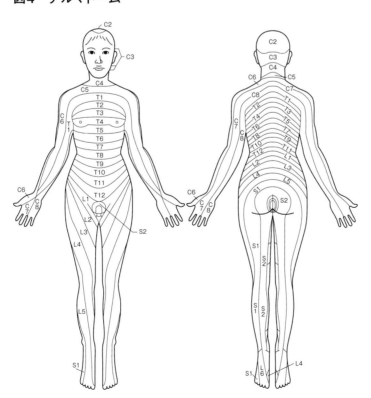

③痛みの種類

　重い痛み，ビリっと電気が走るような痛み，ズキズキした痛みなど，どのように痛むのかを具体的に例を提示して聞く．本人が表現した言葉も取り入れる．

④痛みの緩和因子・増強因子

　痛みが楽になる，もしくは強くなるのはどんなときかを確認する．日常生活との関連も確認できればよい．

⑤日常生活への影響

　食事，睡眠，排便などに不都合が生じていないかを確認する．また，疼痛への恐怖や不安といった精神的な影響も注意して観察する．

⑥痛みに対する本人の目標

　痛みがないことが最も望ましい状態ではあるが，痛みがあっても普通に生活するには苦がない程度にコントロールされ.ていることが望ましい．夜間眠れる，トイレ歩行できるなど，痛みのコントロールに対して具体的に目標を設定する．本人と家族とのあいだに認識のずれがないかも確認する．

　本人と会話ができない場合は，家族からの情報だけでなく，本人の表情や態度，しぐさから貴重な情報が得られるので見落としてはならない．

　認知症の場合は，日常生活の行動パターンも参考にするなど，できるだけ正確に情報を得ることが重要になる．

対応と緩和

　本人の訴えを受け止めて状態を判断し，重篤で緊急搬送が必要な状態なのか，自宅で経過観察してよい状態なのかをアセスメントすることが重要である．

　突然の痛みの出現は，骨折，消化管穿孔，感染症，出血などオンコロジーエマージェンシーである可能性があるので，必要に応じて合併症の検索を行う必要があり，緊急搬送が必要な状態かアセスメントする必要がある．

がん性疼痛の緩和

　がん性疼痛については，在宅においてもWHO（世界保健機関）方式がん性疼痛治療法に基づいて鎮痛薬を投与する．

　WHO方式・3段階除痛ラダー（図5），鎮痛薬投与の5原則（図6）に沿って適切な治療が行われれば，90％もの痛みが緩和されるとの報告がある．また，取りきれない痛みに対しては鎮痛補助薬を併用することが多い．

知っておこう！

がん疼痛治療の目標

第一目標	痛みに妨げられない夜間の睡眠
第二目標	安静時の痛みの消失
第三目標	第三目標体動時の痛みの消失

WHO方式がん疼痛治療法より

知っておこう！

オンコロジーエマージェンシー

がんに関連した原因により，発症後，数時間〜数か月以内に非可逆的な臓器障害を起こし，時には多臓器不全を伴って致命的となる病態．
がんの浸潤や遠隔転移によるもの，代謝性によるもの，がん治療に関連したものなど，さまざまな病態がある．

知っておこう！

WHO方式がん性疼痛治療法[4]

1986年にがん性疼痛治療のガイドラインとして「がんの痛みからの解放」として世界に発売された．現在のわが国の痛みの治療は基本的に「WHO方式がん性疼痛治療法」を踏襲している．
この最大の特徴は，経口のオピオイド鎮痛薬を用いて確実に痛みをとるための方法を非常にわかりやすい5項目のポイントに集約している点にある．

図5　WHO方式・3段階除痛ラダー

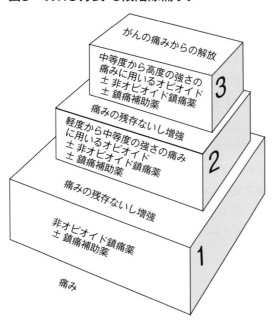

がんの痛みからの解放

3 中等度から高度の強さの痛みに用いるオピオイド ± 非オピオイド鎮痛薬 ± 鎮痛補助薬

痛みの残存ないし増強

2 軽度から中等度の強さの痛みに用いるオピオイド ± 非オピオイド鎮痛薬 ± 鎮痛補助薬

痛みの残存ないし増強

1 非オピオイド鎮痛薬 ± 鎮痛補助薬

痛み

図6　鎮痛薬投与の5原則

1. **経口的に**
   経口投与は最も簡便な方法であるが,病状により経口投与が困難な場合は,持続皮下中・静脈内投与・経皮吸収製剤など適切な投与方法を検討する.

2. **時刻を決めて正しく**
   痛みが持続性である時には,時刻を決めた一定の使用間隔で投与する.また,突出痛に対してレスキュー・ドーズを準備しておく.

3. **除痛ラダーにそって効力の順に**
   図5「WHO方式・3段階除痛ラダー」に従って選択する.痛みの程度に合わせて,非オピオイド鎮痛薬・軽度から中等度の強さの痛みに用いるオピオイド鎮痛薬,中等度から高度の強さの痛みに用いるオピオイド鎮痛薬を使用し,痛みの状況によって鎮痛補助薬を併用する.

4. **患者ごとの個別的な量で**
   個々の患者の鎮痛薬の適量を調整していく必要がある.適切なオピオイドの投与量とは,その量で痛みが消え,眠気などの副作用が問題とならない量である.

5. **その上で細かい配慮を**
   患者にとって最良の鎮痛が得られ,副作用が最小となるように治療を進めるには,治療による患者の痛みの変化を評価し続けていくことが大切である.

がん疼痛の薬物療法に関するガイドライン（2010年版）を参考に作成

　オピオイド（医療用麻薬）の導入については,薬物中毒を起こすのではないか,寿命が縮むのではないか,といった誤った思いから導入を拒むことがある.また,便秘や吐気などの副作用への対策が十分でないと,無断で服用を中断してしまうこともある.まずは本人の思いを十分に聴き,本人にとって一番よい解決方法を導き出せるよう話し合うことが重要である.

関係者との連携

　主治医とは疼痛治療について十分に話し合い,情報を共有する.薬物の種類,量,投与方法（内服,注射,貼付など）の確認,副作用や除痛効果の評価と対応策,薬物や必要物品はどのように調達するかなどについて打ち合わせておく.

　看護師は,薬物の使用量や副作用の有無,療養者・家族の情報から痛みの状況を評価し,主治医に報告する.また,本人や家族からの質問に的確に応じられるよう,薬理作用についても熟知しておかなければならない.

　薬剤師が家庭に訪問し,薬の管理をする居宅療養管理も実施されており,薬理の専門家である薬剤師との連携も重要である.

　入院から在宅に戻る,病状が変化した,など状況が変わったときには主治医や看護師,薬剤師などの関係者が集合し,カンファレンスが行われている.ケアマネジャーやサービス事業者なども含め,多職種が連携することは,本人・家族の安心にもつながる.

MEMO

痛みと治療の日記

いつ頃，どれくらいの強さの痛みがあった
か，痛み止めの薬の効果や副作用はどう
だったか，日常生活の変化はあったかなど
を記載する．

痛みのケア

　すこしでも日常性を維持しながら生活できるように援助することが心の癒しにつながり，さらに痛みの閾値を下げることにつながる．傍らにいて安らぎや安心感を提供することにより，痛みの閾値を下げる場合もあり，本人のつらさに寄り添うことが必要である．ひとりでかかえこまないよう，周囲の人と話し合うことも大切である．

　以下に痛みの緩和に有効なケアを挙げる．

・ストレッチや深呼吸，腹式呼吸などをしてもらいリラックスさせる．

・痛みがある場合は，痛みの場所をかばうため，周囲の筋肉がこわばるので，マッサージをしたりさすったりする．ただし，マッサージが強すぎると，かえって痛みが悪化する場合があるので注意が必要である．

・痛みのある箇所に湯たんぽやカイロなどをあてて温める．身体に直接触れると低温熱傷を起こす危険があるので，衣服の上からあてる，タオルを巻いたものをあてるなどの対処をする．

・痛みがないときは，軽い散歩や体操などを取り入れる．

・痛みが強いときは安静にし，休息を取り入れる．

・杖や車椅子，歩行器など装具や補助具を利用して痛みの緩和を図る．

・介護面からは，本人・家族をサポートするケアマネジャー，ヘルパー等各事業者からの生活援助や身体介護も重要な役割を果たす．

本人・家族への支援

　在宅では医療機関と違い，本人・家族による痛みの管理が行われる．そのため家族の負担は大きく，負担軽減への配慮が必要となる．家族への指導は，介護力を正しく評価したうえで，日常から本人の病態や特徴などを説明し，理解したうえで，どのように過ごしたいかを共有する．本人や家族が記入しやすい「痛みと治療の日記」などを取り入れ，対応方法がわかるようにすることも一つである．

　主治医や本人・家族と疼痛マネジメントについて話し合い，「内服ができなくなった場合」や「症状が変化した場合」の対応方法など一定の取り決めをしておく．判断に迷ったり，緊急性が疑われる場合は，いつでも主治医や訪問看護ステーションと連絡ができるよう，緊急連絡先を記載して壁に貼り，誰にでもすぐにわかるようにしておく．また，訪問看護ステーションの緊急連絡体制を利用できるよう，体制を整える．

引用・参考文献
1）K. K. キューブラ，P. H. ベリー，D. E. ハイドリッヒ：エンドオブ
　ライフ・ケア　終末期の臨床指針．鳥羽研二監訳，医学書院，
　2004.
2）世界保健機関編，武田文和訳：がんの痛みからの解放
　WHO方式がん疼痛治療法 第2版．p.41，金原出版，1996.
3）独立行政法人国立がん研究センターがん対策情報センター
　HP．がんの療養とケア　http://ganjoho.jp/public/
　support/relaxation/palliative_care.html
4）垣添忠生監：知っておきたい世界標準のがん疼痛ガイドラ
　イン．WHO方式がん疼痛治療法（シオノギ製薬パンフレッ
　ト）．
5）日本緩和医療学会編：専門家をめざす人のための緩和医
　療学．南江堂，2007

慢性疾患療養者への対応

大島泰江

慢性疾患とは

　慢性疾患とは，「徐々に発病し，または急性期から移行して1か月以上経て，なお軽快せず長期間にわたり症状が継続する疾患」の総称である．

　慢性疾患は経過が緩慢であることから，療養者（患者）本人が疾患について無頓着であることも多く，受容にも時間がかかり，重症化に至ることもある．

　生活習慣を改善することにより，安定したよい状態を維持して長命できる場合も多いが，それだけ在宅で長期介護が必要になることもある．

　代表的な疾患は，高血圧，慢性呼吸不全，糖尿病，関節リウマチ，慢性腎不全，神経疾患，慢性胃炎，慢性肝炎など，多数あげられる．

在宅看護のポイント

　慢性疾患は療養者の生活と深くかかわっている．そのため，療養者自身だけでなく，療養者を取り巻くすべてのものを包括して療養者に向かい合う必要がある．療養者を生活者としてとらえ，療養者が主体となる看護を提供していくことが重要である．

　慢性疾患は長期にわたって経過する．そのため，疾患と根気よくつきあい，疾患の治療やコントロールを続けていく必要があることを療養者に理解してもらわなければならない．

　また，療養者の心身のみならず，社会的・経済的にも大きく影響を与えるため，家族にも十分理解してもらわなくてはならない．

　慢性疾患の療養では，生活習慣の変更を余儀なくされることが多い．しかし，食事や運動，生活パターン，喫煙などの生活習慣は，ある一定以上の年代になってくると変更することが難しくなってくる．看護師は療養者の個別性（性格，社会的立場，家族関係など）に配慮し，療養者の意識を高められるように根気よく援助を継続していくことが重要である．

　また家族に対しても，療養者の置かれている状況を説明し，理解や協力を得られるようなはたらきかけをすることも必要である．

対応のポイント

1. 慢性疾患は，経過が緩慢で受容に時間がかかり，重症化に至ることがある．

2. 経過も長くなるため，療養者を生活者ととらえ，療養者が主体となる看護の提供が必要である．

3. 看護師は，療養者のパートナーとして療養者のセルフケア能力を見極め，エンパワーメントしていく必要がある．

生活指導の進め方

　看護師は療養者の指導者ではなく，パートナーとして，一緒に学ぶという関係構築が望ましい．慢性疾患に罹患した療養者は日常的な自己管理をこれから長期間にわたって継続していかなければならない．療養者の自己管理を援助するために，療養者の心理状態を理解して教育を実施する．

　生活指導は，「療養者との信頼関係の構築」「療養者のセルフケア能力の把握」「到達目標の設定」「指導内容と指導方法の選定」「実施」の段階で進んでいく．

療養者との信頼関係の構築

　慢性疾患療養者とのかかわりは長期にわたるため，まずはお互いに信頼関係を構築することが重要である．慢性疾患の療養では，療養者の生活習慣の変更など困難を伴うことも多い．そのなかで，専門職として看護師が信頼されることが，療養者の意識改善への近道となる．

　在宅看護がかかわる慢性疾患療養者では，期待される生活行動がとれなかったり，メディカルデータと現状がずれているなど，健康上の問題が明確化している場合が多い．療養者に起こっている問題をはじめから否定するのではなく，療養者の背景や生活習慣，価値観を受け止め，受容する姿勢で取り組むことで信頼関係が構築されてくる．

患者のセルフケア能力

　慢性疾患の治療では，日常のささやかなことにも注意を払わなければならないため，療養者自身のセルフケア能力が非常に重要になってくる．セルフケア能力は療養者自身の要因に加え，療養者が置かれている環境によっても大きく左右される（**表1**）．

　看護師は，患者のセルフケア能力を見極め，療養者のレベルに合わせた看護計画を立てられるよう配慮する．

到達目標の設定

　到達目標は，治療として期待される到達目標と，療養者が実行できる到達目標の設定が必要である．在宅看護を受ける慢性疾患療養者は，本人のセルフケア能力や家族のサポート力，住環境や職場環境などさまざまな要因から影響を受ける．そのなかで，療養者が実行可能な目標を設定する必要がある．

　また，長期にわたる生活行動の変容には苦痛を伴うことが多い．目標をクリアできたという達成感は療養者のモチベーションの維持につながり，次の課題への動機づけにもなる．目標を設定する際はそれらのことも考慮し，療養者と十分に協議して設定する．

表1　セルフケア能力に影響する要因

個人の要因	環境の要因
●年齢・性別 ●発達状態（段階） ●健康状態 ●生活状況（教育, 職業, 職歴, 健康観, 宗教や信念・信条, 家族のなかでの位置と役割, 家族の経済） ●生活パターン	●住環境 ●家族関係 ●地域社会環境 ●職場環境 ●利用可能な社規資源
能力の側面	
●感覚および知覚の程度 ●新しい情報の学習と獲得の程度 ●内省・推論する力の程度 ●情報への関心の程度 ●意味の理解力 ●コミュニケーションする力 ●意思決定する力 ●セルフケアのニーズの理解力とセルフケアへの意欲	

文献1）より引用

指導内容と指導方法の選定

　療養者への指導は，緊急性が高いものを除いては，療養者が実行しやすい内容のものから開始し，療養者の学習スタイルに合った方法で実施する．

　また，在宅ケアチームのメンバー内でもそれらの情報を共有し，訪問介護や通所サービスなど，あらゆる場面を通して一貫して援助できるような体制をつくる．

実施

　生活指導は実施計画に従って実施し，その内容を記録して定期的に評価する．慢性疾患では，長期的に指導が必要なため，評価を次の計画に活かして実施していくことが重要である．

引用・参考文献
1）浅野美知恵編:慢性疾患ナーシング. Nursing Mook 13. 学研メディカル秀潤社. 2002.

5 高齢者・認知症患者への対応

角田直枝

対応のポイント

① 認知症からくる行動（BPSD）の背景にある中核症状を理解し，患者の不安や不快に共感する．

② 患者の自尊心を傷つけないよう，穏やかでていねいな接し方を心がける．

③ 家族がBPSDによって心身ともに疲労しやすいため，家族のマイナス感情を受け止めるとともに努力を十分承認し，労う．

高齢者への対応

高齢者の特徴

加齢とともに身体機能が低下し，疾病や心身の機能の障害から人の手を借りないと日常生活を送ることが困難になってくる．

社会的・家庭的にも大きな役割を担ってきた高齢者は，職業からの引退や子育ての終了など，役割から解放されることによって，経済力の低下や社会交流の機会の喪失などを経験する．それらは生きる目的，生きがいの喪失と直結することである．気力が衰えて悲観的になり，寂しがったり，愚痴っぽくなったり，性格も変化してくることもある．

また，心身が弱ってくるにつれて無気力になり，意欲の低下から周囲への依存心が高くなるなど，マイナス面のイメージが強くなる．

その一方で，高齢者には今まで生きてきた人生について到達感，成就感，充実感といった感情があり，豊かな人生経験から思慮深さ，寛容，忍耐力，生活の知恵，伝統的な技術の習得など，プラス面の性格や生活態度も十分に身につけている．

高齢者への援助のポイント

看護師は，高齢者がその人らしい生き方，人生の完結が迎えられるように，また，自分の老いや障害を受け止めて，生活機能を維持しながら日常生活を送れるように支援する．

高齢者の場合，1つの発症や障害が二次的な障害を引き起こしやすい．合併症を生じることによって，基礎疾患がさらに悪化し，悪循環となってしまう．そのため常に予防的な対処が必要である．

寝たきりになる原因の1つに転倒による骨折がある．その防止には，足元に置かれた物の整理，段差の解消（バリアフリー），手すりの取り付けなど，高齢者ができるだけ自立した日常生活を安全に送ることができるように環境を整えることである．また，予備力が低下し，脱水を起こしやすいため，部屋の温度や湿度，就寝時の掛け布団などにも注意する．

さまざまな予防対策の一つひとつにおいて，長い人生経験によって培って

きた価値観や生活習慣などを重視し，個別性や自尊心を尊重したかかわりがもてるようにする．

身体機能や精神機能が低下し，介護されなければ生活できない状態にあっても自尊心は残っている．配慮に欠ける発言や態度は禁物である．何気ない一言が高齢者の心を傷つけてしまうことがある．やみくもに激励したり，無気力・依存的だからといって，手を出しすぎてしまうと，たとえその場で反発や抵抗をはっきり示さなくても心を閉ざしてしまうことがあるので注意が必要である．

耳が遠くなっている高齢者には，耳元で大きな声でゆっくり話をするように心がけ，大きな声を嫌う高齢者には，やはり耳元でそっと話しかける配慮が必要である．3回ほどゆっくり繰り返すと，かなり聞き取ることができるようになる．

話には耳を傾け，尊敬の気持ちをもって聴くことなど，医療行為や看護以外の身近なことで高齢者に思いを寄せる姿勢が大切である．

認知症患者への対応

認知症とは

認知症とは，いくつかの症状が集まってできた症候群であり，その原因となる疾患もさまざまである．なかには身体疾患（脳血管障害など）から発症する認知症の症状もあり，その場合は原因疾患の適切な治療で改善するものがあるため，鑑別診断が必要である．

認知症は，世界保健機関（WHO）の国際疾病分類のなかで，『脳疾患による症候群であり，通常は慢性あるいは進行性で，記憶，思考，見当識，理解，計算学習能力，言語，判断を含む多数の高次皮質機能障害を示す．意識障害はない．認知障害は通常，情動の制御，社会行動あるいは動機づけの低下を伴うが，場合によってはそれらが先行することもある．この症候群はアルツハイマー病・脳血管疾患，そして，一次性あるいは二次性に脳を障害する他の病変で出現する』と定義されている[1]．

認知症の症状には，認知機能障害を中心とした中核症状と，さまざまな精神症状からくる周辺症状（BPSD）がある（**図1**，**表1**）．

中核症状とは

表2に中核症状の特徴を示す．

記憶障害や，認知障害が起こると最近の記憶，行動全体をすっかり忘れてしまい，すこし前に食べた食事のことを忘れ「まだご飯を食べていない」と言ったり，家族に何度も同じことを尋ねたりする．

さらに，見当識障害では今日の日付や季節，現在の時間がわからなくなり，

BPSD：behavioral and psychological symptoms of dementia
認知症の周辺症状

MEMO

周辺症状

中核症状をもった高齢者が，周囲の人々との付き合いや人間関係のなかで苦しんだり，悩んだり，ときには怒りなどの感情的なもつれが背景となって起こる問題行動をいう（**表1**）．

図1　認知症の中核症状とBPSD

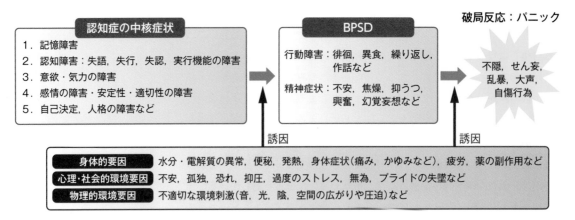

認知症の中核症状

1．記憶障害
2．認知障害：失語，失行，失認，実行機能の障害
3．意欲・気力の障害
4．感情の障害・安定性・適切性の障害
5．自己決定，人格の障害など

BPSD

行動障害：徘徊，異食，繰り返し，
　　　　　作話など
精神症状：不安，焦燥，抑うつ，
　　　　　興奮，幻覚妄想など

破局反応：パニック

不隠，せん妄，
乱暴，大声，
自傷行為

誘因

身体的要因	水分・電解質の異常，便秘，発熱，身体症状(痛み，かゆみなど)，疲労，薬の副作用など
心理・社会的環境要因	不安，孤独，恐れ，抑圧，過度のストレス，無為，プライドの失墜など
物理的環境要因	不適切な環境刺激(音，光，陰，空間の広がりや圧迫)など

表1　主なBPSD

グループⅠ 厄介で対応が難しい症状	グループⅡ やや処置に悩まされる症状	グループⅢ 比較的処置しやすい症状
〈心理症状〉 ・妄想 ・幻覚 ・抑うつ ・不眠 ・不安 〈行動症状〉 ・身体的攻撃性 ・徘徊 ・不穏	〈心理症状〉 ・誤認 〈行動症状〉 ・焦燥 ・社会的通念上の不適当な行動と性的脱抑制 ・部屋の中を行ったり来たりする ・喚声	〈行動症状〉 ・泣き叫ぶ ・ののしる ・無気力 ・繰り返し尋ねる ・シャドーイング

文献4）より引用

自分がどこにいるのかわからず，道に迷うといった行動につながる．

　また，パジャマの上からシャツを着たり，何枚も重ね着をしたり，自分で服を着られなくなるなど，今までできていた簡単なことができなくなるなどの失行症状が起こる．

　周囲に対して無関心になったり，几帳面であった人の身なりがだらしなくなったり，攻撃的になるなどの人格変化などもあげられる．

■認知症患者への援助のポイント

　認知症の病態や症状を十分に理解することが大切であり，認知症が疑われる場合は，早めに専門医の診断を仰ぎ，正しい治療が受けられるようにする．
　薬物によって症状の進行を抑制する治療も一般化している．薬物治療とともにデイケア，デイサービスなどの公共のサービスを利用して，残っている身体的・精神的な機能を維持していく．

表2　中核症状（認知機能障害）

種類	内容	具体的内容
記憶障害	新しい情報を学習したり，以前に学習した情報を想起したりすることができなくなる	●短期記憶の障害（数秒から数分前のことを記憶することができなくなる．ただし，長期記憶［昔の記憶］は保持されやすい ●体験全体の記憶の障害（自分の体験したことをすべて忘れてしまう）
見当識障害	記憶障害や理解力，判断力の低下のために，時間，場所，人物の見当がつけられなくなる	●時間の見当識障害（何時であるか，何年何月何日であるのか見当がつけられなくなる） ●場所の見当識障害（自分がいる場所の見当がつけられなくなる） ●人物の見当識障害（周囲の人が自分とどのような関係の人であるか見当がつけられなくなる）
失語・言語障害	言葉を見つけ出したり，理解することが難しくなる	●換語困難（言葉の言い換えが難しくなる，言葉がうまく出てこなくなる） ●語想起の低下（単語を思い出すことが難しくなる） ●言語理解の低下（相手の言葉の内容が理解しづらくなる） ●反響言語の出現（相手の言葉をオウム返しする）
失行	運動機能が損なわれていないにもかかわらず，動作をおこなうことができなくなる	●構成失行（立体図形や絵が模写できなくなる） ●観念運動失行（単純な指示による動作ができなくなる） ●観念失行（使い慣れた道具を使うことができなくなる） ●着衣失行（衣服の着脱がうまくできなくなる）
失認	視覚機能が損なわれていないにもかかわらず，対象物などを理解したり，把握することができなくなる	●視空間失認（空間における物の位置や，物と物との位置関係が理解できなくなる） ●触覚失認（日常使用しているものを触っても，それが何かわからなくなる） ●手指失認（何指なのかがわからなくなる） ●身体失認（自分の体の部分への認知ができなくなる） ●鏡像認知障害（鏡に映っている人物が誰なのか認識できない．鏡現象ともいう）
実行機能障害	計画を立てる，組織化する，順序立てる，抽象化するといった，物事を具体的にすすめて行く能力が損なわれる	

文献3）より引用

現段階では治らない認知症であっても，周囲の対応によって症状を軽減させ，進行を遅らせることができる．

認知症患者の誤った行動に対して，説得や強制的な態度，叱責，訂正は好ましいものではないといわれている．認知症患者にとっては，それなりの理由があっての行動であるから，叱られてもなぜ叱られているのか理解できず，不快な感情だけが残ることもある．

何度も同じことを繰り返し聞いてくる場合も，なるべく穏やかな気持ちで，初めて聞くつもりで接することにより，精神的安定をもたらすようである．

最近の記憶は忘れてしまっていても，昔の記憶は残っていることが多いため，昔話をしてもらい自信につなげたり，趣味，活動などを通して残存機能を刺激することなども効果がある．

周囲の言葉や態度が認知症患者の自尊心を傷つけ，混乱させてしまうことを避けるためにも，認知症患者を現実の世界に対応させるのではなく，医療

従事者が病態を理解し，共感的態度で対応することが大切である．

▌認知症をもつ療養者の家族への援助のポイント

　認知症をもつ療養者のBPSDを目の当たりに生活している家族，介護者の心労は計り知れない．ときには家庭生活を破綻させてしまうこともある．そのためBPSDは，決して家族を困らせるためにわざととっている行動ではなく，1つの症状として現れているものであるということを理解してもらうことが大切である．

　しかしながら，日々ともに生活している家族は，療養者に対し，怒り，不満，不快，否認などの感情をもちやすい．また，療養者のBPSDは家庭内では顕著であるが，来訪者への対応や外出中には目立たないことも多い．このことは，家族にとって負担感を周囲に理解されにくいという状況を生む．そこで，家族の思いや苦痛を受け止め，知識を提供し，家族が適切に対応できるように支援していく．家族会や各種の相談窓口の紹介も行い，孤立感をなくす．状況によっては在宅看護が限界になる場合も多い．在宅看護がすべてではなくグループホーム（認知症対応型共同生活介護）や施設入所の検討を併せて行うことも必要である．

引用・参考文献
1）融道男他監薬：ICD—10精神および行動の障害―臨床記述と診断ガイドライン―，新訂版，p57，医学書院，2006．
2）東森由香：認知症患者の周辺症状（BPSD）――認知症の周辺症状（BPSD）はなぜ起こる？　月刊ナーシング，31（13）：6〜11，2011．
3）日本老年精神医学会監：アルツハイマー型痴呆の診断・治療マニュアル，p.20〜27，ワールドプランニング，2000．
4）国際老年精神医学会：痴呆の行動と心理症状：BPSD，アルタ出版，2005．

6 在宅ターミナルケア
「人生の最終段階における医療・ケアの決定プロセスに関する ガイドライン」を踏まえて

小野朱美

在宅におけるターミナル期とは

　ターミナル期を考えるうえで「末期」という言葉が用いられるが，この言葉の定義は「現在医療において可能な集学的治療の効果が期待できず，積極的治療がむしろ不適切とされる状態で，生命予後が6か月以内と考えられる段階」である．

　在宅ターミナル期の療養者は，がん末期のみを指しているではなく，高齢により全身の衰弱が著しいなど，積極的な医療による治療の見込みがなくなり，死期が近いと予測される全体を指す．人生の最期を迎えるターミナル期の療養者に対してわれわれは，死を目前にした療養者とその家族の意思決定を尊重しつつ，全人的苦痛の緩和を図るといったケアが望まれる．

　2018年に改訂された「人生の最終段階における医療・ケアの決定プロセスに関するガイドライン」には諸外国で普及しつつあるACP（アドバンス・ケア・プランニング）の概念が盛り込まれている．医療・ケアに従事する医療・介護従事者が，療養者・家族等との話し合いを繰り返し行いながら，療養者の尊厳を追求し，望む最期を迎えられるように求められている．在宅におけるターミナル期において，住み慣れた自宅で療養者がその人らしく生を全うできるように支援していくことが重要である．

ターミナル期における在宅療養者の支援

　残された時間が穏やかでかつ意味のあるものになるよう，療養者・家族を取り巻く医療・介護従事者がチームとなり支援する．苦痛の管理や症状の緩和，心のケア（療養者・家族の精神的なケアやスピリチュアルケアも含む）を行うことが大切である．訪問看護師は，療養者・家族の希望や揺れ動く気持ちに寄り添い，意思決定を支える役割がある．

　ホスピスの基礎理念においては「身体的な苦痛のコントロールがきちんとできなければ，患者はそれ以外の側面（心理・社会的問題など）には向き合えない」とされる．痛みは日常生活に支障をきたし，QOLを著しく低下させる．いかに痛みやその他のつらい症状を緩和することが大切である．これらの症状コントロールを適切に行うことにより，療養者の生活の幅が広がり生きる

ケアのポイント

残された時間が穏やかで意味のあるものにできるよう，以下の5点が大切である

1. 疼痛の管理，症状緩和
2. 精神的ケア
3. 家族支援
4. 自己決定を導くための適切な情報提供
5. チームケア

MEMO

ターミナル期は，ターミナル前期，中期，後期，死亡直前期の4つのステージに分けられる．
ターミナル期の判断は，時間単位（月，週，日，時間）で考えることが臨床上簡便であり，有用である．

意味を見出し，日々を過ごすことができる．訪問看護師はその目的を果たすために，まず療養者の心身の苦痛についてアセスメントを行い，根拠を明らかにし，より丁寧なケアや対応が求められる．

　例えば，がんでは強い痛みやさまざまな症状が出現し，日常生活に支障を来たしてくる場合もあれば，老衰や認知症高齢者がゆるやかな経過をたどって死に至る過程とでは相違がある．特にがんのターミナル期においては，特有な身体症状（全身倦怠感，食欲不振，痛み，便秘等）や日常生活動作（移動，排泄，食事など）の障害が，生存期間が1か月以内より出現しており，これらのことを十分理解したうえで療養者をよく観察し，アセスメントすることが大切である．時には予期せぬ突然の病態の変化により急変する場合も少なくない．したがって訪問看護師はこのような状況を踏まえ，主治医と連絡を密にすることや前もって家族へ急変の可能性があることを伝える．必要時はサービス担当者会議の開催やサービス担当者と連絡を取りながら，情報を共有し，それぞれの役割を担うことが大切である．

痛みとその他の症状コントロール

痛み

　痛みのコントロールの目標は，夜間痛みがなく眠れる，安静時および動作時にも痛みがないことである．骨痛や神経圧迫による痛みの場合，訪問看護師は症状をアセスメントし，主治医へ適切に報告をすることが求められる．

　鎮痛薬投与の基本原則は①経口的に②時間を決めて③除痛ラダーに沿って④個別的な量で⑤細かい配慮を行うことである．鎮痛効果と副作用を日々評価し，療養者にとって最適な方法が選択できるように対応する．

　また，痛みの緩和に医療用麻薬を用いる場合は注意が必要である．「麻薬中毒になるのではないか」「家族の名前さえ忘れてしまうのではないか」などと根拠のない誤解を持っている療養者・家族もおり，使用を恐れて痛みを我慢している場合もある．療養者・家族の思いを聴き，痛みの緩和を図れるよう丁寧に説明することが重要である．病状や症状から先を見通し，早めのオピオイドローテーションを医師へ打診することも訪問看護師の役割である．

その他の症状

　ターミナル期では，**表1**のようにさまざまな苦痛な症状や精神的な動揺，不安が現れる．これらの症状や徴候を見落とすことのないようアセスメントし，早めの対策・対応を心がけなければならない．全身倦怠感や悪心・嘔吐は持続すると，生きることが耐えがたい苦痛となり希望のない絶望感に追いやられることにつながる．残された時間を家族と穏やかに過ごせる時間が必要である．先にご遺族となられる家族も療養者の苦しむ姿が残り「あんなに苦しませてしまって」「病院の方がよかったのではないか」と後悔の念に転じてしまうこともある．

　また，療養者の生育歴，心理的・情緒的傾向や疾病に対する理解力，家族

表1　ホスピス入院中の主な症状・徴候（182名）

1.全身倦怠感	97%	11.悪心・嘔吐	50%
2.食欲不振	88%	12.口内炎	44%
3.痛み	88%	13.不安・苛立ち	37%
4.発熱	76%	14.混乱・不穏	34%
5.便秘	64%	15.褥瘡	29%
6.咳嗽	62%	16.腹水	29%
7.呼吸困難	61%	17.吐血・下血	25%
8.不眠	58%	18.胸水	23%
9.浮腫	58%	19.うつ状態	12%
10.口渇	56%	20.痴呆	11%

文献1より引用

構成，職業，結婚歴，経済状況，趣味，宗教，人間関係のもち方，さらに困難な事態をどのように乗り越えてきたかなど情報を収集し，その人となりを理解する．療養者が今後どのように最期を過ごしたいのか，という考え方にこれらの要素は深く関係しており，ケアしていくうえで重要な情報である．

精神的ケア

「そばにいる」という態度

キューブラー・ロスは，死にゆく患者がたどる心理プロセスとして「否認」「怒り」「取り引き」「抑うつ」「受容」の5段階があると述べている．その段階は，病状の経過とともに行きつ戻りつといわれている．訪問看護師は療養者の揺れる気持ちの理解に努め，揺らぎに向き合う姿勢が求められる．療養者の言動に耳を傾け，感情に理解的態度で寄り添い，療養者にとってよりよい方法を共に考えていることを伝える必要がある．

訪問看護師は，療養者・家族と共有する時間こそが大切である．療養者から発せられた思いを否定せずにありのままを受け入れ，対等に接することを忘れてはならない．

意思決定を支え、生きる意味を見いだす援助

角田は「こうした（ターミナル期の）プロセスのなかで受容に向かって進んでいくのは，希望が原動力になる．人は命ある限り希望を持ち続けていく存在であることを忘れてはならない」と述べている[3]．マズローのニード階層説においても「人の最高次のニードは能力を最大限に発揮して自己存在を高めることである」とされる．療養者自身で意思を決定することによって自己実現がなされ，そのプロセスが療養者の生きる意味を見い出すことにつながっていくのである．

MEMO

キューブラー・ロス, エリザベス

米国の精神科医．末期患者の系統的な研究でとくに有名で，患者は否認─怒り─取り引き─抑うつ─受容の段階を経て，死を認めるとした．著書に『死ぬ瞬間』などがある．

MEMO

マズロー, アブラハム・H

米国の心理学者．人間の本性を「基本的欲求」に求め，同時にこれについて①生理的欲求，②安全の欲求，③帰属・愛情の欲求，④自尊心，⑤自己実現の5段階に人間のさまざまな欲求があり，それらは共通的・基本的なものでその行動を引き起こし，強さにおいて一定の順位をもっている．最も強い欲求が満たされたとき，その次の欲求が現れ，満足を求めるという「階層説」を提唱した．

消耗を最小限に，持てる力を最大限にはたらかせるような援助

ターミナル期では，療養者のもつ全人的苦痛に対して支援しなければならない．療養者はどのような病状でも，効果的な治療がなくとも，最期まで生きる希望を持ち続け，何かを成し遂げたい思いをもっている．薄井は看護をするなかで「心身の消耗を最小限にする援助，生命力の幅を広げていくような援助，もてる力を活用し高めるような援助を考えていく必要がある」また「『患者』ではなく『一人の人』として物の見方・考え方を知り，今あるニーズを把握することが大切である」と述べている[6]．

チームアプローチ

療養者がもつ多様なニードを満たしていくためには，チームの取り組みが不可欠である．在宅ターミナルケアにおいて，訪問看護師は多職種のなかでも療養者・家族と接する時間が多い．ターミナル期では療養者の急変や時間単位による病状の変化をとらえる必要があるため，訪問看護師が多職種間のコーディネーターの役割を担う必要がある．タイムリーに話し合いの場をセッティングし，「療養者と家族が残された1日1日を安楽に，充実した生活が過ごせるように援助する」ことを目標に，お互いの役割を確認しあう時間をもつことが必要である．垣根をつくらず顔の見える連携を図ることは，よりよいチームアプローチにつながる．

家族への支援

家族へのかかわり

在宅ターミナルケアにおいて，療養者・家族を一単位の援助対象ととらえることが大切である．家族のなかの1人ががんになるということは，家族全体に強い衝撃を与える．時に療養者本人よりも家族の受ける衝撃のほうが大きく，専門家による精神的なサポートが必要になることもある．

家族は療養者の重要な援助者であり，その役割に対する期待も大きい．また療養者にがんを告知していない場合は，真実を隠しているという精神的にストレスを感じながら療養者とともに生活し，療養者を励まし，看病をしなければならない．訪問看護師は，そのような状況にある家族の心理面にも理解を示し，さまざまな感情を家族と分かち合う姿勢が必要である．医師である柏木は分かち合うことを「ともに悩み，どうするのが最もよいかをともに考える態度」としている[1]．「決してひとりにはさせない」という家族とともに考える姿勢を示すことで，家族の不安や恐怖感を最小限にすることにつながると思われる．

次に終末期家族のニーズを表2に示す．家族には，現在の患者の病状と今後予想される症状をわかりやすく説明し，急変の可能性があることも伝えながら，徐々に現状を受け入れられるようにサポートすることが大切であると示している．

表2 終末期家族のニーズ

① 患者の状態を知りたい
② 患者の側にいたい
③ 患者の役に立ちたい
④ 感情を表出したい
⑤ 医療者から受容と支持と慰めを得たい
⑥ 患者の安楽を保証してほしい
⑦ 家族メンバーより慰めと支持を得たい
⑧ 死期が近づいたことを知りたい
⑨ 患者ー家族間で対話の時間を持ちたい
⑩ 自分自身を保ちたい

文献8）をもとに作成

喪失と悲嘆

　私たちはライフサイクルの中で，何かを得るという経験をしながら，一方で喪失体験を繰り返している．この喪失体験によって生じる感情の反応が悲嘆である．

　予期悲嘆は，死別が近い将来に必ず起こるという事実がある場合，その死別を予測として嘆き悲しむということであり，喪失悲嘆は死別によって起こってくる悲嘆である．

　家族は療養者の死を通して悲しみや苦しみを体験し，受け入れるまでには相当の時間を要する．療養者が家族に残してくれたものを感じていくことや，療養者が日々大事にしていたことの思いを継ぐことによって，少しづつ死を受けとめ，前向きに生きていけるよう支援する．もしも強い絶望感・罪悪感やうつ症状等がある場合は，早めに専門家に相談することも必要である．それぞれの喪失体験は悲嘆の現れ方もさまざまであるため，個別に合わせた援助が必要である．

在宅での看取り

　終末期から臨死期にかけて症状は変動する．ときに予期せぬ突然の病態の変化により急変に陥る場合もある．家族は今後どのような経過をたどるのか緊張や不安を抱え，最終的に耐えられなくなり在宅療養を中断して入院となる場合もある．

　在宅での看取りを迎えるためには，家族へのサポートはとても重要である．家族には療養者の状態が週単位，日にち単位，時間単位と変化していく中で，どのような経過をたどり亡くなっていくのか，今後予測されることを丁寧に説明を行う．パンフレット（緩和ケア普及のための地域プロジェクト 厚生労働科学研究 がん対策のために戦略研究）を用いるなど，家族の恐怖感や不安を軽減するように努めることが大切である．

MEMO

予期悲嘆と喪失悲嘆

予期悲嘆は，死別が近い将来に必ず起こるという事実がある場合，その死別を予期として嘆き悲しむことであり，喪失悲嘆は，死別によって起こってくる悲嘆である．

看取りと医師の診察

医師の診察後24時間以内に患者が死亡の場合は，死亡時に改めて診察することなく死亡診断書が交付される．診療継続中であるが受診後24時間を超えた場合は，死後に診察し，死因が診療していた疾病であると認められれば死亡診断書が発行される．

「人生の最終段階における医療・ケアの決定プロセスに関するガイドライン」支援の在り方と訪問看護師の役割

このガイドラインの経緯については以下のとおりである．人生の最終段階における治療の開始・不開始及び中止等の医療のあり方の問題は，従来から医療現場で重要な課題となっており，2007年に「終末期医療の決定プロセスに関するガイドライン」が作成された．2015年3月には「終末期医療に関する意識調査等検討会」において，最期まで本人の生き方(＝人生)を尊重し，医療・ケアの提供について検討することが重要であるとされ「終末期医療」から「人生の最終段階における医療」に変更することになり「人生の最終段階における医療の決定プロセスに関するガイドライン」と名称の変更が行われ改訂された．さらに2018年3月には日本における超高齢社会，高齢多死社会や地域包括ケアシステムの構築に対応するために諸外国に普及しつつあるACP (アドバンス・ケア・プランニング) の概念を踏まえ，「人生の最終段階における医療・ケアの決定プロセスに関するガイドライン」へ改訂された．

支援の在り方

「人生の最終段階における医療・ケアの決定プロセスに関するガイドライン」は，人生の最終段階における医療・ケアを進めていくために，今後の治療方針や緩和ケアにおいて十分な説明と適切な情報提供が大切である．同時に療養者の価値観や望む生き方が反映されているか，見極めることが求められる．その人らしい価値観で生活できるように，その人の望むケアを提供する．ケアチームは，療養者の価値観を理解し希望を知り，療養者・家族を支える体制をつくることが必要である．また療養者の意思は変化しうるものであることや療養者が自らの意思を伝えられない状態になる可能性があることから，話し合いが繰り返し行われることが重要であり，ACPにおいては療養者・信頼できる人々，医療・介護従事者とともに行われることが望ましいとされる．

訪問看護師の役割

療養者・家族を取り巻くケアチームの中でも，訪問看護師は，療養者・家族にとって最も身近な医療職である．
①訪問看護師は身体状況の変化をアセスメントし，予測をもって対応し予防

的に関われる．そして心身の消耗を最小限に，苦痛を緩和するためにケアを行うことができる．

②最期をどのように過ごしたいか，療養者の価値観や希望に寄り添う姿勢を絶やさない．もしも最期をどのように過ごしたいか等，療養者の意思を確認できていない場合は，最も身近な医療職である訪問看護師が話を切り出すこともある．

　がん末期の状況では，余命いくばくもない状況で退院し，訪問看護が開始されることはよくあることである．療養者との信頼関係も図れないまま，最期をどのように過ごしたいかと聞かれても，かえって不信感を持たれることにもなりかねない．しかし，退院を境に新たな医療関係者やケア提供者との出会いは，ACP導入のきっかけとすることもできる．「今一番つらいことは何でしょうか」「痛みやつらさがとれたら何がしたいですか」等の問いかけから，療養者の望むことやその発する言葉の意味づけから価値観を知る．「あなたの思いを大事にし，辛さがとれるように，一緒に考え対応していきます」とあなたを理解してできる限り支援しますとメッセージを伝える．

③療養者・家族の意思は変化しうるものであることを踏まえ，柔軟な姿勢で医療・ケアを継続する．

④家族の揺らぐ気持ちを理解し，常に伴走者でいるよう支援する．家族の思いに向き合い，繰り返し話し合うプロセスこそが大切である．

今後の課題

　近年，医療の発達により回復が見込まれない状態になっても延命をすることが可能なケースが増えている．最期を迎えるにあたり，受ける医療やケアについて何を望み，何を望まないのか意思決定をする局面が訪れる．いざ意思決定が必要となったとき，自分で意思表示できる状態とは限らない．病状の悪化や認知症，老衰などその時の状態は不明確である．

　市民を対象とした調査結果（厚生労働省 人生の最終段階における医療に関する意識調査2014年）では，「あらかじめ自分の治療やケアについての希望を書面に記載しておくことについて」賛成意見は約70％，「人生の最終段階の治療やケアについて家族と詳しく話し合ったことがある」は約3％，「実際に自分で治療やケアについての希望を書面に記載していた」は約3％であった．

　昨今，全国各地で「人生会議」についての講演会が開催されている．これからのことや人生の最終段階においての医療・ケアについて考えるきっかけとなった．疾患を抱えながら最期を過ごすうえで，どこで療養しどのような医療やケアを望むのか，療養者の価値観や希望，そして尊厳を守ることも私たちの責務である．

引用・参考文献
1）淀川キリスト教病院ホスピス編：ターミナルケアマニュアル　第3版. 最新医学社. 1997
2）川越博美. 山崎麻耶. 佐藤美穂子編集：最新 訪問看護研修テキストステップ1　日本看護協会出版会. 2005
3）川越博美. 山崎麻耶. 佐藤美穂子総編集. 角田直枝責任編集：最新 訪問看護研修テキストステップ2　1. 緩和ケア. 日本看護協会出版会. 2005
4）林章敏. 池永昌之編：死をみとる1週間. 柏木哲夫. 今中孝信監修. 医学書院. 2002
5）季羽倭文子：がん告知以後. 岩波新書. 1993
6）薄井坦子：看護の原点を求めて よりよい看護への道. 日本看護協会出版会. 1987
7）一般社団法人 全国訪問看護事業協会編集：訪問看護が支えるがんの在宅ターミナルケア 日本看護協会出版会. 2015
8）鈴木志津枝：家族がたどる心理的プロセスとニーズ 家族看護. 1（2）:39〜40. 2003
9）厚生労働省 人生の最終段階における医療・ケアの決定プロセスに関するガイドライン　平成30年3月改訂
10）角田ますみ編著：患者・家族に寄り添うアドバンス・ケア・プランニング　株式会社メヂカルフレンド 2019

MEMO

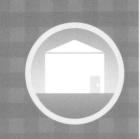

第Ⅲ章

処置別・在宅看護援助のスキル

Ⅲ

排痰・吸引

齋藤恵美子, 角田直枝

CAPD：continuous ambulatory peritoneal dialysis
持続携行式腹膜透析

排痰

排痰とは

目的

気管支や肺に貯留している痰を移動させて排出し, 呼吸困難の軽減や窒息の予防を目的としている.

概要

痰の喀出が困難な療養者において, 咳嗽や強制呼出を介助したり, 体位排痰法, または気管吸引などの排痰手技を用いて行う.

主な排痰手技を**表1**に示す. 痰の粘性が低いときには体位ドレナージと組み合わせると効果的である. 療養者の状態によってはそれぞれの手技が禁忌の場合もあるため, 注意が必要である.

表1 排痰手技

手技	方法	禁忌
タッピング	手をカップのようにして胸部を叩く	肋骨骨折, 脊椎骨折, 胸部手術創
スクイージング	圧迫法ともいう. 呼気時に痰のある部位を圧迫して痰を押し出す	肋骨骨折, 胸部手術創
バイブレーション	振動法ともいう. 呼気時にのみ胸部をゆするなどの振動を加える	疼痛, 骨粗鬆症
ハッフィング	ゆっくりと息を吸い, 声門と口を開けて3～4回に分けて「ハーッ」と息を吐き出す	持続携行式腹膜透析（CAPD）, 胸部・腹部手術創, 咽頭痛

適応

以下の場合に排痰手技を行う適応となる.

・痰の喀出が困難である場合.

・痰が粘稠で喀出できない場合.

・気管挿管または気管切開をしている場合.

在宅における実施と管理

必要物品

①聴診器, ②バイブレーター

排痰の手技を行う手順

①療養者に説明する

・排痰の目的や手順について療養者に説明し, 同意を得る.

②必要物品を準備する

③痰の貯留部位を確認する

・聴診器で呼吸音を聴診し, 痰が貯留している部位を確認する.

④排痰体位を整える

・痰が貯留している部位が上になるように, 療養者の体位を整える (体位ドレナージ).

⑤排痰手技を組み合わせて行う

・療養者の状態に応じて, **表1**の手技を組み合わせる.

⑥排痰後は療養者の呼吸状態をアセスメントする

・聴診器で呼吸音を聴取する.

図1　排痰体位 (体位ドレナージ) の例

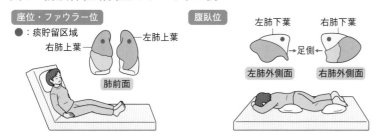

排痰体位 (体位ドレナージ) は, 痰が貯留している肺の区域を気管より高くし, 重力を利用して痰を気道に寄せ, 痰の喀出を容易にするものである. ただし, 循環動態が不安定な患者や高齢者, 強度の呼吸不全のある患者などには, 十分に注意して行う.

図2　スクイージングの圧迫方向

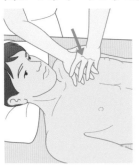

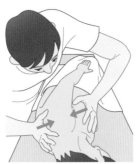
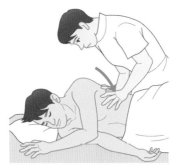
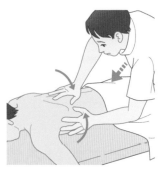

上葉（背臥位）　　　　中葉または左上葉舌区　　　　下葉（側臥位）　　　　後肺底区（腹臥位）
　　　　　　　　　　　（後傾側臥位）

知っておこう！

☞ 排痰法を行っても，痰が出ないときはどうすればいい？

痰が固く，肺から気道に移動ができていないと考えられる．水分補給を行い，体位変換を行う．

■ 排痰手技の実際

咳嗽と強制呼出の介助

　気道から痰を喀出するためには，必ず咳が必要である．咳嗽力の低下した療養者には，前胸部を圧迫して咳を介助する．体位は前傾座位が適しているが，ヘッドアップして両膝を立てた仰臥位でもよい．

　さらに，痰を出すためのハッフィングを行うと効果的である．その際，両上肢を用いて呼気に合わせて胸部を圧迫し，呼出を介助する．

体位排痰法

　体位排痰法は，分泌物が貯留する肺領域を上側にした体位をとり，重力の作用によって分泌物を末梢気道から中枢気道に移動させる方法である．分泌物が貯留している肺区域を決定し，その区域が上になるような体位をとる（**図1**）．

排痰手技の施行

　近年では，体位排痰法に胸部を圧迫するスクイージング手技を併用して排痰を行っている（**図2**）．排痰体位をとらせ，療養者の呼吸を妨げないよう呼吸パターンに合わせて，目的とする分泌物が貯留する部位の胸壁をゆっくりと圧迫する．

　分泌物が中枢気道まで移動したら，咳嗽やハッフィングによって分泌物を呼出させる．自分で呼出できなければ，気管吸引により分泌物を除去する．吸引時に並行してスクイージングをすることで，排痰を効率よく行うことができる．

　スクイージングは痰を強く絞り出すように胸壁に圧迫を加える手技であるため，療養者に痛みや不快感を与えないように施行しなければならない．呼気から吸気に移行するときには過大な接触抵抗がかからないよう，手は胸壁に置いたままにして圧迫を解放する．

　また，スクイージング施行中はパルスオキシメータ（動脈血酸素飽和度，SpO_2）の変化，呼吸音の聴診，排痰の有無など，呼吸状態の観察と評価を行う．

在宅での排痰手技指導のポイント

排痰は，ベッドや布団の上でリラックスした状態で行う．そして，療養者の痰貯留部位に応じて仰臥位，半側臥位，腹臥位など適宜体位変換をするように指導する．

痰の粘稠度が高い場合は水分補給や吸入（ネブライザー）を試みる．また，日常的に十分な水分補給と加湿を行うように促す．

介護者にタッピングやスクイージングなどの手技を指導する場合は，理学療法士の訪問を計画して，療養者に合った排痰方法を指導してもらうとよい．

緊急時の対応

排痰時は顔色，チアノーゼの有無，呼吸状態，意識レベルを観察する．酸素飽和度が上昇しない，また呼吸状態が改善しないときはただちに訪問看護師や主治医に報告し，指示を受けるよう指導する．

吸引

吸引とは

目的

気道の閉塞を防ぐことを目的に，上気道に貯留している分泌物を吸引する．排痰によって気管上部に移動させた分泌物を吸引で排出させることもある．

概要

痰の喀出が困難な療養者において，吸引器を使用して排出する．主な吸引の方法は，口腔内吸引，鼻腔内吸引，気管吸引がある．

適応

以下の場合に吸引が適応となる．
・痰の喀出が自力では困難である場合．
・痰の性状が非常に粘稠である場合．
・痰の量が非常に多い場合．
・痰を喀出するための有効な咳ができない場合．
・意識状態が低い，または傾眠状態である場合．
・全身が衰弱している場合．

足踏式吸引器QQ KFS-400

足踏み式の吸引器のため，電源のないところでも使用が可能．

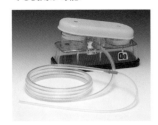

（写真提供：新鋭工業株式会社）

携帯用吸引器
手動式吸引器HA-210

手動式の吸引器のため，いつでもすぐに使用できる．成人から新生児まで幅広く使用できる．

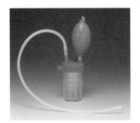

（写真提供：株式会社ブルークロス・エマージェンシー）

在宅における実施と管理

▌必要物品

口・鼻腔内吸引

①吸引カテーテル，②ウェットティッシュまたはアルコール綿（カット綿），③吸引器，④消毒液，⑤ペットボトル容器2本（1本は吸引カテーテルの内腔を洗浄するための水道水を入れる），⑥ディスポーザブル手袋

気管吸引

①吸引カテーテル（成人に使用するカテーテルの太さは12〜14Fr．気管切開口用と口・鼻咽頭用は区別する），②滅菌手袋，③消毒用ガーゼまたはアルコール綿（カット綿），④精製水，⑤消毒液，⑥吸引器，⑦（必要時）ネブライザー

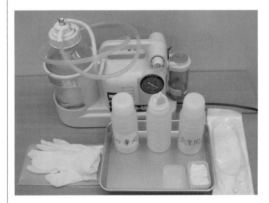

吸引器セッティングの例

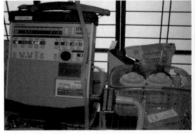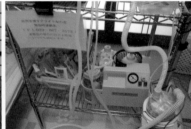

▌口・鼻腔内吸引/気管吸引手順

口・鼻腔内吸引の手順

①手を洗う

②療養者に説明する

・吸引の目的や手順について療養者に説明し，同意を得る．

③ 必要物品を確認する

④排痰を行う

・排痰方法に準じて，痰の貯留している部位を聴診器で聴取し，タッピング，スクイージング，バイブレーションを行う．

⑤手袋をはめる

・看護師は，ディスポーザブル手袋をはめる．

⑥吸引カテーテルと吸引器のチューブを接続する

・利き手で吸引カテーテルを持ち，他方の手で吸引器のチューブを持って接続する．

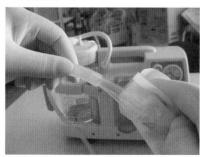

吸引カテーテルと吸引器のチューブを
接続する．

⑦吸引圧を確認する

・吸引器のスイッチを入れ，吸引カテーテルをウエットティッシュで拭いてから水を吸い，吸引圧を確認する．推奨される吸引圧は最大で20kPa（150mmHg）であり，これを超えないように設定する．

吸引圧の確認

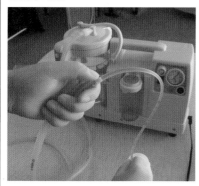

吸引圧の調整

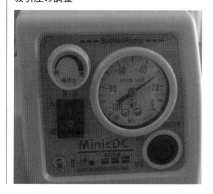

⑧吸引カテーテルを挿入し，吸引する

・口腔内は，痰が貯留しているところまで吸引カテーテルを挿入し，カテーテルの空気孔を塞ぐ．または折り曲げているカテーテルを開き，分泌物を吸引する．

・鼻腔内は，吸引カテーテルを鼻翼～耳朶（10～15cm）まで挿入し，カテーテルの空気孔を塞ぐ．または折り曲げているカテーテルを開き，分泌物を吸引する．

⑨吸引後，吸引カテーテルを洗浄する

・吸引後はカテーテルをウエットティッシュで拭き，水を吸って洗浄する．

⑩療養者の状態を確認する

・呼吸音を聴取し，療養者の状態を確認する．

| 気管吸引の手順 | （①～④は上記の「口・鼻腔内吸引」に準ずる）

⑤手袋をはめる

・看護師は利き手に滅菌手袋を装着し，滅菌手袋の空き袋の内側にアルコール綿を置く．

⑥吸引カテーテルと吸引器のチューブを接続する

・吸引カテーテルを無菌操作で取り出し，吸引器のチューブと接続する．

⑦吸引圧を確認する

・手袋をしていないほうの手で吸引器のスイッチを入れ，吸引カテーテルの空気孔を塞いで精製水を吸い，洗浄する．

・空気孔のないカテーテルの場合は，そのまま精製水を吸って洗浄する．このとき吸引圧を確認する．

⑧吸引カテーテルを挿入し，吸引する

・気管チューブに吸引カテーテルを15cm前後挿入し，痰の貯留しているところでカテーテルの空気孔を塞ぐ．または折り曲げているカテーテルを開き分泌物を吸引する．

⑨吸引後，吸引カテーテルを洗浄する

・吸引1回ごとにアルコール綿で吸引カテーテルを拭き，精製水を吸って洗浄する．

⑩吸引ごとに深呼吸を促す

・吸引後は療養者に深呼吸を促す．

・必要があれば手袋をしていないほうの手で，タッピングやバイブレーションを行って咳嗽を促す．

⑪⑧～⑩を数回繰り返す

⑫療養者の状態を確認する

・呼吸音を聴取し，療養者の状態を確認する．

・療養者の体位を整え，気管切開部のガーゼが汚れていれば消毒して新しいガーゼに交換する．

知っておこう！

👉 **人工呼吸器を装着している場合の吸引**

まずは，手袋をしていないほうの手で人工呼吸器を外す．外した人工呼吸器は，アラームが鳴るのを防ぐためにテストラングに接続する．

吸引後は，手袋をしていないほうの手でバッグ・バルブ・マスクを気管チューブに接続し，呼吸に合わせて数回換気する．

在宅での吸引指導のポイント

口・鼻腔内吸引

鼻腔内への吸引カテーテル挿入では，カテーテルの先端が鼻腔内にあたったら角度を下に向けると入りやすい．無理に入れたり，吸引圧が高いと，粘膜を傷つけて出血する危険があるため注意が必要である．

また吸引を行う前後には，低酸素血症を予防するために深呼吸を促し，1回の吸引は10〜15秒以内ですませる．

気管吸引

気管吸引は，細菌が直接気管内に入りやすいため，無菌操作が必要である．

深呼吸ができる療養者には，低酸素血症を予防するために吸引前に深呼吸を促し，1回の吸引は10〜15秒以内ですませる．

吸引カテーテルが痰貯留部位に到達したら（ズルズルという音がする），そこでカテーテルの挿入をやめ，分泌物を吸引する．

また，吸引途中でタッピング，スクイージング，バイブレーションなどの排痰を行うときは，吸引カテーテルが不潔にならないように，カテーテルを丸めておくとよい．

日常生活にかかわる指導

痰が粘稠にならないように，十分な水分補給を促し，乾燥時など必要があればネブライザーや加湿器を使用する．

気道分泌物が増加すると，口腔内が不潔になりやすい．また，不潔な口腔は上気道感染や肺炎を起こす原因となる．療養者の状態や家族，介護者の状況に応じた口腔ケアの方法を指導する．

なお，必要物品は災害時や非常事態に備え，1週間分ほど余裕をもって準備しておくとよい．訪問時，家族とともに有効期限を確認するようにする．

感染予防策

吸引は，手洗い・手袋・マスク・ビニールエプロンなどの標準予防策（スタンダードプリコーション）で行うことは，在宅においても感染予防の基本である．

吸引時のカテーテル洗浄用の水は，気管吸引の場合は滅菌精製水を使用し，口・鼻腔吸引の場合は水道水でよい．

そして，可能であれば気管吸引カテーテルは単回使用とし，無理な場合でも可能なかぎりの短い時間で交換する．経済的理由（コスト面）から，繰り返し使用する場合は，そのつど消毒を行う．保管する場合は，消毒液に浸漬して保管する方法と，洗浄後に乾燥させて保管する方法がある．

第Ⅰ章 在宅看護の基礎知識
第Ⅱ章 状況別・在宅看護 援助のスキル
第Ⅲ章 処置別・在宅看護 援助のスキル
第Ⅳ章 事例による在宅看護の 看護過程の展開

知っておこう！

出血が止まりにくいときの対応

小鼻のすこし上にあるキーゼルバッハ部位（下図）を圧迫し，しばらく様子をみる．

キーゼルバッハ部位

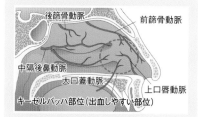

後篩骨動脈　前篩骨動脈　中隔後鼻動脈　大口蓋動脈　上口唇動脈　キーゼルバッハ部位（出血しやすい部位）

MEMO

カテーテル浸漬用薬液

浸漬用薬液は，一般的に選択される低レベルの消毒薬（0.1％塩化ベンザルコニウム液や0.1％クロルヘキシジン液）を用いる．痰などの有機物が少しでも混入していると効果はなくなる．少なくとも24時間以内に交換する．

緊急時の対応

　吸引圧が高すぎると気道粘膜に吸引カテーテルが吸着し，粘膜の損傷や出血のリスクが高くなる．

　呼吸状態の悪い療養者の気管吸引は，短時間で効果的に行う．

　吸引後は顔色，チアノーゼの有無，呼吸状態，意識レベルを観察する．酸素飽和度が上昇しない，また呼吸状態が改善しないときはただちに訪問看護師や主治医に報告し，指示を受けるよう指導する．

引用・参考文献
1）杉本正子, 眞舩拓子編：在宅看護論. 第5版. p303〜305. ヌーヴェルヒロカワ, 2008.
2）川越博美, 山崎摩耶, 佐藤美穂子編集：最新 訪問看護研修テキスト ステップ1. p.351〜354, 376〜3781, 日本看護協会出版会, 2005.
3）道又元裕編：人工呼吸ケア「なぜ・何」大百科. p115〜122, 225, 434, 照林社, 2005.
4）押川眞喜子監：写真でわかる訪問看護. 改訂第2版. p94〜95, インターメディカ, 2011.
4）NPO法人HAICS研究会 PICSプロジェクト編著：訪問看護師のための在宅感染予防テキスト. p119〜121, メディカ出版, 2008.
5）小長谷百絵, 川口有美子編著：在宅人工呼吸器ポケットマニュアル 暮らしと支援の実際. p61〜92, 医歯薬出版, 2009.
6）全国訪問看護事業協会編：介護職員等による喀痰吸引・経管栄養研修テキスト. p1〜2, 64〜133, 298〜299, 中央法規出版, 2012.

介護職員等の痰の吸引等に関する制度化までの経緯

平成15年「ALS患者の在宅療養の支援について」

平成16年「盲・聾・養護学校におけるたんの吸引等の取扱いについて」

平成17年「在宅におけるALS以外の療養患者・障害者に対するたんの吸引の取扱いについて」

平成22年「特別養護老人ホームにおけるたんの吸引等の取扱いについて」

これまで，実質的違法性阻却論に基づき，上記の痰の吸引が容認されてきた．近年の高齢化そして医療改革の進行で医療ニーズが高まっているが，医療を提供する者は減少しており，ニーズを満たすためには，医療関係職以外の職員による医行為の実施を容認せざるをえない．

平成24年4月1日から社会福祉士及び介護福祉士法の一部改正（介護職員等によるたんの吸引等の実施のための制度について）が施行された．改正の内容は，喀痰吸引・経管栄養という医行為の一部を，医療資格をもたなかった介護福祉士等が，認定特定行為業務従事者認定証を得て一定の要件の下に，たんの吸引等の行為を実施できるというものである．平成24年度から，介護福祉士の養成課程の指定規則が改正され，この課程（喀痰吸引等の教育）を修了する平成27年度年以降の国家試験を合格した者については，喀痰吸引等を実施できる．

2 吸入（ネブライザー）

齋藤恵美子, 角田直枝

吸入とは

目的

　加湿により，気道を湿潤させることで気道分泌物の粘度を下げ，気道内を正常化して痰の喀出を図る．また，去痰薬や気管支拡張薬の薬物を作用させることによっても痰の喀出を図る．使用する薬剤には，β_2刺激薬，去痰薬，抗菌薬，抗真菌薬などがある．

概要

原理

　ネブライザー（吸入器）は薬物や水分を微粒子として噴霧することができ，気道や肺の奥まで送り込むことができる．微粒子の大きさにより気道内に付着する部位が異なるので（**図1**），治療目的に合った機器の選択が必要となる．

　生理食塩液や蒸留水を用いた加湿のほかに，医師の処方による薬物を用いて去痰や気管支の拡張を図る際に使用する．

ケアのポイント

1. 目的に応じた機材を選択し，確実に噴霧する方法を習得する．

2. 薬剤によって起こりうる副作用について把握し，対処方法を知っておく．

3. ネブライザーの使い方，注意点について，療養者・家族・介護者に正しく指導し，援助する．

4. 感染予防のための清潔操作について，正しく指導し，援助する．

図1　粒子の大きさと気道内の到達部位

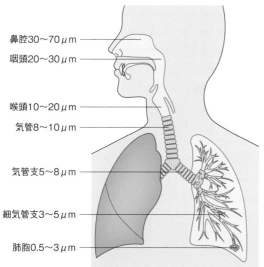

鼻腔30〜70μm
咽頭20〜30μm
喉頭10〜20μm
気管8〜10μm
気管支5〜8μm
細気管支3〜5μm
肺胞0.5〜3μm

微粒子の大きさにより，気道内に到達する部位が異なる．

図2 コンプレッサー（ジェット）式ネブライザーの原理

オムロンコンプレッサー式ネブライザNE-C28

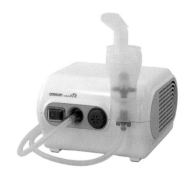

（写真提供：オムロンヘルスケア株式会社）

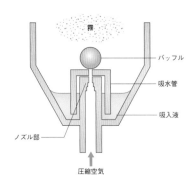

（イラストは，オムロン ネブライザーねっと https://store.healthcare.omron.co.jp/nebulizer-net/ を参考に作成）

図3 超音波式ネブライザーの原理

超音波式ネブライザNE-U780

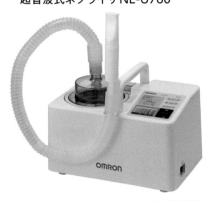

（写真提供：オムロンヘルスケア株式会社）

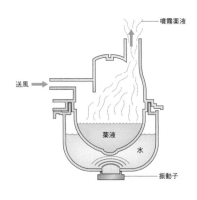

（イラストは，オムロン ネブライザーねっと https://store.healthcare.omron.co.jp/nebulizer-net/ を参考に作成）

ネブライザーの種類

　在宅で使われる主なネブライザーは，コンプレッサー（ジェット）式ネブライザー，超音波式ネブライザー，定量噴霧式ネブライザー，メッシュ式ネブライザーである．

コンプレッサー（ジェット）式ネブライザー

　加圧によって空気がジェット気流となり，薬剤が毛細管現象によって吸い上げられる（**図2**）．水分・薬剤は5～15μm程度の粒子として，気道に吸入される．コンプレッサーに接続チューブをつなぎ，吸入ボトル，マウスピース，マスクを接続して使用する．

超音波式ネブライザー

　水や薬液に超音波振動を与えることで1～8μmの小さな粒子をつくり出し吸入する（**図3**）．粒子が小さいため，細気管支から肺胞に達しても小さすぎて呼出されてしまうことが多い．加湿には適しているが，長時間吸入する

図4 定量噴霧式ネブライザーの例

フルタイド50μgエアゾール
120吸入用

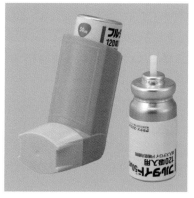

（写真提供：グラクソ・スミスクライン株式会社）

エアロチャンバー・プラス
静電気防止タイプ

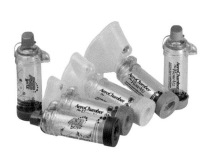

（写真提供：株式会社アムコ）

図5 メッシュ式ネブライザーの使用例と原理

エアロネブ

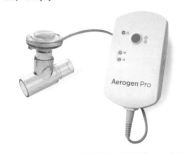

（製品名：エアロジェン プロ）
（写真提供：コヴィディエン ジャパン）

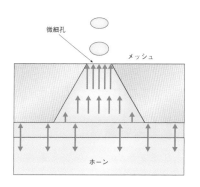

微細孔

メッシュ

ホーン

〈参考〉エアロネブの自宅での使用例

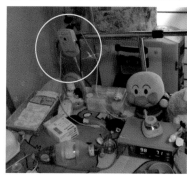

（イラストは，オムロン ネブライザーねっと https://store.healthcare.omron.co.jp/nebulizer-net/ を参考に作成）

と肺胞に対して過剰投与を起こすことになる．

定量噴霧式ネブライザー（図4）

〈定量ドライパウダー式ネブライザー〉

　カプセルに入った粉末状の薬剤をセットし，マウスピースをくわえて吸い込む．吸入後は可能なかぎり息を止め，ネブライザーから口を離して息を吐く．ステロイド薬の吸入後は，必ず含嗽をする．吸気力が必要なため，学童以上に使用する．

　痰を出しやすくする薬やインフルエンザウイルスの増殖を抑え，インフルエンザの症状を改善する吸入薬もある．

〈加圧式定量噴霧式ネブライザー〉

　薬剤をセットし，ノズルを押すと一定量の薬が噴霧でき，タイミングを合

MEMO

ネブライザーの観察のポイント

ネブライザーの種類により，水分・薬剤の粒子の大きさが異なり，気道内の主な到達部位が異なる．粒子の大きさが小さくなるほど，気道の深部に到着する．呼吸の状態や薬剤・ネブライザーの特徴を把握して，使用後の療養者のアセスメントを行い実施していくことが必要である．

MEMO

在宅に適したネブライザーの種類

最近では各社からさまざまな電動ネブライザーが発売されており，インターネットから購入することもできる．薬液によって適したネブライザーが変わるため，電動ネブライザーを購入する際には主治医によく相談する．

わせなくとも，ゆっくり普通の呼吸リズムで吸入できる．マスク式のスペーサーを使用することで，乳幼児でも使用可能である．

メッシュ式ネブライザー（図5）

メッシュ式ネブライザーは，ほかのネブライザーのように圧縮空気・超音波・高圧ガスなどを使用することなくエアゾールを発生させる．そのため，超音波による薬剤の成分変化もなく，吸入薬として認可されているすべての薬剤の使用が可能である．

適応

以下の場合にネブライザーによる吸入が適応となる．

・気道分泌物の貯留や分泌物の喀出困難から，気道閉塞による呼吸不全状態となる可能性がある場合．

・慢性閉塞性肺疾患（肺気腫，慢性気管支炎，気管支喘息），気管支拡張症などが急激に悪化している場合．

・慢性呼吸不全のある高齢者や在宅酸素療法患者で，日常的に加湿と去痰が必要な場合．

在宅における実施と管理

ここでは，コンプレッサー式ネブライザーを例に解説する．

必要物品

①ネブライザー一式，②薬液，③ディスポーザブルシリンジ（1〜2.5mL），④注射針，⑤ティッシュペーパー，⑥含嗽水，⑦コップ，⑧含嗽した水を吐き出す容器

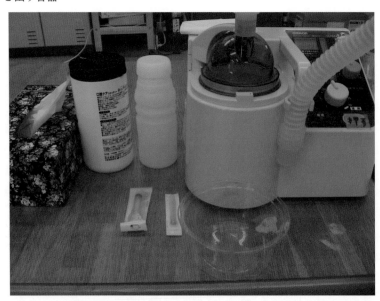

ネブライザー吸入の手順

①部屋の環境を整える

・可能であれば，加湿器や空気清浄機などを準備する．

②療養者の体位を整える

・セミファウラー位，または起座位をとってもらう．

③ネブライザーの準備をする

・ネブライザーの薬液槽に薬液や滅菌蒸留水などを入れる．薬液は医師の処方に基づいてシリンジで正確に吸い上げて用いる．

④吸入を開始する

・ネブライザーのスイッチを入れ，噴霧状態を確認後，吸入を開始する．

・1回の吸入時間は約10～15分を目安とする．

・吸入中はゆっくりと深呼吸するように説明する．

⑤吸入中，患者状態を確認する

・脈拍，呼吸状態，顔色，咳の有無，悪心・嘔吐，喘鳴などを観察する．

⑥吸入終了後，療養者に痰の喀出を促す

・薬液がなくなったら，スイッチを止める．

・吸入後は療養者に痰の喀出を促す．

・必要に応じて吸引し，痰の量・色・粘稠度，口唇，爪甲色を観察する．

⑦療養者に含嗽を促す

・吸入後は含嗽してもらい，口腔内に貯留した唾液や薬液を吐き出してもらう．

・悪心・嘔吐の原因になることもあるので注意する．

療養者・家族の指導方法

正しい方法で吸入できるよう，療養者や家族に以下のことを指導する．

・吸入薬の量，回数を守り，指導された正しい使用方法で行う．

・吸入液による副作用症状がみられる場合は，ただちに吸入を中止し，訪問看護師または主治医に報告する．

・食事の直前や，食後2時間以内の吸入は避ける．

・加湿や去痰の目的でも，気管粘膜の損傷を防ぐために長時間の吸入は避ける．ネブライザーの使用は最小限になるよう，不必要な使用も避ける．ネブライザー実施の間隔は1日3～4回を目安とする．

・吸入後は基本的に含嗽を促す（薬剤によっては含嗽しない場合もあるため，使用方法を確認する）．

吸入機器の手入れ

超音波式ネブライザー，金属部分がないジェフトネブライザーは，感染予防のため薬液槽は本体から取り外して水洗いし，消毒液（0.1％ハイアミン）

MEMO

ネブライザーは，各自治体で条件や金額は異なるが，給付金の対象となることがある．購入を考えている場合は，確認するとよい．吸引機能や吸入機能を備えている機器もあるので状況に応じて購入を検討する．

吸引器・ネブライザー両用器 セパ-Ⅱ

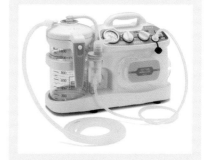

吸引機能と吸入機能（ネブライザー）を1台に集約した機器．

（写真提供：新鋭工業株式会社）

または家庭用漂白剤（次亜塩素酸ナトリウム）10倍稀釈液に1時間以上浸す（1日1回）．その後，水洗いし十分に乾燥させておく．

金属部分があるジェットネブライザーは，熱水65℃5分間，または70℃3分間の熱水消毒し，十分乾燥させておく．

また，ネブライザーやマスクは普段から使用後には水洗いをして，清潔な状態にしておく．

次亜塩素酸ナトリウムは，各種エアフィルターや噴霧メッシュなどの金属を使用したパーツには使用できないため，注意が必要である．

▎小児の場合の注意点

療養者が小児の場合は，以下の点にも注意して実施する．

・吸入時は，脈拍，吸状態，顔色，咳の有無，悪心・嘔吐，喘鳴などを観察する．
・絵本を読むなどして児の緊張を和らげ，リラックスできるよう工夫する．
・吸入時の体位は座位で行う．児を抱いて行う場合は，児の腹部を圧迫しないように注意する．
・吸入時間の目安を伝えて励ます．
・吸入終了後は，呼吸音を聴取し，吸入前の状態と比較する．
・聴診して，痰の貯留の有無や部位を確認する．必要時はタッピングや振動させて排痰を促す．
・児を安楽な体位で休ませる．

緊急時の対応

吸入によって気分が悪くなったり，脈拍数が大幅に増えた場合は，使用を中止して様子をみる．改善がみられても主治医に報告する．

また吸入後，痰が多くなり自己喀出が困難な場合は，側臥位にして背中を軽く叩く．吸引器があれば吸引する．

喘息発作が起こった際，吸入しても呼吸困難が改善しない場合は，吸入を何回も繰り返さずに，主治医に報告する．

引用・参考文献
1）山崎麻耶, 紅林みつ子, 松田栄子編：プラクティカルナーシング 訪問看護. p.162, 医歯薬出版, 2004.
2）川越博美, 山崎摩耶, 佐藤美穂子編集：最新 訪問看護研修テキスト ステップ1. p.374〜376, 日本看護協会出版会, 2005.
3）川越博美, 山崎摩耶, 佐藤美穂子編集：最新 訪問看護研修テキスト ステップ24. 呼吸管理. p.55〜57, 日本看護協会出版会, 2005
4）NPO法人HAICS研究会 PICSプロジェクト編著：訪問看護師のための在宅感染予防テキスト. p.43〜50, メディカ出版, 2008.
5）山元恵子監：写真でわかる小児看護技術. 改訂第2版. p.146〜150, インターメディカ, 2011.
6）道又元裕編：人工呼吸ケア「なぜ・何」大百科. p.115〜122, 照林社, 2005.

3 気管カニューレ

齋藤恵美子, 角田直枝

気管カニューレとは

■ 目的

呼吸機能の障害により，十分な肺換気ができない患者の気道確保，気道分泌物の除去，気管および気管切開孔の狭窄防止や保持，発声・呼吸訓練を行う際に使用される.

■ 概要

気管切開をして，気管切開孔から気管カニューレを挿入し，気道を確保する(図1).

図1　気管切開をしている療養者の状態

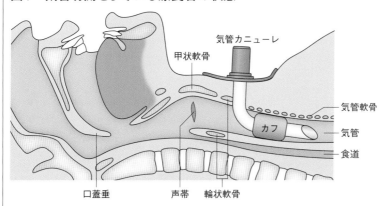

気管カニューレの種類

気管カニューレには「単管」のものと「複管」のものがある(図2).

痰が多い，また，長期にわたる呼吸管理が必要な療養者には「複管」を用いることが多い.

「人工呼吸器の使用」「誤嚥のリスクがある」場合は，カフ付きの気管カニューレを選択する.

ケアのポイント

1. 気管切開の適応について理解する.

2. 気管カニューレの種類，特徴について理解する.

3. 気管カニューレ挿入に伴う異常，トラブルについて理解する.

4. 在宅での気管切開部の管理方法,緊急時の対応方法を習得する.

5. 気管切開やカニューレの管理について，療養者・家族に指導する.

MEMO

在宅では気管カニューレの交換頻度が1〜2回/月となることが多い. そのため, 痰による閉塞予防や感染予防のため, 内筒が外せて適宜洗浄ができる複管を用いるのがよい.

MEMO

発声可能な気管カニューレ

気管切開している患者でも, 側孔の付いた気管カニューレと発声用のバルブを組み合わせることで発声が可能となる.

ただし, 気管カニューレの機構上, 患者が自発呼吸が可能, また喉頭の機能が良好でないと発声することはできない.

スピーチカニューレ

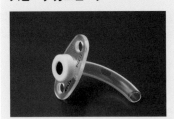

（写真提供：株式会社高研）

発声バルブのしくみ

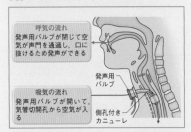

| 呼気の流れ |
| 発声用バルブが閉じて空気が声門を通過し, 口に抜けるため発声ができる |

発声用バルブ

| 吸気の流れ |
| 発声用バルブが開いて, 気管切開孔から空気が入る |

側孔付きカニューレ

（株式会社高研ホームページを参考に作成）

MEMO

気管切開孔の保持に用いる製品

小型で, 装着していても首の回転や屈伸が可能なため, 長期間気管切開孔を保持するのに適している. 接続部品を取り付けることで呼吸訓練や発声訓練も可能である.

開口部レティナ

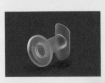

レティナ

（写真提供：株式会社高研）

図2　気管カニューレの種類の例

在宅療養者が使用する主な気管カニューレ（複管, カフありタイプ）	発声・吸引用サイドライン付きの気管カニューレ（単管, カフありタイプ）
コーケンネオブレス複管タイプ	**BLU セレクト サクションエイド カフ付（一重管）**
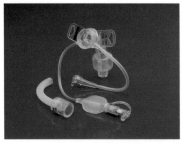	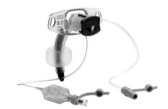
（写真提供：株式会社高研）	（写真提供：スミスメディカル・ジャパン株式会社）
カフの上に貯留した分泌物を吸引するためのルーメンが付いている. 内筒付きなので, 痰が多くカニューレが閉塞しやすい患者向きである.	吸引用のサクションラインから酸素や空気を送気することで, 発声のサポートをすることが可能である.

適応

気管カニューレは, 以下の場合に適応となる.

- 換気が不十分で, 長期にわたる呼吸管理を必要とする場合.
- 意識障害などで, 誤嚥や舌根沈下による窒息が考えられる場合.
- 気道分泌物の喀出が自力では困難な場合.
- 在宅では, 神経難病, 長期の意識障害, 慢性呼吸疾患, 重度の脳血管障害の後遺症などがある場合.

在宅における実施と管理

　在宅での気管カニューレの主な管理は, 吸引, 気管切開部の管理, 気管カニューレの交換である. 気管カニューレの交換は療養者の状態に応じて行うが, 医療行為であるため, 医師による交換, または指導を受けて手技を習得した介護者により行われる.

　気管カニューレの閉塞やカフの損傷などのトラブルがなければ, 1〜2回/月の訪問診療の際に医師が交換する. 看護師が介助を行う場合もある.

必要物品

①気管カニューレ，②消毒綿球または滅菌綿棒，③消毒液（0.025％ザルコニン液など），④滅菌ガーゼ，⑤固定用綿テープ（または固定ベルト），⑥キシロカインゼリーまたは付属の潤滑剤，⑦カフ用のシリンジ，⑧カフ圧計，⑨吸引器，⑩手袋

訪問診療時の準備例

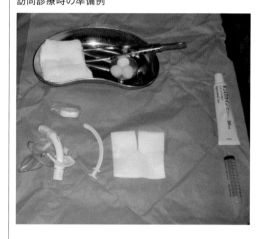

気管カニューレ交換の手順

①手を洗う

②療養者に説明する

　・気管カニューレの交換について療養者に説明し，同意を得る.

③必要物品を準備する

　・カフが確実に膨らむか，空気が漏れていないかを確認する.

　・気管カニューレに固定用綿テープを取り付け，挿入部にキシロカインゼリーを塗る.

④挿入されている気管カニューレの上部を吸引する

　・気管カニューレの抜去時に気道分泌物が気管内に流入しないように，上部に溜まっている分泌物を吸引する.

⑤気管カニューレを抜去する

　・挿入されている気管カニューレの固定用綿テープを外す.

　・カフの空気をシリンジで抜き，手早く気管カニューレを抜去する.

⑥気管切開部を観察する

　・痰がある場合は吸引しながら，気管切開部に炎症，出血，肉芽などがないかを確認する.

⑦気管切開孔周囲を消毒する

　・0.025％ザルコニン液などで気管切開孔周囲を消毒する.

　・イソジン液は皮膚への刺激が強く，肉芽形成の原因となる危険性があることから使用しないほうがよい.

⑧新しい気管カニューレを挿入する

・気道を損傷しないよう，気管カニューレはゆっくりと挿入する．

⑨気管カニューレを固定する

・気管切開部に滅菌ガーゼを当て，綿テープまたはカニューレバンドで固定する．

・交換中に咳などで抜けないよう，カフを膨らませるまでは気管カニューレの端を介助者の指で押さえておく．

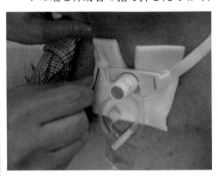

〈参考〉カニューレバンド

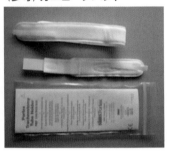

⑩カフのふくらみ具合を確認する

在宅療養に向けた患者指導

気管カニューレ装着の目的と今後の見通しについて，医師・看護師から患者と家族に説明する．

在宅療養に向けて，病棟看護師は訪問看護師と連携し，在宅で必要な気管カニューレのケアについて患者・家族に指導する．その際，ケア技術の習得状況と合わせて，在宅での気管カニューレ装着に対する患者・家族の理解の状況についても適宜把握する．家族・介護者の理解度に合わせてパンフレットを作成することも有効である．

また，気管カニューレの交換などの管理に必要な衛生材料と入手方法を患者・家族に説明し，準備してもらう．退院してからも，心配なこと，わからないことがあれば，訪問看護師に相談できることを伝える．

在宅での気管カニューレの管理

気管切開部の管理

気管壁の肉芽や出血の有無・程度について常時観察する．気管切開孔の周囲は，滅菌棒に0.025％ザルコニン液を浸して消毒する．

異常時の状態や対処方法について家族に指導しておく（**表1**）．

身体の観察

体温，呼吸状態，痰の量・性状など，どこまでが正常範囲で，異常とはどのような状態かを家族に説明する．

気管カニューレ装着に伴って療養者に起こりうる異常やトラブルについても説明しておく（**表2**）．

表1　気管切開部の異常とその対処方法

気管切開部の異常	対処方法
気管切開孔周囲皮膚障害	●汚染したガーゼが長時間皮膚に当たらないように，汚染のたびにガーゼを交換する．気管カニューレ周囲の痰などによる汚れは綿棒などで拭き取る ●消毒の頻度，消毒液が適切かどうかなど，皮膚の状態に合わせてアセスメントし，改善に努める．改善がなければ医師に相談し，軟膏などの指示を受ける．軟膏は滅菌綿棒で塗布する
気管切開孔からの出血	●気管カニューレ交換直後から翌日くらいまでは，出血することがある．出血が持続するときは医師に報告，指示のもと対処する
気管切開孔肉芽	●気管カニューレ交換時に出血することがある．出血や閉塞によりカニューレの交換が困難な場合は，肉芽を硝酸銀で焼いて取り除くこともある

表2　気管カニューレ装着により起こりうる異常・トラブルとその対処方法

異常・トラブル	対処方法
カフ漏れ，カフ損傷	●適切なカフ圧かどうかは1日1回は確認し，異常の予防に努める．症状が改善されない場合は，医師に報告し，指示のもと対処する
気管カニューレの閉塞や内腔の狭窄が疑われる	●加湿・ネブライザーを行い，体位ドレナージ，呼吸理学療法を取り入れ，排痰を促して痰の吸引を行う．気管カニューレの内筒を外して洗浄し，観察・アセスメントを行う．症状が改善されない場合は，医師に報告し，指示のもと対処する
気管カニューレ抜去	●抜けた気管カニューレのカフの空気を抜いてそのまま挿入し，医師に報告，指示のもと対処する．抜去の経緯を確認し，再発防止に努める

気管カニューレの固定

綿テープの場合

　気管カニューレの両端に綿テープを通し，首に回して固結びにする．その際，テープがきつすぎないように，頸部の側面に指が2本入るくらいの余裕をもたせるとよい．また綿テープは細いため，皮膚に圧迫がかからないようにガーゼを当てるなどの工夫をする．

カニューレバンド（マジックテープ付き固定ベルト）の場合

　皮膚に優しい布でつくるなど，手づくりのものを用いてもよい．カニューレバンドは，簡単で使いやすいうえに洗濯が可能なため便利だが，洗濯を重ねるたびにマジックテープの密着具合が弱くなるため，固定状況に注意が必要である．

気管カニューレの汚染防止

　気管切開部を常に清潔に保てるように汚染を除去し，分泌物による炎症や感染を予防する．

　切り込みを入れたY字ガーゼを滅菌して気管カニューレと皮膚のあいだに挟むと，切開孔周囲の汚染が防げるので有効である．気管カニューレが安定するようにガーゼの厚さを調整するとよい．

ガーゼの交換は1日1回程度でよいが，血液や分泌物による汚染状況に応じて交換する．

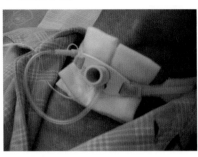

切り込みを入れたガーゼで
切開孔周囲の汚染を防ぐ．

カフ圧の管理

気管カニューレの適切なカフ圧は20～25 cmH₂Oである．療養者の状態に応じてカフ圧を設定し，適切に保てるように管理する．

カフ圧は，耳たぶの柔らかさの膨らみ程度が目安とされることもあるが，手の感触による調整にはばらつきがあるため，カフ圧計の使用が望ましい．

カフ圧が低すぎると唾液や分泌物の気管へのたれ込みによる誤嚥や，人工呼吸管理においてエアリークなどが生じる危険がある．反対に，カフ圧が高すぎるとカフと接触している気管粘膜の壊死や出血，肉芽形成の危険がある．

気管カニューレ内筒の清掃

気道確保と感染予防のため，最低1日1回は気管カニューレ内筒を清掃する．内筒に付着した分泌物は，洗浄用ブラシやガーゼなどを用いて洗い流す．その後，薬液消毒し，滅菌生理食塩液や滅菌蒸留水で洗い流す．

吸引しても痰のからみがあるときには，内筒を外して吸引すると除去できることがある．このとき，吸引カテーテルが気管切開チューブの開窓部から突き出て，気管壁を損傷するおそれがあるので注意する．

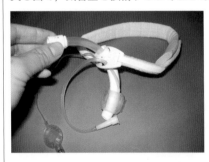

気管カニューレの内筒

日常生活にかかわる指導のポイント

口腔ケア

気管への誤嚥を防ぐため，口腔ケアの前に気管カニューレのカフを一時的に膨らませる．口腔の状態に応じて口腔ケアを指導する．

入浴

入浴時は気管切開部をタオルでガードしたりシャンプーハットに切り込みを入れたものをあてるなど，気管切開孔から湯が入らないよう工夫する（**図3**）．

MEMO

カフ圧の調整

カフ圧は，カフ付き気管切開チューブに付いているエア注入口にカフ圧計を接続して測定する．聴診器をカフ付近にあて，空気漏れの音が聞こえる場合はシリンジで少しずつ空気を追加する．空気漏れの音がしなくなったら空気の注入を止め，再度カフ圧を測定する．

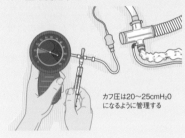

カフ圧は20～25cmH₂0
になるように管理する

図3　シャンプーハットの利用

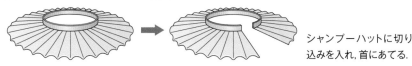

シャンプーハットに切り込みを入れ，首にあてる．

入浴後は気管切開孔を消毒し，洗えなかった部分を清拭する．その後，清潔なガーゼで保護する．

家族や介護者にも入浴に関する注意点を指導する．訪問入浴サービスを利用する場合は，事業者とのあいだで十分な情報交換を行い，しっかりと連携を図る．

コミュニケーション

療養者の状態に合わせて，筆談や文字盤，カード，呼び鈴，コールなど効果的な方法を選択し，コミュニケーションを図る．

家族の介護力

気管カニューレの管理は，介護者への負担が大きく，家族，介護者の疲労は大きいものである．訪問看護師は，介護相談や指導を適宜行い，家族のストレスを軽減できるように努める．また，療養者や家族の状況に応じて，訪問回数を増やしたり，電話での相談や指導，緊急訪問などを行い，介護の状況を把握する．

在宅療養をどのようにサポートしていくとよいか，継続が可能かどうかなど，療養者・家族・主治医などの関係者たちと適宜話し合いの場をもつことが重要である．

緊急時の対応

適切なカフ圧かどうかを1日1回は確認し，異常の早期発見に努める．カフ漏れやカフの損傷があるときには，原因を確認する．また，気管カニューレの閉塞や内腔の狭窄が疑われるときには，加湿，ネブライザー，呼吸理学療法などを取り入れ，排痰を促して痰を吸引する．

緊急時に備え，予備の気管カニューレを自宅に用意しておく．気管カニューレが抜けた場合は，医師に報告して指示を受ける．状況によっては緊急時対策として，新しい気管カニューレに交換する．再挿入が困難な場合は医師に報告する．

バイタルサインの異常，意識レベルの変化，チアノーゼの出現，動脈血酸素飽和度（SpO_2）の変化など呼吸状態の異常がみられるときは，主治医に報告し，指示を受ける．

> **MEMO**
>
> ### 小児の気管カニューレ
>
> 小児の気管カニューレはカフがないことでカニューレの可動性が非常に高い状態にある．また，小児は体格にくらべて頭部が大きいため，頸部が後屈しやすい．
>
> 以上のことから，気管カニューレの固定が重要である．
>
> また，空気の呑み込みによる胃部膨満が起こり，ときに嘔吐をまねくため，誤嚥にも注意が必要である．適宜胃チューブによる胃内容物の吸引，減圧を行う．

引用・参考文献
1) 杉本正子, 眞舩拓子編：在宅看護論. 第5版. p306〜307, ヌーヴェルヒロカワ, 2008.
2) 川越博美, 山崎摩耶, 佐藤美穂子編：最新 訪問看護研修テキスト ステップ1. p.384〜387, 日本看護協会出版会, 2005.
3) NPO法人HAICS研究会 PICSプロジェクト編著：訪問看護師のための在宅感染予防テキスト. p65, メディカ出版, 2008.
3) 道又元裕編：人工呼吸ケア「なぜ・何」大百科. p77〜79, 照林社, 2005.
4) 野本靖史監修：気管切開患者のケア─すべてがわかるQ&A. エキスパートナース, 20(15)：38〜45, 2004.

4 在宅人工呼吸療法（HMV）

山田真理子

MEMO

HMVの療養者とは

ひと口にHMVと言っても、ADLが自立していて認知症がなく、要介護認定で自立や要支援と認定される療養者から、筋萎縮性側索硬化症（ALS）で要介護5の療養者、難病の小児患者など、年齢・疾患・生活状況はさまざまである。

訪問看護師は、常に療養者の生活の全体像を捉え、提供するケア内容や訪問頻度を検討していく。

筆者の事業所は利用者の2割弱がHMVで、19歳以下が11名、19歳以上が6名という状況である。訪問頻度は1〜2回／週が多いが、1回／2週から5回／週、あるいは複数の事業所で毎日訪問など、状況に応じて異なる。

在宅人工呼吸療法（HMV）とは

在宅人工呼吸療法（HMV）とは、長期にわたり持続的に人工呼吸に依存せざるを得ず、かつ、安定した病状にある患者において、在宅にて実施する人工呼吸療法のことである。対象となる患者は病状が安定し、在宅での人工呼吸療法を行うことが適当と医師が認めた者で、月に1回は受診もしくは往診を受けることが原則である。

HMVは1990年に保険適用となった。そのころは、気管切開下人工呼吸療法（TPPV）が中心だったが、現在では非侵襲的陽圧換気法（NPPV）がHMVの9割近くを占めている。

TPPVとNPPVでは、機種や患者像が異なる（表1）。

近年、特筆すべきは、小児（19歳以下）のHMV患者の増加である。19歳以下の在宅人工呼吸器指導管理料算定数は、2009年に812件であったが、2013年には2,126件と急増している[5]。

表1　HMVにおけるNPPV, TPPVの比較

	NPPV	TPPV
患者への侵襲性	低い（マスク装着での管理）	高い（気管切開下での管理）
会話の可否	可	否（困難）
食事	可	困難
気道ケア・感染など	簡便で、感染の機会も少ない	管理に慎重を要す
加湿の必要性	口渇（＋）ならオプション使用　不要な場合もあり	必須　（加温加湿器または人工鼻）
気道吸引	困難	可
蘇生バッグによる換気	困難　（最悪の場合、入らない）	可　（練習により安全に行える）

文献1）より引用

NPPV

NPPVとは

目的

　NPPVとは，マスクを介して換気を行う人工呼吸療法である．簡便で，早期導入が容易であり，**表1**にあげた特徴を見ても，療養者に「やさしい」人工呼吸療法といえる．従圧人工呼吸器であるNPPV専用器を使用する（**図1**）．肺結核後遺症，後側彎症など肺外病変を主とする拘束性胸郭疾患の在宅人工呼吸器として用いられ，非常にすぐれた臨床効果が実証された（**表2**）．その後，慢性閉塞性肺疾患（COPD）や気管支拡張症など肺内病変を主とする症例にも適応が広がっている．最近では，心不全患者の肺うっ血が原因となる呼吸不全症状に使用されるNPPV器もあり（**図2**），発売後数年で利用者は急増した．

図1　一般的なNPPV

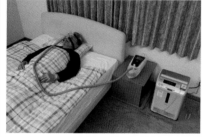

図2　心不全に使用されているNPPV器（ASV）

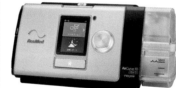

表2　NPPV療法の効果（慢性期）

- 長期にわたる血液ガスの改善（$PaCO_2$↓，PaO_2↑）
- 再入院日数の減少
- 睡眠，ADLの改善
- 治療に対する良好なコンプライアンス

文献2）より引用

　在宅では，主に夜間の睡眠時にNPPVを使用する．使用時間が短いと治療効果が得られないため，使用時間の観察が重要である．一方で，日中の使用のみでも効果が得られることもある．主治医や療養者から，動脈血ガス分圧の結果や自覚症状の変化を情報収集し，評価していく．

　また，急性期の人工呼吸管理においても，近年では侵襲（気管切開や挿管）のものから非侵襲のものへとシフトしてきている．

HMV：home mechanical ventilation
在宅人工呼吸療法
TPPV：tracheostomy positive pressure ventilation
気管切開下人工呼吸療法
NPPV：noninvasive positive pressure ventilation
非侵襲的陽圧換気法
COPD：chronic obstructive pulmonary diseases
慢性閉塞性肺疾患

MEMO

人工呼吸器使用者の訪問看護は医療保険

1. 人工呼吸器使用者は，NPPVでもTPPVでも医療保険が適用される（CPAP：在宅持続陽圧呼吸療法は除く，SASに対するASVは除く）
2. 要介護認定における支給限度基準額外での提供が可能で，週4日以上，1日複数回の訪問，2か所または3か所（週7日の計画がある場合）の事業所からサービスを受けられる
3. 特定疾患医療受給者証や障がい者医療証（自治体で運営が異なる）によって訪問看護利用料の自己負担額が低い療養者も多い
4. 2および3の要因で，限度額を気にせず，訪問看護を十分に活用できるという特性がある
5. 現役並みの所得がある後期高齢者の場合は医療費自己負担は3割で，訪問看護利用料が高額（介護保険に比べ）となり，利用を躊躇する要因となることがある

知っておこう！

別表7に掲げる疾病等の者に関する注意点

SASに対するASVやCPAPは，別表7の「人工呼吸器」には含まれないが，在宅人工呼吸指導管理料」，「人工呼吸器加算の2」を算定している場合は，別表7に掲げる疾病等の者の「人工呼吸器」に含まれることとする．
なお，この取り扱いにより，保険種別が変更となる場合は，次回の介護保険のケアプラン見直し（1ヶ月間）までの間に変更すること．

MEMO

訪問看護を導入するのは誰？

NPPVは入院中に導入され，必要な教育を行ったうえで在宅療養がスタートする．このとき，適切なアセスメントを実施し，訪問看護の利用を検討する．最近は入院時からスクリーニングを行い，地域連携室の看護師が中心となって導入を調整することが増えている．医師やケアマネジャーから依頼される場合もある．

しかし，訪問看護が導入されていない症例も多く，NPPV療養者への訪問看護の有用性を示し，周知していくことが必須である．

NPPV療養者への訪問看護は，治療コンプライアンスの改善や維持，機器トラブルの予防と早期発見，病状の悪化の予防と異常の早期発見，ADL能力の低下予防，介護者の負担軽減などを目的に行う[3]．

概要

日本のHMV療養者は16,200名で，そのうち14,000名がNPPVを使用していると推計されている．往診を受けている割合は23％で，外来受診できる患者も多い．訪問看護は52％に導入されている．診療体制や介護体制に対する満足度は，不十分が6割，どちらともいえないが2割と低い．NPPVのうち半数は訪問看護が導入されておらず，治療の中断や治療効果が得られないために入退院を繰り返す症例があると思われる[1]．

適応

日本呼吸器学会によりNPPVガイドラインが作成され，疾患ごとに導入基準が示された[4]．在宅で長期にNPPVを行うのは，一般的に，慢性呼吸不全により高炭酸ガス血症に至った症例で，ほかに自・他覚症状や増悪による入院の回数，夜間の低換気の有無（夜間SpO_2連続測定などで評価）などが導入基準となる．例として，COPDの導入基準を紹介する（**表3**）．

表3　COPD（慢性期）におけるNPPV導入基準

1. あるいは2.に示すような自・他覚症状があり，3.の①〜③いずれかを満たす場合．
    1. 呼吸困難感，起床時の頭痛・頭重感，過度の眠気などの自覚症状がある．
    2. 体重増加・頸静脈の怒張・下肢の浮腫などの肺性心の徴候．
    3. ①$PaCO_2 \geqq 55\,mmHg$：$PaCO_2$の評価は，酸素吸入症例では，処方流量下の酸素吸入時の$PaCO_2$，酸素吸入をしていない症例の場合，室内空気下で評価する．
        ②$PaCO_2 < 55\,mmHg$であるが，夜間の低換気による低酸素血症を認める症例．夜間の酸素処方流量下に終夜睡眠ポリグラフ（PSG）あるいはSpO_2モニターを実施し，$SpO_2 < 90\%$が5分間以上継続するか，あるいは全体の10％以上を占める症例．また，OSAS合併症例で，nCPAPのみでは，夜間の無呼吸，自覚症状が改善しない症例．
        ③安定期の$PaCO_2 < 55\,mmHg$であるが，高二酸化炭素血症を伴う増悪入院を繰り返す症例．

「日本呼吸器学会NPPVガイドライン作成委員会編：NPPV（非侵襲的陽圧換気療法）ガイドライン改訂第2版，p.122，2015，南江堂」より許諾を得て転載．

注意点と禁忌

機器本体

NPPV専用器は，従圧式人工呼吸器である．

その利点としては，①マスクからの空気漏れを補正するため，ある程度空気が漏れてもよい，②過度に気道内圧を上げることがないため，気胸などの合併症のリスクが低い，ことがあげられる．

図3　高機能なNPPV専用器

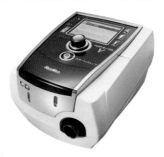

肺胞低換気量を確保する機能や内蔵バッテリーを有しているNPPV専用器

図4　主なマスクの例

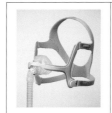

鼻マスク
NPPV導入時のファーストチョイスは鼻マスクである. 新しいマスクが開発され, フィット感や操作性が向上している.
製品の特徴: 皮膚接触部位に応じて異なる厚みのクッションを起用することで, 安定性と快適性を追及したマスク.
着脱が行いやすいようマグネットクリップを採用.

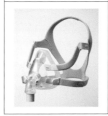

フルフェイスマスク
マスク使用中に療養者に開口がある場合は, フルフェイスマスクが選択される.
製品の特徴: マスクリークや皮膚圧迫軽減を目指した設計.
額パッドがなく視野が妨げられにくく, マスク装着時でもメガネをかけられる.

図5　マスクフィッティングのコツ

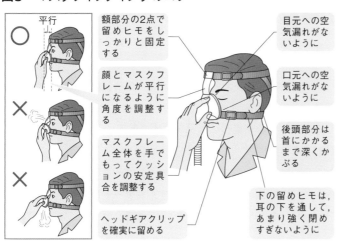

額部分の2点で留めヒモをしっかりと固定する

顔とマスクフレームが平行になるように角度を調整する

マスクフレーム全体を手でもってクッションの安定具合を調整する

ヘッドギアクリップを確実に留める

目元への空気漏れがないように

口元への空気漏れがないように

後頭部分は首にかかるまで深くかぶる

下の留めヒモは, 耳の下を通して, あまり強く閉めすぎないように

フィッティングのコツ
マスクはふんわりとフィッティングすることがコツ.
・ヘッドギアを締めすぎない.
・額アームを調整する(ダイヤルやスライドで調整できる).
・マスクのサイズや種類の選択を工夫する.
・びらんや水疱になったら, 褥瘡と同様のケアを行う.
・除圧のため, 好発部位の皮膚(額部や鼻根部)とマスクのあいだを皮膚保護材でカバーする
　→在宅では安価なものや繰り返し使えるものを使用することが多い. 市販の冷却シート, 洗浄して再使用できるシリコンジェルシート(シカケア; スミス・アンド・ネフュー ウンド マネジメント株式会社)などがある.

　一方, ①患者の肺コンプライアンス(肺の軟らかさ, 膨らみ具合)の程度により換気量が変動するため, 症例によっては十分な換気量を確保できない, ②自発呼吸のできない患者への使用を意図していないため, 生命維持装置として使用できない, ということがあげられる.
　近年は, 高機能で, 肺胞換気量を確保する機能や内蔵バッテリーを搭載するNPPV専用器が主流になってきた(**図3**).

マスク(図4)や回路
　顔面に創がある場合は, マスク装着は困難である. 意識障害のある場合, 気道内分泌が過多で排出が困難な場合, 鼻閉, 開口が著しく気道内圧が上がらない場合も使用が難しい.
　また開放型回路のため, 多くの場合, 呼気はマスクの呼気排出孔から排出される. 呼気排出孔の位置を確認し, 塞がっていないかを確認しなければな

らない．療養者や家族あるいは対応した医療者などが，リークと勘違いして塞いでしまうと，呼気を再呼吸することになり，高CO_2血症に陥る危険がある．

療養者の顔にきちんとマスクがフィットしていることも重要である．マスクの装着が適切でないと，皮膚トラブルや，多量の空気漏れ（マスクリーク）が発生し，機器の使用を中断する要因となる．マスクフィッティングのコツを図5に示す．

開口して口からリークする場合は，チンストラップ（顎バンド）やリップシール（口に貼るテープ）の使用や鼻口マスクへの変更を考慮する．

回路やマスク内に結露が発生する場合は，室温を上げることが効果的である．また，加温加湿器の温度を下げたり，チューブを布で巻いたり布団に入れてしまって温めてもよい．加湿器から50〜70cmほどの長さのチューブを真っ直ぐに立てて，加湿器チャンバー内に結露を落とす方法もある．

▌療養者や家族の状況の変化

NPPVによる療養は長期にわたるため，以下のような療養者自身や家族の状況の変化にも注意が必要である．

- ・キーパーソンが病気になる，死別するなどの生活状況が変化する
- ・独居だが，障害（リウマチ，神経筋疾患）のため，自己装着ができない
- ・NPPVを導入して数年経過し，認知機能の低下により機器を扱えなくなる（例1，2参照）

こうしたことに対しては，医療ケアに強いヘルパー事業所との協力，家政婦や自費ヘルパーの利用，訪問頻度を増やす，ショートステイや介護施設の利用（住宅型含め），などの個別の対応が必要である．

例1

在宅酸素療法導入後20年以上経過し，NPPVを導入．1年近く在宅生活を続けたが，最近は機器のスタートボタンがうまく押せず，パニックになる．

例2

NPPVを導入して10年ほどが経過．最近，機器操作がわからなくなり，たびたび事業所に連絡がある．

在宅におけるNPPVの実施と管理

▌必要物品

①NPPV本体（回路，マスク，そのほかの周辺物品），②モニタリングデータを記載する用紙やチェックリスト，③呼吸音が聴取できる聴診器，④時計，⑤パルスオキシメータ

必要物品の準備のポイント

①NPPV本体（回路，マスク，そのほかの周辺物品）

・NPPVの機器は数種類ある．訪問開始前に，取り扱い業者から説明を受け，マスクフィッティングのコツやトラブルへの対処法について，確認しておく．看護師が在籍している取り扱い業者も増えてきており，医療者として同じ目線で注意点を聞くことができるようになってきた．

②モニタリングデータを記載する用紙やチェックリスト（表4）

・治療コンプライアンスの確認のため，機器データのモニタリングをする．

・最低限，機器の積算時間の確認は必要である．積算時間と経過日数で，

表4　モニタリングデータのチェック表（NPPV）

NIP-V治療データチェック表		（　　　　　　　　　　）様								
		/	/	/	/	/	/	/	/
確認項目	時間								
	サイン								
使用中									
電源コードが抜けてないか（本体側・コンセント側）									
本体と酸素が繋がっているか（リザーバーマスク用の濃縮器とつなげる）									
実測値	LK								
	VT								
	MV								
	Ti								
	IE比								
	RR								
（設定）　☑×2ボタンを押す									
モード									
IPAP									
EPAP									
バックアップ呼吸数									
詳細を展開									
Timin									
Timax									
吸気トリガー									
呼気トリガー									
ライズタイム									
フォールタイム									
マスク種類	フルフェイス								
（アラーム）　☑×2ボタンをさらに押す									
すべてOFF									
使用データ　iボタンを押す									
イベントサマリー									
リーク/グラフ									
MV/グラフ									
TV/グラフ									
RR/グラフ									
使用時間帯									
使用時間：累計									
呼吸器　フィルター確認 訪問時に汚染ないか確認									
マスク・回路洗浄（水）									

＊設定等は療養者毎に異なるため、療養者毎にチェックリストを作成すること

前回訪問時から今回の訪問までの機器使用時間の平均が算出できる．

・機種によっては，治療データ（リーク量・換気量の概算値，呼吸回数，トリガー率など）や使用データを表示することもできる．

③呼吸音が聴取できる聴診器，時計，パルスオキシメータ

・聴診器は呼吸音が聴取できるものを使用する．安価なものでは副雑音聴取などのフィジカルアセスメントが困難である．

・時計は呼吸回数の測定に必須である．

・また，パルスオキシメータで酸素化の評価を行う．パルスオキシメータは安静時のみでなく労作時や睡眠時の測定も重要で，ときには業者に依頼するなどして連続パルスオキシメトリー検査を行い，労作時や睡眠時の評価も行いたい．

・低換気はとくに睡眠時に発生しやすく，人工呼吸器の設定変更が必要な場合もある．

・アセスメントを行い，主治医と相談しながら適切な設定を検討していく．

NPPV回路交換の手順

①バイタルサインを測定し，フィジカルアセスメントを行う

②NPPVのデータを確認する

・機器の積算時間，リーク量などのデータを確認する．このとき，療養者の訴えも聴くようにするとよい．

③データから得られた情報を分析し，対応する

・使用時間が短かったりマスクリークが多かった場合は，その原因が何かをアセスメントし，必要な対策を行う．

④皮膚トラブルを起こしていないかを確認する

・マスク装着による皮膚トラブルがないかを確認する．

・トラブルが起きている場合は，まずはフィッテングを見直す（ヘッドギアの締めすぎ，額アームの調整）．

⑤NPPVの回路を交換する

・回路の交換とともに予備の回路やマスクが準備されているかについても確認する．

・破損を発見したら，業者へ連絡し，新しいものを取り寄せる．フィルター汚染も確認する．

・回路洗浄を本人や家族が行う場合も，確認は必須である．

NPPV回路交換の手順

a. 回路交換の頻度や方法を確認する

・機種や業者・処方施設によって対応が異なるので，訪問開始前に，回路交換の頻度や交換を確認する．

・回路がディスポーザブルタイプの場合は2～4週間に1回，看護師など医療職が交換する．一般的には，中性洗剤で洗浄して，繰り返し使用す

るケースがほとんどである.

- ・ここでは，回路・マスク・加湿器チャンバーを繰り返し使用する場合の方法を述べる.

b. NPPV機器から，回路・マスク・加湿器チャンバーを外す

- ・回路・マスクは2セット準備し，交互に使用する.

c. 回路・マスク・加湿器チャンバーを分解して，中性洗剤で洗う

- ・スポンジや手で軽く汚れを洗い落とす.
- ・また，中性洗剤で浸け置きするのもよい（漂白剤は絶対に使用してはならない）.
- ・洗浄後は，しっかりと水で洗い流す.
- ・マスククッションなど皮膚が密着する部分は，皮脂で汚染しやすい. 痰が付着している場合もあるため，ていねいに洗浄する.

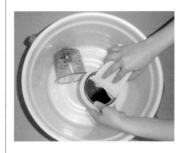 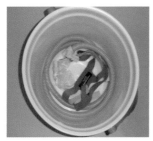

d. 回路とマスクのヘッドギアは浴室などで陰干しする

e. マスクを組み立てる

- ・マスクは部品が乾燥してから組み立てることが望ましいが，療養者や家族が組み立てられない場合は，タオルなどで水気を拭いて組み立てたうえで乾燥させる.

f. 機器の作動状況を確認する

- ・前回訪問時に洗浄した回路・マスクを機器と接続し，マスクフィッティングを行い，機器を作動させてみる.
- ・このとき，リーク量や装着痛を確認する.

⑥不具合が発生した際の対処法を伝える

- ・NPPV使用中に不具合が生じた際は，乾燥させた予備の回路・マスクと交換するよう指導する.
- ・療養者や家族がマスクの組み立てや回路接続ができない場合は，拭いて組み立てたマスクと回路（3セット目）をすぐに機器に接続できる状態にして退室するなど，個別の対応を行う.

⑦家族や療養者本人にも機器の作動状況を確認するよう指導する

- ・家族や本人が自立して回路交換を行う場合も，訪問時に破損や接続不良がないかを機器を作動させて確認する

日常の確認のポイント

日常の確認のポイントを以下に示す.

・バイタルサインを測定し，フィジカルアセスメントを行う.

・機器の積算時間，リーク量などの機器データを確認しつつ，療養者の訴えを聞く.

・使用時間が短かったり，マスクリークが多かった場合は，その原因が何かアセスメントし，必要な対策を行う.

・マスク装着による皮膚トラブルがないか確認し，対応する. まずは，フィッテングを見直す（ヘッドギアの締めすぎ，額アームの調整）.

・マスクは鼻マスクがファーストチョイスである. 一般的には，病棟での導入時に適切なマスクを選択するが，在宅でも使用中のマスクが適切かアセスメントする必要がある. 開口によって多量のリークが生じたり，口腔内の乾燥が強い場合は，医師に相談のうえ，鼻口マスクへの変更も検討する.

・療養者に合わせた包括的呼吸リハビリテーションを行う. 内容は，排痰，リラクゼーション，呼吸筋ストレッチ，下肢や全身の筋力運動，内服やドライパウダー吸入器・定量噴霧式吸入器での吸入の確認，増悪予防のための療養指導などである.

TPPV

TPPVとは

目的

在宅TPPVが導入されている疾患の8割が神経筋疾患である. TPPVに使用される人工呼吸器は従量式であり，換気量の確保が可能である. そのため，咳や嚥下障害などの球麻痺症状が著明な場合，NPPV導入後に基礎疾患が進行して24時間の人工換気が必要な場合などにTPPVの導入を検討する. 24時間の使用者が多いが，間欠的使用の場合もある.

概要

HMV療養者のうち2,200名がTPPVとされる. TPPV療養者ではADLが著明に低下していることが多く，機器の管理のほかに，吸引・経管栄養・膀胱留置カテーテルなどの医療ケアも加わることが多い. また小児の難病患者も増えており，NICUから在宅へという流れが急増している.

適応

TPPVの導入には，療養者や家族の決断が必要なため，インフォームド・コンセントが重要となる．入院中に気管切開孔造設術，気管カニューレの挿入を行い，TPPV用の人工呼吸器を導入する．

在宅療養では，小型で内蔵バッテリーが付いた機種が選択される．最近のTPPV器は，高機能で自発呼吸への追従性がよいものが多く，NPPVとしても使用できる機種も出ている（従量式でも従圧式でも使用可）．

注意点と禁忌

TPPVは生命維持装置として使用される．そのため，停電時も使用できることは大前提であり，内部バッテリーに加え外部バッテリーが付いている．内部・外部バッテリーの稼働時間の確認や外部バッテリーの充電状態の確認は必須である．

また，バッグ・バルブ・マスクの準備および保管場所を明確にしておくこと，家族が使えるように日頃から訓練しておくこと（機会をとらえて実際にやってもらう）も重要である．緊急時にすぐに対応してもらえるよう，入院先も確保しておく．

機器トラブルとして多いのは，機器本体の故障よりも，回路・加温加湿器・人工鼻・電源コード・酸素供給の接続ミスなどのトラブルである．訪問時には，チェックリスト（**表5**）を用いて確認することが望ましい．

在宅におけるTPPVの実施と管理

必要物品

①TPPV本体（回路，そのほかの周辺物品），②安全確認・機器データモニタリング用のチェックリスト，③肺音が聴取できる聴診器，④時計，⑤パルスオキシメータ

必要物品の準備のポイント

ポイント①　TPPV本体（回路，そのほかの周辺物品）

・TPPVの機器も数種類ある．訪問開始前に取り扱い業者から説明を受けておくとよい．

・機器の回路は，NPPVに比べ複雑である．呼気弁がどこにあるのか，センサーチューブの接続方法，機器フィルターの扱い方，酸素の供給方法，加湿の方法，バッテリーの稼働時間について確認しておく．

・TPPVの回路はディスポーザブルの場合が多い．回路交換の頻度や注意点についても業者に確認しておくとよい．

・自発呼吸の無い療養者の回路交換は医療行為であり，家族または医療従

事者しか行えない.

・業者が行う場合は，医療従事者同席のもとで行わなければならない.

ポイント② 安全確認・機器データモニタリングのチェック（表5）

・NPPVと違い，TPPVは24時間使用する療養者が多い．そのため，トラブルは生命の危機につながる.

・訪問時はチェックリストを用いて，安全を確認する．チェックリストは，それぞれの機種や療養者に合わせたものを作成することが好ましい.

・機器のチェックポイントに関しては，取り扱い業者と協力して作成するとよい.

・筆者の事業所では，チェック項目にバッグ・バルブ・マスクの保管場所の確認や緊急用ボンベの確認なども入れている．ほかの訪問看護ステーションやヘルパー事業所ともリストを共有し，療養者にかかわるすべてのスタッフが安全管理について意識できるよう，工夫している.

・気道内圧や一回換気量など，機器に表示されるモニタリングデータも記載しており，アセスメントに活用している.

ポイント③ 呼吸音が聴取できる聴診器，時計，パルスオキシメータ

・フィジカルアセスメントに必要な物品である（詳細はp.90 NPPVの項を参照）.

TPPV回路交換の手順

①バイタルサインを測定し，フィジカルアセスメントを行う

②安全・機器データを確認する

・療養者や家族の訴えを聞きつつ，チェックリストを用いて安全確認と機器データ（気道内圧や一回換気量）の確認を行う.

・気道内圧上昇や一回換気量の低下は，痰の貯留や回路・センサーチューブ類の接続ミスなどで起こる．なぜ，いつもと違うのかアセスメントする.

③回路を交換する

・回路交換を訪問看護で担っている場合に実施する.

・予備があるか確認し，トラブル時に交換できるようにしておく.

a. 回路交換の頻度や方法を確認する

・TPPVの回路は，ディスポーザブルが基本である．機種や業者・処方施設によって回路交換の頻度が異なるので確認しておく.

・一般的には，在宅では1か月に1回程度が多い.

・医療施設に比べると，患者間や器材の交差感染が少なく侵入門戸も限られ，医療行為やケアを行う人数も限られるため，感染伝播のリスクは低いといえる.

・しかし，NPPVに比べると，より慎重に管理しなくてはならない.

・回路交換前には手洗い・うがいを実施する.

表5　人工呼吸器　訪問看護師用チェックリスト

確認項目		/	/	/	/	/	/	/	/	/	/
	時間										
	サイン										
電源コードが抜けていないか（本体側・コンセント側）											
アンビューバックが近くにあるか											
加湿器（閉鎖式）の水の補充											
ウォータトラップ・回路 水抜き											
フィルター洗浄（金）											
（設定）　*情報でチェック											
副設定	OFF										
モード	PC-SIMV										
回路種類	パッシブ										
吸気圧	15.0										
PEEP	5.0										
PS（プレッシャーサポート）	10.0										
呼吸回数	20										
呼気時間	1.0										
トリガータイプ	フロー										
フロートリガー感度	1.0L/分										
フローサイクル	20%										
ライズタイム	1										
ネブライザー利用	有										
（アラーム）　*情報でチェック											
回路外れ	5秒										
無呼吸アラーム	OFF										
VT下限/上限	OFF/OFF										
MV下限	0.1L										
MV上限	OFF										
呼吸回数下限/上限	OFF										
（実測値）											
呼吸回数（RR）											
換気量（Vte）											
MV											
最大フロー											
圧（PIP）											
MAP											
リーク											
I／E											
加湿器温度											
交換・チェック											
気切ガーゼ（毎日）											
回路交換（月1回）											
酸素濃縮器											
フィルター洗浄（金）											
Ns訪問時に汚染ないか確認											
コンセントが抜けてないか											
緊急用ボンベがすぐに使える状態か?（残量・接続）											

★外部バッテリーは, 3か月に1回フル充電が必要. 受け持ちの看護師が確認する
　外部バッテリー7時間, 内部バッテリー4時間, 合計10時間程度の稼動が可能である
　停電時の酸素は, ボンベを使用する
※機種により異なり, 利用者ごとに確認が必要である

安全対策・災害時の備え

100％の安全保障は難しい．TPPVやNPPVの装着時間が長い療養者へは，バッテリー・蘇生バッグ・入院先の確保，緊急連絡先の指導，緊急用ボンベの確認などの対策を講じる．

病院と在宅の大きな違いは，医療者が数分で駆けつけられないことである．そのようなリスクについての説明も在宅療養者には必要である．

こんなときどうする？

高圧アラームが鳴ったとき

高圧アラームは，その名のとおり，気道内圧が高いときに鳴る．原因としては，痰のつまりや回路チューブの閉塞が考えられる．痰づまりの場合はすみやかに吸引を行う．それ以外であれば回路に穴や閉塞がないかを点検する．もし呼吸が止まっていれば，バッグ・バルブ・マスクで呼吸を確保する．

こんなときどうする？

患者が息苦しさを訴えるとき

気道内圧は低いもののアラームが鳴らず，患者が息苦しさを訴えている場合は，すみやかにバッグ・バルブ・マスクを使って呼吸を確保しながら原因を探る．回路の接続が確実になされているか，蛇管に穴が開いていないかなどを確認する．もしよくならないときは，至急メーカーに連絡し対応する．

b. 必要物品がそろっているか確認する

・在宅TPPV機種の回路は単純化してきているが，基本的な回路の構造を理解しておくことが重要である．交換する直前に組み立てるようにする．

人工鼻で加湿している場合：①気管カニューレとのコネクター，②フレックスチューブ（短チューブ），③人工鼻，④呼気弁，⑤呼吸蛇管とセンサーチューブ，⑥バクテリアフィルター

加湿器で加湿している場合：①気管カニューレとのコネクター，②フレックスチューブ（短チューブ），③加温加湿器，④呼気弁，⑤呼吸蛇管とセンサーチューブ（あいだにウォータートラップと加温加湿器のチャンバーがついているため注意が必要である），⑥バクテリアフィルター

c. 交換作業中，療養者の換気を確保する

・家族と協力し，交換作業中はバック・バルブ・マスクでバギングし，療養者の換気を確保しつつ行う．

d. 回路交換後，交換前後で変化がないかを見る

・機器表示の一回換気量やリーク量を確認し，交換前後で変化がないかを見る．

・チェックリストで日常点検を行っている場合は，交換後にチェックする．

e. 予備の回路の有無を確認する

・予備の回路はあるかを必ず確認し，トラブル時に交換できるようにしておく．

日常の確認のポイント

日常の確認のポイントを以下に示す．

・バイタルサインを測定し，フィジカルアセスメントを行う．

・療養者や家族の訴えを聞きつつ，チェックリストを用いて安全確認と機器データ（気道内圧や一回換気量）を確認する．気道内圧上昇や一回換気量の低下は，痰の貯留や回路・センサーチューブ類の接続ミスなどで起こる．なぜ，いつもと違うのかをアセスメントする．

・人工鼻を使用している場合は，週に2〜3回ほど定期交換する．室内の加湿・湿気の影響で人工鼻内部に多量に水滴が生じ，人工呼吸器の換気に影響するトラブルを経験したこともある．必要に応じて交換の回数を増やす．

・加温加湿器を使用している場合，ウォータートラップの水抜きが頻繁に必要である．水を捨てるバケツなどを回路の近くに常備する．また，この際に接続不良が起きやすいため，注意が必要である．家族への指導も重要である．

・上記，機器管理以外のケア（気管カニューレや胃瘻などドレーンチューブの管理など）を行う．NPPVと同様に療養生活全体のモニタリングと

アセスメントが重要である.

・療養者に合わせた包括的呼吸リハビリテーションを行う.

緊急時の対応（NPPV・TPPV共通）

　急性増悪による病状悪化時の対応が重要である．週1～2回程度の訪問頻度の場合，看護師の訪問時に増悪の徴候が出ていないこともあるため，介護者への指導が重要である.

　発熱，呼吸困難増強，咳・痰の増加，むくみ，強い眠気など，どのような症状が出たら病院を受診しなければならないか，あらかじめ療養者・家族と話し合っておくとよい.

　機器トラブルが起きた際は，訪問看護ステーションか取り扱い業者に連絡するように事前に説明しておく．また，体調不良か機器トラブルか判断できない場合は，まず訪問看護ステーションに連絡するよう指導する.

　事前に緊急時の対応方法（入院先の確保も含めて）について療養者・家族とともに確認しておき，医師とも連携がとれるような体制をつくっておく．緊急時の連絡先や連絡方法については，わかりやすい場所に提示する．24時間連絡対応体制を利用する際は，療養者との事前契約が必要である.

　TPPVは訪問診療を受けている療養者も多いが，NPPVでも必要に応じて訪問診療の利用を検討していく.

引用・参考文献
1) 石原秀樹, 津田就平ら:平成23年度在宅人工呼吸器に関する講習会 配布資料スライド集. p2～6, p67～71. 財団法人医療機器センター, 2011.
2) 石原秀樹:NPPV療法 導入の実際. p2, 帝人ファーマ, 2010.
3) 長濱あかし:慢性呼吸不全患者の在宅看護. MB Med Reha, No.78:147～152. 2007.
4) 日本呼吸器学会NPPVガイドライン作成委員会:NPPV (非侵襲的陽圧換気療法) ガイドライン改訂第2版. p122. 南江堂. 2015.
5) 福岡県小児在宅医療多職種研修会配布資料スライド集. p27. 2015.

コラム:

在宅に馴染む人工呼吸器をはじめとした医療機器

　筆者の事業所では人工呼吸器を含む医療的ケアを必要とした利用者が多い．医療機器が病室のように物々しく置かれているのではなく，在宅におけるその方の生活に馴染むのが筆者の理想である.

　在宅で継続が必要な医療ケアをもつ利用者・その家族が，人生観やそれまでの生活観を生かしながら，病気や障害を持ちつつも，病気や障害とともに，その後の人生を穏やかに新しい価値を見つけつつ生きることを，支援していきたい.

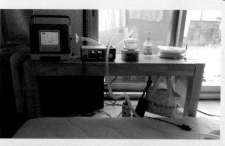
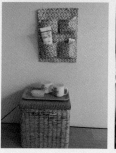
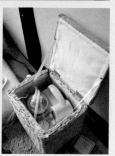

箱の中に吸引器

5 在宅酸素療法（HOT）

伊藤美江子

HOT：home oxygen therapy
在宅酸素療法

在宅酸素療法指導管理料

HOT療養者が在宅療養を継続するためには，外来での診療に加え，在宅療法の方法，注意点，緊急時の処置に関する指導を行うことが重要である．そのため，これらの指導と必要かつ十分な量の衛生材料および特定保険医療材料を支給することにより，医療機関は在宅酸素療法指導管理料を算定できる．

ただし，酸素濃縮機の加湿器に使用する滅菌精製水は衛生材料に含まれないため，療養者の自費負担となる．

在宅酸素療法とは

目的

　在宅酸素療法（HOT）の目的は，低酸素血症の改善と予後の改善，QOL・ADLの改善などである（**表1**）[1]．

　療養者にはHOTの目的を理解し，効果をすぐに体感できる人と，そうでない人がいる．前者の場合はスムーズにHOTの生活へ移行できるが，後者のようにHOTのコンプライアンスが低い場合では，入院や外来で指導を受けていても，実際に在宅では酸素吸入を適切に行えていない人も多い．

　とくに高齢で認知症（軽度含む）がある人や複数の疾患を抱えている人，独居（日中独居も含む）の人，また，療養者を介護する家族も要介護者であるなどの環境にある人は，退院時から訪問看護を利用し，HOTの使用状況の確認や繰り返しの指導が必要である．

　HOTを取り入れた在宅生活を適切に送るためには，まずは指導する看護師がHOTの目的をしっかりと理解しておくことが大切である．

概要

　HOTは1985年に医療保険適用となった．このことにより，病状は安定していて酸素吸入の必要性のためだけに入院している患者の退院が可能とな

表1　HOTの目的

- 低酸素血症の改善または予防
- 慢性の低酸素状態によって引き起こされる合併症の防止
- 予後の改善（生存期間の延長）
- 呼吸困難の軽減によるQOLの向上・ADLの改善
- 家庭や社会への復帰
- 入院回数・日数の減少による経済効果

文献1）より引用

り，酸素吸入を行いながら在宅で生活できるようになった.

現在，HOT療養者は，全国で10万人強といわれている.

適応

呼吸器疾患や循環器系疾患，筋・神経疾患，悪性腫瘍などのさまざまな疾患によって慢性の低酸素血症をきたした病態に対して，在宅で行われる治療である.

呼吸器疾患の場合は，慢性呼吸不全症例で，最大限の薬物療法や包括的リハビリテーションを実施したうえで適応を判断する.

以下の場合にHOTの適応となる.

・高度の慢性呼吸不全患者

　①動脈血酸素分圧（PaO_2）が55 Torr以下の者

　②PaO_2が60 Torr以下で睡眠時または運動負荷時に著しい低酸素をきたす者で，医師が在宅酸素療法を必要であると認めた者

・肺高血圧症患者

・慢性心不全患者

　医師の診断でNYHA Ⅲ度以上で，睡眠時のチェーンストークス呼吸がみられ，無呼吸低呼吸指数（AHI）が20以上であることが睡眠ポリグラフィ上で確認されている患者

・チアノーゼ型先天性心疾患

　発作的に低酸素または無酸素状態になる患者について，発作時に在宅で行われる救命的な酸素吸入療法として行う

在宅における実施と管理[2]

在宅療養を行うということは，これまで病院で行われてきた「日常生活のすべてと病状の管理を自分で行う」ということである.

在宅では療養者自身が疾患の過程や，酸素吸入の必要性を理解し，治療を受け入れられるように支援することが重要となる.

在宅移行後の注意点

『在宅呼吸ケア白書2010』の療養者へのアンケート調査の結果では，「療養生活についてもっと教えて欲しい」78%（522/666人）という結果が出ている[3]. 具体的に教えて欲しい内容としては，「息切れを軽くする日常生活動作の工夫」「呼吸訓練」「病気の過程」「急な息切れの対応法（パニックコントロール）」などが上位を占めている.

これらは，HOT導入時の退院指導で教えられている内容だが，時間の経過とともに忘れてしまったり，HOTの目的や効果への意識が薄れてしまうことが考えられる. 患者が酸素吸入の決まりごとを守っていなかったり，日常

AHI：apnea-hypopnea index
無呼吸低呼吸指数

MEMO

AHI（無呼吸低呼吸指数）

1時間当たりの無呼吸数および低呼吸数.

知っておこう！

☞ HOT療養者の旅行支援サービス

事前に業者へ連絡をすれば，滞在先にも酸素供給装置を設置してくれるため，旅行は十分可能である[1].
航空機利用の際も，事前に航空会社に酸素ボンベを持ち込む事を申請する.
また，航空機内では，気圧の低下により，機内の酸素分圧も地上の約80%となるため，旅行前に主治医へ相談し，機内での酸素流量等の指示を確認しておく.

図1　設置型酸素供給装置

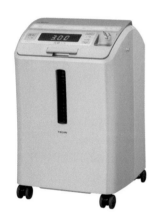

図2　携帯型酸素吸入装置

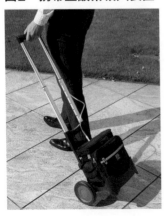

生活に伴う息切れに落胆して悲観的になっているときなどは，まずは療養者の状況や気持ちの理解に努める．そして，療養者の背景をふまえて，予後がイメージしやすいように繰り返し説明，指導することが必要である．

HOT導入初期のポイント

療養者が指導内容を理解し，実行できているかの確認が必要である．外来（入院）でどのような指導を受けたかを確認し，療養者がどのように理解したか，不明な点や不安な点は何かを把握する．以下に確認のポイントを示す．

・HOTの目的

・指示どおりの酸素流量の吸入

・呼吸法や日常生活動作，パニックコントロール

・HOT，酸素ボンベの注意や禁己

・酸素ボンベの残量の見方，交換方法

・トラブル時の対応

・息切れの対処方法

HOT導入初期以降のポイント

HOT導入から数か月～数年経過すると，機器の操作方法などは問題なくできるようになるが，「これくらい大丈夫」と自己判断で酸素吸入をしなかったり，禁忌事項を守らなかったりすることがある．療養者の生活環境全体をよく見てアセスメントすること，生活動作と呼吸状態を十分に把握することが大切である．

病気の進行とともにADLの低下や息切れも増すことがある．そのため，安静時，労作時の呼吸苦やSpO_2について定期的に評価する．

また，療養者への精神的支援も引き続き行う必要がある．療養者の価値観を理解したうえで，療養者が望む生活を送るために一緒に考えていきたいことを伝える．とくに悩みや落ち込みを言葉や表情に表出していなくても，訪問看護師はよき理解者となって療養者の日ごろの努力を認め，称賛する．

「酸素を吸っているからどこにも行けない」と思いこんでいる療養者は少なくない．療養者の思いに耳を傾け，信頼関係を築きながら，療養者のQOL向上のために焦らずに支援することが大切である．

必要物品

① 設置型酸素供給装置，②液体酸素，③高圧酸素ボンベ，④呼吸同調装置

①設置型酸素供給装置（図1）

・酸素供給装置では主に「吸着型」が使用されている．

・吸着型とは，空気中の窒素を吸着剤に吸着させ，濃度90％以上の酸素を供給できるものである．

②液体酸素

・−183℃以下で液化させた酸素を少しずつ気化させることで気体の酸素を供給する．純酸素である．電気代がかからない．

③高圧酸素ボンベ（図3）

・酸素濃縮器を使用する療養者の携帯用として用いられる．外出時や停電時に使用する．

④呼吸同調装置（図3）

・呼吸時，吸気のあいだだけボンベから酸素を供給するように弁を開閉させる装置．

・この装置を使用すると，ボンベの使用時間が従来の約4倍に延びる．

実施の方法：設置型酸素供給装置の場合

［準備］

①酸素供給装置は壁や家具から15cm以上離して設置する

・とくにフィルター部分がカーテンや布団などで塞がれたりしないように注意する．

・療養者の行動範囲に合わせて設置場所を検討する．

例

夜間のみ酸素吸入⇒寝室に設置
24時間酸素吸入で日中は居間で過ごす⇒居間に設置

・台所など，火気を扱う部屋に設置するのは避け，窓があり換気しやすい場所に設置する．

②療養者の生活活動範囲に応じて延長チューブを接続する

・延長チューブは20mまで吸入流量および酸素濃度への影響はない．

③療養者の呼吸方法，換気状態に応じて，鼻カニューレ，酸素マスクを使用する

・鼻カニューレ：両側の鼻腔から酸素を投与する器具で，簡便であり，会話や食事をすることができる（図5）．

・簡易酸素マスク：酸素を無駄なく使うために側面に小さな穴が開いている（図6）．療養者の呼気ガス（二酸化炭素）がマスクの中にたまってしまうと，そのガスを再呼吸して，血中の二酸化炭素量が多くなる危険性がある．酸素流量は5L/分以上必要である．

・トラキマスク：気管切開患者の場合に使用する．

・リザーバーつき鼻カニューレ：酸素流量は一般に7L/分程度が上限であるため，これ以上の流量が必要な場合はリザーバーつきカニューレを使用する（図7）．

④酸素流量5L/分以上の場合は，加湿器に精製水を入れる

・酸素流量4L/分以下では，一回換気量で供給される酸素は一部分で，

図3 高圧酸素ボンベと呼吸同調型酸素供給装置

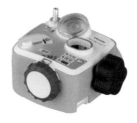

呼吸同調装置は，鼻から息を吸うときに作動するため，鼻呼吸がうまくできない人は同調できない場合がある．鼻呼吸ができているかの確認が必要である．

注意！

酸素が流れていない場合は，以下のことを確認する．
①チューブの屈曲や破損はないか
②接続部分やコンセントが外れていないか
③フィルターの目詰りや加湿部分に緩みはないか
以上のことを点検しても酸素が流れない場合は，使用を中止して酸素ボンベに切り替え，メーカーに連絡する．

図4 酸素ボンベカートを使用し歩行練習

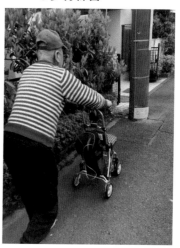

図5　鼻カニューレ

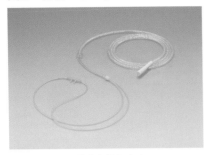

両側の鼻腔から酸素を投与する.

図6　簡易酸素マスク

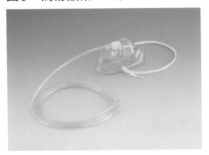

酸素を無駄なく使うために側面に小さな穴が開いている.

図7　マスクのような圧迫感がないリザーバーつき鼻カニューレ

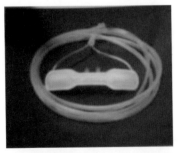

ノーマルタイプ
酸素流量が7L/分以上必要な場合に用いる.

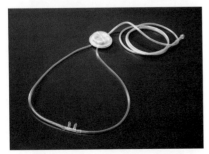

ペンダントタイプ
外見を気にする方にはお勧め.

そのほとんどが大気であり，酸素供給装置の加湿は意味がないといわれている.

［実施］
①電源プラグが交流100Vのコンセントに差し込まれていることを確認し，電源スイッチボタンを押す
②カニューレを装着して酸素を吸入する
③停止する場合は，電源スイッチボタンを再度押す

実施の方法：高圧酸素ボンベの場合

［準備（外出時）］
①使用前に酸素ボンベの残量と呼吸同調装置の電池残量を確認する
②呼吸同調装置の酸素出口ノズルにカニューレを取り付ける

［実施（外出時）］
①呼吸同調装置の電源スイッチを入れる
②医師から指示されている処方流量の数字に合わせる
③酸素ボンベのバルブをゆっくり開ける
④カニューレを装着して酸素を吸入する
⑤酸素吸入を停止する場合は，呼吸同調装置の電源スイッチを押し，酸素ボンベのバルブを閉じる

実施における注意点と指導のポイント

　とくに自覚症状の少ない療養者では，酸素の必要性を理解できずに酸素吸入の受け入れが困難になることが多い．自覚症状がなくても，心臓やほかの臓器に負担をかけていることを説明する.

多い実例：息苦しさの自覚がないため酸素を吸わない[2]

　主な理由　息苦しさを感じない，カニューレが邪魔，人目が気になる，電気代がかかる，酸素吸入の副作用が怖いなど.

　対処法　パルスオキシメータで血中酸素飽和度（SpO_2）と脈拍を測定し，療養者に数値を見てもらい，低酸素であること認識してもらう.

　療養者への具体的な説明の例　「肺と心臓はお友達です．低酸素になると，心臓がフル回転でくたびれてしまいます．大切な心臓に負担をかけないようにしましょう」

多い実例：自己判断で酸素流量を増やす

主な理由 酸素量を増やせば息切れが早く改善すると思っている．

対処法 療養者は酸素流量について退院時に指導・教育を受けているが，息苦しい状況から何とか脱したいため，酸素流量を増やしてしまう人もいる．酸素療法で起こる合併症として，呼吸中枢の抑制（CO_2ナルコーシス），酸素中毒，無気肺がある．HOT療養者は，酸素吸入の合併症を理解し，医師に指示された酸素流量を正しく吸入できるよう指導が重要である．

このように，療養者が酸素吸入をしない，自己判断で酸素流量を増減するなど，適切に酸素吸入ができない原因や理由が必ずある．それらを解明して，療養者にHOTの必要性を十分に説明し，治療を受け入れられるように支援することが重要である．

HOT療養者のADLを数値化して評価する千住らの評価表（**図8**）は，一般的なADL・IADL評価用紙では，呼吸器疾患患者特有の呼吸困難による動作の困難さが評価されないため，呼吸困難感や在宅酸素療法の使用状況を加味した評価表である．

筆者も活用しているが，とくに息苦しさの自覚がなく酸素を吸わない人や，労作時にカニューレが邪魔なため酸素を吸わない人には効果的である．この評価表を数か月ごとに継続して使用すると，療養者は自分の身体の状態がどのように変化しているのか数値で表示されるため，治療の必要性を理解し，治療を受け入れられるようになることが多い．

日常生活にかかわる指導のポイント

入浴

浴室や脱衣所，居室から浴室までの移動距離などの入浴環境は必ずチェックする．

浴室では，一般の浴用椅子では高さが低く，腹部が圧迫されて横隔膜の動きが制限されてしまうので，介護用品のシャワーチェアを用いるとよい．また，深い浴槽は立ち上がり動作やまたぐ動作が困難となるため，介護用品の浴槽台を沈めて活用する．脱衣所にも椅子を設置し，椅子に座って更衣を行うようにする．

洗髪は，上肢を挙上する動作では胸郭の動きを制限してしまうため，できるだけ上肢の位置を下にするようにシャワーチェアの肘台に肘をついてシャワーを固定し，すこし頭を傾けて片手で行う．洗髪時，顔に湯がかかり，不安が強い人は，大人用シャンプーハットを使用するとよい（**図9**）．

また，身体を洗うときも注意が必要である．反復する動作は動きが速くなりがちで力を入れ続けるため，酸素消費量が増加する．細かい反復動作を避けるため，長め（大きめ）のタオルを使用すると動作を最小限にして身体を洗うことができる．

MEMO

カニューレによる皮膚トラブル

カニューレは通常1〜2か月程度で交換する．長期間使用するとカニューレが硬くなり，耳など接触する部位の皮膚トラブルの原因となることもある

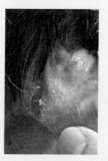

カニューレ接触部の皮膚剥離

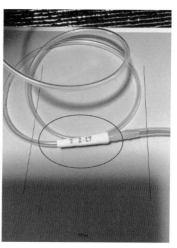

カニューレ交換時，日付を記入しておくとよい

MEMO

呼吸中枢の抑制：CO_2ナルコーシス

Ⅱ型呼吸不全で高二酸化炭素血症が持続している人に高濃度の酸素が投与されると，低酸素による換気刺激が除かれ，呼吸中枢の抑制が起こる．

これによりさらに血中のCO_2濃度が上昇し，意識障害などの精神神経症状が出現する．

図8　慢性呼吸器疾患のADL評価表

| 氏名: | | | 様 | | 評価日: | 年 月 日 | |

項目	★動作速度	★息切れ	★酸素流量	合　計
食　事	0・1・2・3	0・1・2・3	0・1・2・3	
排　泄	0・1・2・3	0・1・2・3	0・1・2・3	
整　容	0・1・2・3	0・1・2・3	0・1・2・3	
入　浴	0・1・2・3	0・1・2・3	0・1・2・3	
更　衣	0・1・2・3	0・1・2・3	0・1・2・3	
居室内移動	0・1・2・3	0・1・2・3	0・1・2・3	
居室外移動	0・1・2・3	0・1・2・3	0・1・2・3	
屋外移動（周辺）	0・1・2・3	0・1・2・3	0・1・2・3	
階　段	0・1・2・3	0・1・2・3	0・1・2・3	
外出・買い物	0・1・2・3	0・1・2・3	0・1・2・3	
合　計	／30点	／30点	／30点	
歩行距離	0:50m以内　2:50〜200m　4:200〜500m　8:500〜1km　10:1km以上			
			合　計	／100点

★動作速度
0:できない，かなり休みをとらないとできない
1:途中で一休みしないとできない
2:ゆっくりであれば休まずにできる
3:スムーズにできる

★息切れ
0:非常にきつい，これ以上は耐えられない
1:きつい
2:楽である
3:全く何も感じない

★酸素流量
0:2L／分以上
1:1〜2L／分
2:1L／分以下
3:酸素を必要としない

HOT療養者のADLを数値化して評価を行う．

排泄

　和式トイレは腹部を圧迫して呼吸の動きを抑制するため，可能であれば洋式トイレへリフォームする．

　大便は腹圧をかけるときに息を止めることが多いため，酸素を取り込めなくなり，呼吸困難を増大させる動作である．息を吐きながら腹圧をかけることができるように練習する．また，適宜休憩をしながら行う，運動療法により決まった時間にトイレに行く排便習慣をつけて便秘を予防する，などの対応も重要である．

転倒予防

　酸素延長チューブにつまづき転倒することもなくはない．
生活動線を考慮してチューブをフックにかけるなど工夫をするなどの転倒予防も効果的である．

感染予防

　急性増悪は療養者の大きな負担となり，病状の進行を早め，予後にも影響する．増悪の主たる原因は感染である．日常において積極的な感染予防と早期対応が重要となる（**表2**）．普段の呼吸数，呼吸リズム，呼吸パターン，呼吸音などをしっかり把握しておくと，早期の異変に気付きやすい．

禁煙指導

　喫煙は疾患の進行や息切れ，呼吸器症状を増強させる原因となる．

　HOT療養者で喫煙者は3%存在し，また，病気をきっかけに喫煙をやめた人は32%との報告がある[3]．喫煙は単なる嗜好ではなくニコチン依存症であり，療養者の喫煙に対する必要性の理解および意思がないと行動変容はできない．禁煙指導のポイントについて**表3**に示す．

　また，酸素は可燃性であるため，酸素吸入時は絶対にたばこを吸わないように指導する．

▌在宅療養生活で遭遇するトラブルやヒヤリハットの実例

加湿器

　前述したとおり，酸素4L/分以下であれば加湿効果はないので，酸素5L/分以上の場合に加湿する．

表2　感染予防と早期対応

- 普段の体調を日誌などに記録する習慣をつけるよう指導する．これによって，体調変化が捉えやすい．
- 息切れの増加，喘鳴，咳嗽，痰の量の増加，痰の性状や色の変化，発熱などの症状に注意する．
- インフルエンザウイルス，肺炎球菌に対する予防接種を受ける．
- 口腔内の清潔を保つ（含嗽，歯磨き，義歯の手入れ）．

図9　酸素療法をしたままのシャワー浴

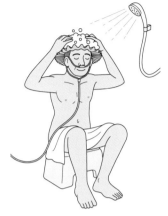

〈参考〉排便時の望ましい体位

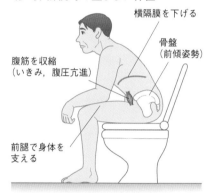

横隔膜を下げる
骨盤（前傾姿勢）
腹筋を収縮（いきみ，腹圧亢進）
前腿で身体を支える

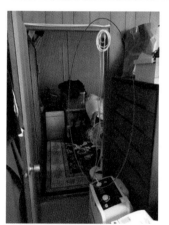

延長チューブをまとめてフックにかけている

MEMO

労作時の呼吸困難時の声かけ
呼吸が苦しいと，口を開けて浅い呼吸になることが多い．（鼻カニューレの場合）鼻に酸素がきているので，「鼻から吸って〜，口から吐いて〜」と声かけをしながら，呼吸のリズムを整えていく．

表3　禁煙指導のポイント

- 禁煙する意思がまったくない時期は，療養者の望む生活（息切れのない生活）と禁煙を結びつけて関心をもってもらえるように声かけをする．
- 療養者が禁煙に関心をもち始めたら，喫煙のリスクと禁煙の効果をしっかり説明する．
- 看護師は「あなたの健康を心配している」と伝えることも効果的である．
- 小さな目標から計画し，療養者に合った具体的な禁煙方法を提示する．
- 息切れの軽減などがあれば，禁煙の効果であると称える．療養日誌などを活用すると変化が分かりやすい．
- 禁煙できていることを継続的に称賛する．
- 保険診療で行われている禁煙外来を紹介する．
- 医師が禁煙アドバイスをすることで禁煙に効果があると言われている[5]．

実例1

　酸素3L/分の指示で加湿器は使用していなかったが，外来受診後5L/分に増量となった．加湿器の使用については説明を受けていなかったため，そのまま加湿器を使用せずに酸素5L/分で吸入していた．

対応：訪問看護で加湿の必要性を説明し，加湿器を使用するようになった．

酸素と火気

　酸素を吸いながら喫煙，調理，仏壇のろうそくをつける，などの行動で火災事故が発生している．悲惨な事故を起こさないためにも，繰り返しの指導が必要である．

実例2

　料理が好きで，酸素を吸いながら調理をしていた．ガスの火加減を見るために顔を火元に接近させていた．

対応：本人と家族に火気厳禁の説明を再度行い，電磁調理器に変更した．

酸素ボンベの使用時間

　酸素吸入量が増量になった場合，外出時の酸素ボンベの使用時間も短縮となる．酸素吸入量が変更された際は，説明と指導が必要である．

実例3

　酸素流量が3L/分から5L/分に増量された．変更後初めての外出時，酸素ボンベの流量を5L/分に変更して出かけたが，酸素ボンベの使用時間が5時間から3時間に短縮したことに気づかずに，いつも通り外出してしまった．外出先でふと酸素ボンベの残量を確認したところ，残りがわずかであったため，慌てて帰宅した．

酸素ボンベの管理

　酸素ボンベは40℃以下に保ち，直射日光を避けて専用ラックに入れて保管する．または流量計を段ボール等に入れて倒れないようにする（写真）．酸素

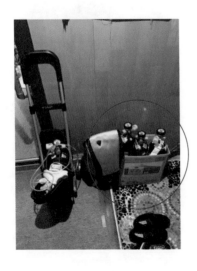

ボンベは2～4kgあり，倒れてけがをすることもあるため，保管には注意する．

> **実例4**
>
> 真夏の外出時，酸素ボンベの予備をトランクに入れ，車で外出した．外出から戻ったがトランクに予備の酸素ボンベを入れたことを忘れてしまい，そのままにしてしまった．
>
> **対応：**エンジンを切った状態の真夏の車内は50℃を超えることもあるので，酸素ボンベを車内に置きっぱなしにしてはいけない．

酸素ボンベの呼吸同調装置

呼吸同調装置を使用する場合は，酸素ボンベ側の設定は"同調"でなければならない．

> **実例5**
>
> 1L/分酸素吸入の療養者がデイサービスを利用したとき，施設職員がボンベ側の設定をわざわざ"同調"から"1L"に変更していた．
>
> **対応：**施設職員も入れ替わりなどがあるため，初回の指導だけでは徹底できない．誰が見ても一目でわかるように，酸素ボンベの流量設定を動かさないようテープで固定したり，酸素ボンベの脇に"ここは動かさない""常に同調で！"などと示したカードを付けるなどの工夫が必要である．

緊急時の対応

急性増悪時

急性増悪の徴候については，繰り返し指導することが必要である．発熱，呼吸困難増強，咳・痰の増加，むくみ，強い眠気などの症状に注意する．どのようになったら病院を受診しなければならないか，あらかじめ療養者と話し合っておく．また，様子がおかしいと感じたときは，主治医の予約日まで受診を待つのではなく，訪問看護ステーションへ連絡して，相談するように指導する．単なるかぜ，などと軽く考えず，早目に病院を受診してもらうことが重要である．

緊急時に備え，連絡先や連絡方法をわかりやすい場所に提示しておくよう指導する．

訪問看護の緊急時訪問オプションサービスである．病状が不安定か不安が強い療養者には利用を勧める．

介護保険：緊急時訪問看護加算

医療保険：24時間対応体制加算

緊急時のアセスメントのポイントを**表4**に示す[6]．

知っておこう！

☞ HOTに関する介護保険

HOT療養者の多くは，医療保険による医療機関の受診に合わせて介護保険のサービスを利用している．介護保険の要介護認定において，HOT療養者の多くは麻痺や認知症がないため，要支援または要介護1と認定されることが多く，その支給限度基準額のなかでサービスを利用しなければならない．

介護保険のデイサービスやデイケアなどの通所サービスは，療養者の社会参加やQOLの向上，介護者のレスパイトケアの視点から非常に重要と考えられている．施設や酸素業者の協力が得られれば，ショートステイも可能である．外出先での医療機器の取り扱いの方法や，患者の身体状況について，職員間の情報交換も必要である．介護保険のサービスを初めて利用する際にはさまざまな手続きがあるため，時間を要する．HOT療養者が退院直後から訪問看護や介護サービスを利用でき，在宅生活を無理なく，安心・安全に継続できるよう，在宅療養の開始前から介護保険の申請手続きをして退院調整をしてもらえるように，医療機関への働きかけも重要である．

注意!

気管切開によるHOT療養者の薬剤の吸入方法

気管支拡張薬の吸入薬は，薬が気道や肺，気管などに直接届くことで効果が期待できる．気管切開によるHOT療養者では，口から吸入するのではなく，気管孔から吸入する．

薬の残量をチェックして使用状況を確認するとともに，実際の吸入操作を見て，正しく吸入できているか確認することも必要である．

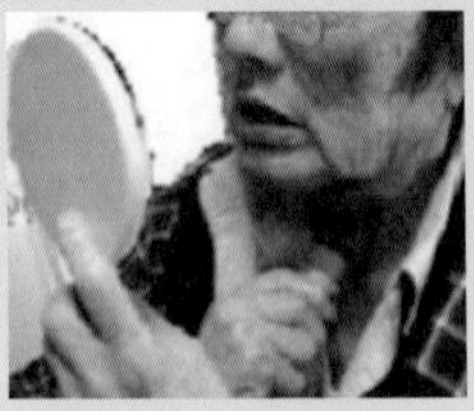

気管孔からの吸入

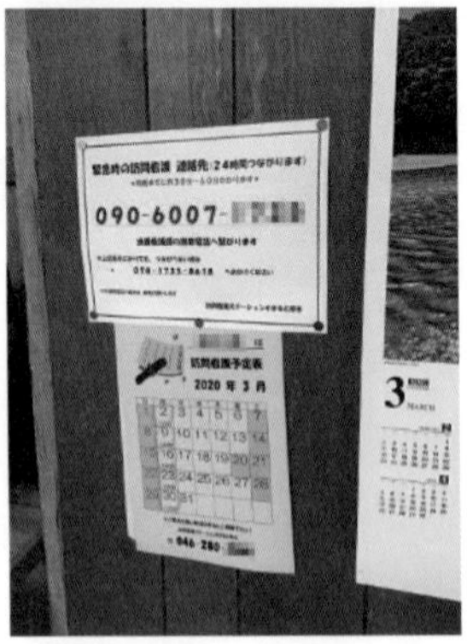

引用・参考文献
1）大阪府立呼吸器・アレルギー医療センター編：在宅酸素療法ケアマニュアル 病棟・外来・訪問 HOTスタッフ必携．石原英樹，竹川幸恵，荻野洋子監．p81，85，メディカ出版，2012．
2）川越博美，山崎摩耶，佐藤美穂子編集：最新 訪問看護研修テキスト ステップ2 4．呼吸管理．p.19，日本看護協会出版会，2005．
3）日本呼吸器学会，肺生理専門委員会，在宅呼吸ケア白書ワーキンググループ編：在宅呼吸ケア白書2010．メディカルレビュー社，2010．
4）大阪府立呼吸器・アレルギー医療センター編：在宅酸素療法ケアマニュアル 病棟・外来・訪問 HOTスタッフ必携．石原英樹，竹川幸恵，荻野洋子監．p182，メディカ出版，2012．
5）大阪府立呼吸器・アレルギー医療センター編：在宅酸素療法ケアマニュアル 病棟・外来・訪問 HOTスタッフ必携．石原英樹，竹川幸恵，荻野洋子監．p119～120，メディカ出版，2012．
6）角田直枝：在宅看護技術マスターQ&A．p116，学研メディカル秀潤社，2010．
7）梶原由美：在宅酸素療法（HOT）について．月刊ナーシング，31（6）：56，2011．
8）桑原田真弓：在宅酸素療法（HOT）．呼吸器ケア，9（4）：50，2011．
9）倉原優：ねころんで読める呼吸のすべて．ナース・研修医のためのやさしい呼吸器診療とケア．p.66～68，メディカ出版，2015

表4　緊急時のアセスメントのポイント

息苦しさの発症と経過	●突然に起きた⇒ 気胸，肺梗塞，心筋梗塞，誤嚥などの可能性あり ●急速に進行⇒ 喘息発作など ●緩やかに進行⇒ 肺炎，慢性心不全，貧血など
息苦しさの持続時間	●増悪している⇒ 緊張性気胸などの可能性あり ●動くと再発⇒ 労作性狭心症の疑いあり
息苦しさの程度	●主観的：10段階で表現（10：堪え難い苦しさ～0：苦しくない） ●客観的：いつもの日常生活が⇒ できる／一部できる／できない
随伴症状	●動悸とめまい：貧血や頻脈など ●胸痛：狭心症，心筋梗塞，肺梗塞の可能性をチェック ●発熱：肺炎などの可能性あり

文献6）より引用

停電，災害時

停電時は酸素濃縮器は使用できない．酸素濃縮器を使用している場合は，すみやかに酸素ボンベに切り替える．また，停電で暗いため，場所の確認が困難になる場合を想定して，酸素ボンベの近くに懐中電灯を備えることが望ましい．悪天候で急に停電する場合もあるため，天気予報などで悪天候が予測されるときは，事前に指導する．

災害時は避難場所に避難しなければならない場合がある．あらかじめ機器の業者の連絡先や医療機関，地域の避難場所などを一覧にして，わかりやすい場所に提示しておくよう指導する（図9）．災害時は業者によって，避難場所に酸素濃縮器が手配されるなどの対応がとられる．

図9　緊急時カードの例

在宅酸素療法患者 緊急時カード	在宅酸素事業者名：
	連絡先：　　営業所　　－　　－
氏　名：	連絡先：　　営業所　　－　　－
緊急時第一連絡先：　　－　　－	疾患名：
緊急時第二連絡先：　　－　　－	服用している薬の名前：
医療機関名：	酸素吸入量（L/分）：
連絡先：　　－　　－	安静時　　労作時　　睡眠時
主治医：　　科　　先生	その他の注意事項：

6 在宅持続皮下注入法

木下真里

在宅持続皮下注入法とは

■ 目的

　持続皮下注入法とは，皮下に針を留置したまま持続注入器を用いて，薬剤を少量ずつ皮下に注入する方法である．身体的な侵襲が少なく，安全で簡便な投与方法であり，微量な流量速度調整ができるため，がん患者への鎮痛薬や緩和ケアに必要な薬剤の投与経路の1つとして多く使用される．

■ 概要

　持続皮下注入法は，がん患者のさまざまな症状に対して，緩和に必要な薬剤を投与することができる．そのため，多くの緩和ケア病棟で使用されている．がん患者が在宅での療養を選択した場合は，病院と同様の緩和ケアを提供するために，持続皮下注入法を在宅でも継続する必要がある．

　在宅にて持続皮下注入法を施行するには，持続注入器の準備や麻薬管理が必要となる．最近の動向としては，積極的に在宅での看取りを行っている在宅支援診療所が複数台の持続注入器をレンタル，または所持している場合が多い．その他に，病院が持続注入器を貸し出して退院させたり，調剤薬局が持続注入器を所有して薬剤と合わせて供給する，などの例がある．在宅における持続皮下注入法はすこしずつ普及してきており，がん患者の在宅での看取りの普及にもつながっている．

　持続注入器には機械式注入ポンプや携帯型ディスポーザブル注入ポンプなどがある（**図1**）．

ケアのポイント

1. 病院から継続できる，緩和ケアに必要な薬剤の投与経路の1つである．
2. 持続皮下注入を管理し，患者の家族への指導を行う．
3. レスキュードーズとして，患者家族が安全に使用できるようPCA機能の管理方法について指導する．
4. 持続皮下注入器の種類や特徴，刺入時の注意点を把握する．

図1　主な持続注入器

CADD-Legacy®
PCAポンプ

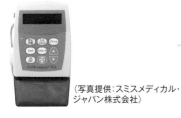

（写真提供：スミスメディカル・ジャパン株式会社）

テルフュージョン小型
シリンジポンプTE-361

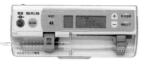

（写真提供：テルモ株式会社）

楽々フューザー®
携帯型ディスポーザブル注入ポンプ
PCA型FCタイプ21-ABX-300P3FC

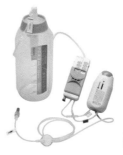

（写真提供：スミスメディカル・ジャパン株式会社）

PCA：patient controlled analgesia
患者自己調整鎮痛法

持続注入器にPCA（患者自己調整鎮痛法）機能があるものは，強い痛みの発現に対して患者や家族でもすみやかに対応できる．

適応

主に，がんなどの疾患により薬物療法が必要な患者で，以下の場合に適応となる．

- ・意識障害や消化管の通過障害などで薬剤の経口投与が困難である．
- ・下痢や消化管閉塞などで消化吸収能が低下している．
- ・経口薬や貼付薬による薬剤投与では効果が得にくい場合や，副作用が強い場合などのオピオイドローテーションが必要である．
- ・患者，または家族が持続皮下注入法を実施することを承諾しており，持続注入器の安全な取り扱いやシリンジから刺入部までのルートの管理が可能である．
- ・医師または看護師による定期的な管理，また緊急時の医療的管理が受けられる状況である．

持続注入器の特徴と主な機能

持続注入器の特徴

機械式注入ポンプは，シリンジやカセットに薬液を充填し，ポンプで薬液を注入する方法である（**図2**）．療養者の症状により投与速度が随時，調節可能である．症状が不安定な場合や変化が早い場合に容易に対応できる．家庭用電源で使用可能である．主な持続注入器の仕様を**表1**に示す．

携帯型ディスポーザブル注入ポンプは，バルーン内に薬液を注入してバルーンの収縮圧力を利用することにより薬液を持続注入する方法であり，電源が不要である．バルーン内の薬液の交換ができないため，主に症状がコントロールされている場合に用いられる．

図2 持続注入器の構造の例

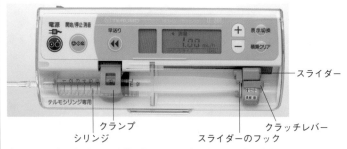

（テルフュージョン小型シリンジポンプTE-361，写真提供：テルモ株式会社）

表1 主な持続注入器の仕様

	テルフュージョン 小型シリンジポンプTE-361 (テルモ)	CADD Legacy PCA 6300 (スミスメディカル)	楽々フューザー 一体型 FC-PCA3-LOT30
シリンジ・バッグ量	5, 10mL	50, 100, 250mL	150mL, 300mL
流量設定	0.05mL/時	0.1mL/時 (ボーラスは0.05mL/時)	0~7mL/時
流量精度	±3%	±6%	使用環境温度が1度変化すると, 約2%変化
PCA機能	○	○	○
バッテリー	AC電源・充電 (1mL/時×24時間以上)	単3電池2本・AC電源	不要
重量	330g	290g(本体のみ)	約150g(本体のみ)
その他	不応期15, 30, 45, 60, 90, 120分	不応期5分~24時間 (1分刻み)	不応期30分

PCA機能

　療養者のボタン操作によって，必要なときに設定された量を臨時で追加投与(レスキュードーズ)することができる機能である．過量投与を防止するために不応期(ロックアウトタイム)の設定がある．

　PCAの使用回数や効能により，薬剤の増量を検討する．

薬剤の増量例

　1%モルヒネ注射液0.3mL/時(72mg/日)を投与中，PCAボタンを1日に8回以上(8時間分の投与量)使用した場合は，ベースの投与量を3割増量し，0.4mL/時(約100mg/日)にする．

バッテリー機能

　機械式の持続皮下注入器の場合は家庭用電源を必要とするが，バッテリー機能があるものが多く，電源を外した場合の連続使用時間を確認しておく．

連続使用時間の例

　テルモ　テルフュージョン小型シリンジポンプTE-361は8時間充電時は24時間使用可能，スミスメディカル　CADD Legacy PCA 6300はアルカリ乾電池(単3)2本で112時間使用可能(10mL/時の場合)．

麻薬の管理について

持続皮下注入法では麻薬を取り扱うことが多い．在宅では，療養者や家族，介護士などが麻薬を取り出せない構造，そして注入速度の設定を変更できない状態で使用することが原則である．そのため，機械式の持続注入器の場合は，機器の設定をロックできる附属品や機能を併用することが望ましい．

麻薬施用者は，麻薬注射液を療養者の看護をしている看護師にはアンプルのまま渡すことができるため，看護師はシリンジの準備から行うことができる．最近は，プレフィルドタイプ（シリンジに薬液を詰めている状態で製品化しているもの）のものもあり，準備から廃棄までのリスクを簡便化できる．

留置針刺入時のポイント

留置針の主な刺入部位は胸部，腹部，大腿部などであるが，皮下組織の厚いところであれば，どこにでも刺入が可能である（**図3**）．

療養者の姿勢や皮膚のたるみにも注目し，刺入部位を決める．とくに病状や体格などにより，側臥位になることが多い場合，側臥位で刺入した後，針の刺入先端に皮下組織がより，針が曲がってしまったり，針の先端を閉塞させることがある．患者の好む姿勢・体位になったときの刺入部の皮膚の状況を刺入前によく観察する．

皮膚をつまんだときに，1cm程度の厚みがあることが望ましい．刺入角度は10〜30°で，皮膚のしわの走行に沿って刺入するとよい（**図4**）．血管，筋肉層を避けるが，血液の逆流が見られた場合はただちに止血し，場所を変えて刺入し直す．

不穏やせん妄などにより刺入部の確保が難しい場合や，持続注入器の安全な取り扱いができない場合は，投与方法の変更や刺入部位を背部にする，注入ルートを袖やズボンに通す，ルートを長くするなどの工夫が必要である．

留置針に翼状針を使用する場合は，金属アレルギーがないかを事前に確認し，静脈留置針に変更する．

図3 留置針の主な刺入部位

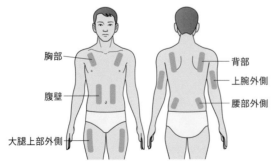

胸部
腹壁
大腿上部外側
背部
上腕外側
腰部外側

図4 皮下注射の刺入角度

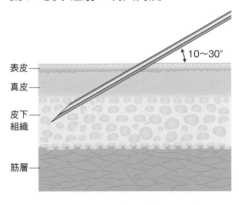

10〜30°
表皮
真皮
皮下組織
筋層

在宅における実施と管理

ここでは，テルフュージョン小型シリンジポンプTE-361（テルモ）を例に解説する．

必要物品

①テルフュージョン小型シリンジポンプTE-361（以下シリンジポンプ），②機器携帯用ケース，③シリンジ（ロック式が望ましい）と注射針，④エクステンションチューブ（4Fr）1～2本，⑤留置針（24～27Gの静脈留置針，または27G翼状針），⑥消毒綿，⑦手袋，⑧ドレッシング材（オプサイトやテガダームなどの透明なフィルム材と固定力のあるテープ），⑨電源（普通の家庭用電源で可能），⑩指示された薬液，⑪セーフティロックセット

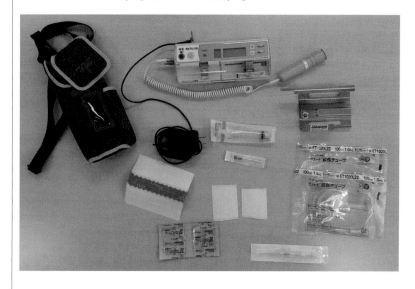

手順

①療養者，家族と穿刺部位を相談する

②手を洗う

③薬剤を準備する

・清潔な場所を確保し，医師の指示内容と処方された薬液が合っているかを照合する．

・シリンジに必要量の薬液を吸い上げ，空気を抜く．

・患者の活動状況に合わせたエクステンションチューブを1～2本取り付け，空気を抜く．

MEMO

薬剤の準備の際，複数の薬剤を使用することもあり，ミキシング（混注）するときは結晶の形成や白濁に注意する．
例として，下記のような4種の薬剤を混ぜる際，順番に混ぜないと混濁しやすい．
例 モルヒネ塩酸塩水和物（注射液）
↓
ハロペリドール注射液（セレネース）
↓
ブドウ糖注射液（5%ブドウ糖）
↓
ベタメタゾンリン酸エステルナトリウム（リンデロン）

第Ⅰ章 在宅看護の基礎知識

第Ⅱ章 状況別・在宅看護 援助のスキル

第Ⅲ章 処置別・在宅看護 援助のスキル

第Ⅳ章 事例による在宅看護の看護過程の展開

115

④シリンジポンプにシリンジをセットする

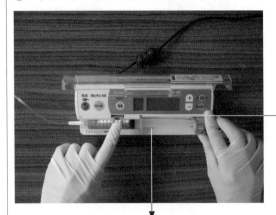

シリンジの押し子をクラッチレバーで固定する

シリンジのフランジがシリンジポンプのスリットに入っているところ

・シリンジポンプの電源を入れ，シリンジのフランジをポンプのスリットにはめ込み，押し子がスライダーにはまるようにはめ込む.
・クラッチレバーとシリンジクランプをおろして，シリンジを固定する.
・ポンプの早送りボタンを押し，エクステンションチューブの先端まで薬液を満たす.

⑤シリンジポンプの流量を設定する

・医師から指示された流量で設定する.

⑥"積算クリア"ボタンを押す

・積算量で注入量を管理する場合は，"積算クリア"ボタンを押し「0.00mL」になったことを確認する.

⑦不応期を設定する

・医師から指示された不応期を設定する.

⑧留置針を刺入する

・療養者に声をかけ，リラックスするように促す.
・刺入部位を消毒し，皮膚をつまみ留置針を刺し皮膚の走行に沿って挿入する.

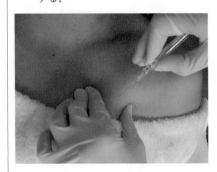

⑨留置針の挿入後，エクステンションチューブを留置針に接続する

・ロック式の接続の場合は，しっかりとロックする.

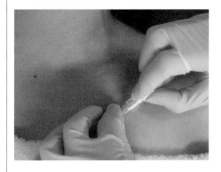

⑩留置針を固定する

・留置針の刺入部を下の写真のようにテープ，ドレッシング材を用いて固定する.

・刺入部を観察しやすいように，透明なドレッシング材を用いる.

・また，引っ張られても簡単に抜けないように，エクステンションチューブは余裕をもたせるために一巻きしてから固定する.

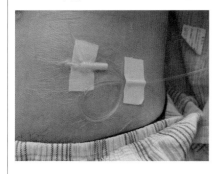

⑪薬液の注入を開始する

・シリンジポンプの開始ボタンを押し，薬液の注入を開始する.

・注入開始の時点で症状が強い場合は，PCA機能や早送り機能で1時間量を注入する.

⑫シリンジポンプにセーフティロックをセットする

⑬持続注入器を設置する

・持続注入器は機器携帯用バッグやS字フックなどを用いて，日常生活に支障がないベッドサイドに置くか，またはぶら下げておく.

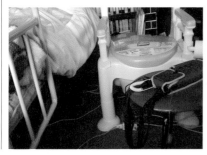

薬液注入時,療養者の痛みが強くなってきた場合の対応

まず,痛みの種類や程度をしっかりとアセスメントする.そのうえで医師に病状を報告し,改善策を協議する.

療養者の痛みがいままでの痛みの増強である可能性が高い場合は,レスキュードーズの使い方や投与量の増量についての具体的指示を医師から受ける.

がん末期疼痛管理協定書を用いて情報を共有する.

持続注入器を携帯する場合の注意点

・バッテリーの時間と持続注入器の携帯時間を考慮する.

・留置針の固定とルートの長さを確認し,抜けないようにする.

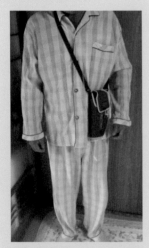

〈参考〉携帯用バッグの使用例

日常生活におけるケア

観察のポイント

苦痛が緩和されているかを評価する.共通の評価方法を用いて経時的に観察するとよい.とくにPCAの使用回数や使用時間を確認する.また,使用した薬剤による炎症や留置針によるアレルギーで刺入部位に発赤,硬結,痛みがないかどうかも観察する.

シリンジからエクステンションチューブ,留置針までのルートを確認し,漏れや接続の緩みなどがないかを確認する.薬液が確実に注入されていること,設定速度が変更されていないかを確認し,薬液の残量も確認する.持続注入器で積算量を見ることができる機能がある場合は,実際の注入量と確認する.

療養者のADLとルートの長さが適当かどうか,持続皮下注入に対する療養者や家族の反応も観察する.

ケアの実際

留置針の刺入部に異常がない場合でも,1週間に1度は定期的に刺しかえを行う.薬液は,残量や投与日数を考慮し,補充を忘れないように定期的に行う.

入浴,シャワー浴の際は,留置針を抜去し,入浴後に改めて刺入し直すことが望ましい(モルヒネの血中濃度半減期は2～3時間のため,1時間程度は鎮痛効果は得られる).

療養者・家族への指導のポイント

正しく苦痛のない持続皮下注入が行えるよう,療養者と家族に以下の点を重点的に指導する.

・PCA機能と使用方法を説明する.

・ADLにより苦痛な症状が予測される場合は,事前にPCAを使用するように説明する.

・痛みなどの苦痛な症状を,共通の評価表を用いて経時的に記録するように指導する.とくにPCAの使用回数や使用時間は記録するように伝える.

・留置針の刺入部位をときどき観察し,発赤などの異常があった場合は医師や看護師に連絡するように指導する.刺入部位が見えにくい場合は,鏡を用いて観察するよう伝える.

・持続注入器がきちんと作動しているか,作動状況を確認するように指導する.薬液の残量は減っているか,ランプが点滅するなど何か不具合はないか,などの確認するポイントを説明する.

・ルートが外れたときや留置針が抜けたときは医師や看護師に連絡するように伝える.

・バッテリー機能がある持続注入器の場合は,電源の外し方や充電の仕方

を指導する．

・持続注入器を携帯する場合の携帯方法と注意点について説明する．

緊急時の対応

療養者の状態悪化や事故への対応

発赤や熱感，膿などを伴う炎症，皮下腫瘍など留置針の刺入部位に異常が出た場合はすみやかに抜針し，医師に報告する．

また，ルートの接続が外れたり，留置針が抜けてしまったときはルートの交換や針の刺しかえを行う．混注する薬剤の種類によっては結晶が発生してルートが閉塞してしまう場合がある．シリンジやルートを交換するが，繰り返す場合は，医師にルートを増やせないか相談する．

誤って針刺しを起こしてしまった場合は，流水下で血液を絞り出しながら手洗いを行う．

その後はそれぞれの事業所の基準に従って対処する．留置針の刺入の前は必ず手洗いを行い，清潔な未滅菌手袋を着用して感染を防ぐ．また，針刺しを防止するためにも翼状針のリキャップは絶対に行ってはならない．静脈留置針を使用する場合は，内筒針は直接廃棄ボックスに廃棄する．

災害時の対応

避難が必要な状況のときは，持続注入器を持って避難する．避難場所はあらかじめ確認しておき，薬液の補充やバッテリーの交換，持続皮下注入器の交換など，持続皮下注入法が継続できるよう対応方法を決めておく．また，緊急時に入院できる病院も確保しておくとよい．

持続注入器を病院からレンタルしている場合は，緊急時の対応について事前に相談しておく．

引用・参考文献
1）平成19年度 厚生労働科学研究費補助金 第3次対がん総合戦略研究事業「緩和ケアプログラムによる地域介入研究」臨床教育プログラム委員会：ステップ緩和ケア．2008.
2）特定非営利活動法人 日本緩和医療学会 緩和医療ガイドライン作成委員会：がん疼痛の薬物療法に関するガイドライン2010年版．金原出版，2010.
3）長岡広香：Ⅷ．持続皮下注入法 解説：持続皮下注入法の実際とその薬剤．緩和ケアのための医薬品集．緩和ケア10月増刊号．16（suppl）：288〜293，2006.
4）平原佐斗司，茅根義和編著：在宅医療の技とこころシリーズチャレンジ！ 在宅がん緩和ケア．南山堂，2009.
5）有賀悦子：在宅看取りを支える持続皮下注射〜在宅緩和ケアにおける調剤薬局の役割〜．日本緩和医療学会ニューズレター 第54号，2012.
6）川越博美，山崎摩耶，佐藤美穂子総編集：最新 訪問看護研修テキスト ステップ2-2在宅輸液管理．押川真喜子責任編集，日本看護協会出版会，2005.
7）川越博美，山崎摩耶，佐藤美穂子総編集：最新 訪問看護研修テキスト ステップ2-1緩和ケア．角田直枝責任編集，日本看護協会出版会，2005.
8）厚生労働省医薬食品局監視指導・麻薬対策課：医療用麻薬適正使用ガイダンス〜がん疼痛治療における医療用麻薬の使用と管理のガイダンス〜．医療用麻薬適正使用ガイダンス作成検討会委員編著，2012. http://www.mhlw.go.jp/bunya/iyakuhin/yakubuturanyou/other/iryo_tekisei_guide.html
9）粕田晴之監，首藤真理子，服部政治，村井邦彦編集：こうすればうまくいく！ 在宅PCAの手引き．中外医学社，2013

7 経管栄養法（経鼻栄養法）

廣瀬智子

― 在宅看護と保険制度のポイント ―

① 家族が理解しやすい指導の工夫と，家庭にあるものを利用した具体的な指導を行う．

② 感染予防を意識して栄養剤や注入用バッグを取り扱う．

③ 頻度が高く，重症な合併症である誤嚥性肺炎を予防する．

PEG:
percutaneous endoscopic gastrostomy
経皮内視鏡的胃瘻造設術

経管栄養法（経鼻栄養法）とは

目的

　脳血管疾患，神経・筋疾患などにより嚥下障害をきたし，食物・水分・薬剤などを経口摂取できない療養者に対し，安全に安定した栄養や水分補給・薬剤投与を行い，身体機能を維持・改善させることを目的とする．

概要

　経鼻経管栄養法は，チューブを鼻から胃や腸まで挿入し，栄養を注入する方法である．

　長期に経管栄養法を必要とする場合は，経皮内視鏡的胃瘻造設術（PEG）が苦痛が少なく簡便であり，経鼻経管栄養法よりも多く利用されている．

　しかし，身体に傷をつけることに抵抗がある人に対してや，PEG造設までの栄養・水分補給・薬剤投与の一時的な手段としては，経鼻経管栄養法は有効である．鼻からチューブを挿入していることで，外見的に気になる，チューブの刺激により咽頭痛が出る，固定方法や活動などによりチューブが抜けることがある，などのデメリットがある．

適応

以下の場合に経鼻栄養法の適応となる．

・腸管からの栄養摂取が可能であるにもかかわらず，脳血管疾患，神経・筋疾患などによる嚥下障害で，経口摂取が不可能，あるいは不十分な状態である（小児では，低出生体重児で吸啜，嚥下反射が不十分，唇裂・口蓋裂・重症心身障害児で嚥下機能の障害がある児など）場合．

・口腔や消化管の炎症や悪性腫瘍などで部分的に通過障害が存在するため，経口摂取が困難な状態の場合．

　また，老衰やがん性悪液質など病状の進行により食事が摂取できなくなっている場合には，経管栄養を行っても全身状態が改善しないこともある．咀嚼・嚥下の状態，病状を評価し，経管栄養法によるメリット・デメリットを十分に検討しなければならない．そのうえで療養者・家族の理解，納得を得

て実施する.

▮ 注意点と禁忌

　経管栄養中にチューブを抜去すると誤嚥の危険性があるので，実施に際しては療養者の納得と同意を得ることが重要である.

　また，下部消化管の機械的完全閉塞（がんなどによる）や麻痺性イレウス，難治性の下痢など腸が安全に使用できない場合は行えない.

在宅における実施と管理

▮ 必要物品

① 経鼻胃管チューブ（鼻腔の大きさ，注入する栄養剤・薬剤により選択－10Fr未満のなるべく細径のチューブを使用する），②潤滑剤（キシロカインゼリーなど），③シリンジ（20～50mL），④聴診器，⑤固定用テープ，⑥栄養剤，水分，必要時内服薬，⑦注入用バッグ，⑧注入用ポンプ（一定量での注入が必要な場合），⑨ティッシュペーパー，⑩ゴム手袋

［経鼻栄養チューブの挿入］

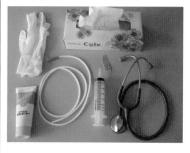

［栄養剤の注入］

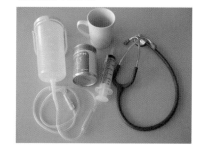

┌ ［注入用バッグ］ ─────────────

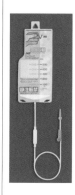

ジェイフィードフィーディングバッグ

柔軟性コンテナバッグタイプ

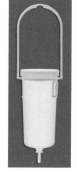

ジェイフィード栄養ボトル

硬質コンテナボトルタイプ

┌ ［経腸栄養ポンプ］ ─────

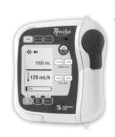

経腸栄養ポンプAmika

（写真提供：株式会社ジェイ・エム・エス）

▌手順

　ここでは，経鼻胃管チューブの挿入と栄養剤の注入に分けて説明する．

経鼻胃管チューブの挿入

①手を洗い，手袋をはめる

②患者・家族に説明する

・経管栄養を始めることを患者・家族に説明し，同意を得る．

③患者の体位を整える

・患者の体位は仰臥位とし，上半身を45°程度挙上する．

・頭部をすこし挙上し，顎を引いた状態にすると気管が閉じ，経鼻胃管チューブの気管への誤注入を防げる（**図1**）．

図1　喉の角度

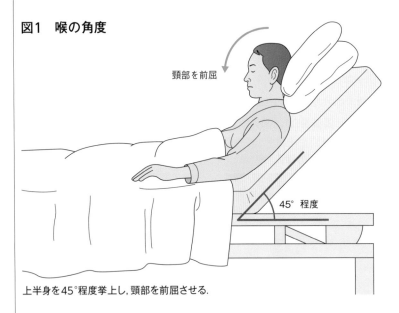

頸部を前屈

45°程度

上半身を45°程度挙上し，頸部を前屈させる．

④挿入する鼻腔を選択する

・外鼻腔をよく観察し，挿入しやすいほうの鼻腔を選択する．

・皮膚の損傷を予防するため，チューブ交換の際は挿入されていた鼻腔と反対の鼻腔から挿入する．

⑤経鼻胃管チューブの挿入位置の目安をつける

・挿入するチューブの長さは，挿入側の鼻孔から耳の前を通り剣状突起までの長さとする．その方に合った挿入の長さについては，主治医に確認しておく．

・どのくらいの挿入の長さになるか，おおよその目安をつけておく（図2）．

図2　経鼻胃管チューブの挿入位置の目安

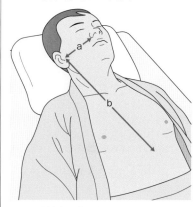

a＋bの長さを目安にする．

〈参考〉目盛つきの経鼻胃管チューブ

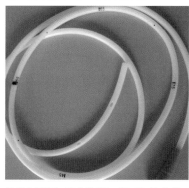

長さの目安に目盛が付いている．目盛がついていない場合は，ペンで印をつけておく．

⑥経鼻胃管チューブを挿入する

・チューブの先端に潤滑剤（キシロカインゼリーなど）を塗布し，鼻孔から後咽頭へ挿入する．

・このとき，鼻腔粘膜を損傷しないように注意する．

⑦予定の挿入位置まで経鼻胃管チューブの挿入を進める

・チューブが口腔内にとぐろを巻いてとどまっていないか，口腔内を確認する．

・療養者にゴックンと唾液を飲み込むように促し，それに合わせてチューブを挿入していく．

⑧経鼻胃管チューブの先端が胃内に入っているかを確認する

・シリンジで胃内容物を吸引し，チューブの先端が正しく胃内に挿入されていることを確認する．

・胃内容物を吸引できない場合は，シリンジで空気を胃内に注入し，季肋部に聴診器をあてて空気の注入音を確認する．

・空気注入による聴診法は，下部食道や気管内のチューブを誤診することがあり，注意が必要である．

・胸部聴診も行い，異常音がないことを確認する．

⑨チューブを固定する

・低刺激性のテープで経鼻胃管チューブを鼻翼や鼻下，頬に固定する．

〈参考〉在宅での注入用ボトルの工夫

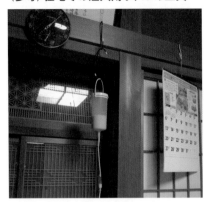

鴨居にS字フックを利用して注入用ボトルを吊り下げている.

MEMO
薬剤の溶解方法

粉砕・粉末で調剤された薬剤を温湯で溶解する場合と錠剤のまま簡易懸濁法を行う場合がある.
どのような方法を用いるかについては，薬剤の材質・薬効により注意が必要であり，医師，薬剤師と相談して決める.

MEMO
簡易懸濁法

錠剤やカプセルを粉末状にせず,そのまま温湯（約55℃）に入れて10分間放置し,カプセルを溶解させる方法.水に入れても崩壊しない錠剤（コーティング剤など）の場合は,薬剤を一包化しておき,投与する直前に分包フィルムの上から乳棒などで叩いてコーティングを破壊してから懸濁・崩壊させる.服用直前まで錠剤やカプセルの状態で保管できるため,薬剤の品質が保たれ,内容の確認も容易である.
ただし,55℃の温湯で変質してしまう薬剤もあるため,あらかじめ簡易懸濁法による投与が可能かどうかについて医師・薬剤師に相談してから行う必要がある.

栄養剤の注入

① 栄養剤を準備する
・栄養剤は，液体のものであれば湯せんで温める．粉末のものであれば溶解し,37〜38℃程度の温かさにしておく.
・栄養剤の溶解は，ミキサー，シェーキングボトル，泡立て器などを用いる．微温湯を使うと溶けやすい.
・栄養素は60℃以上の加熱で破壊されてしまう．とくにビタミンA，Cは熱に弱いため注意が必要である.

② 注入用バッグを準備する
・壁や鴨居，天井からひもを吊すなどして注入用バッグを吊り下げられるようにする（**参考**）.
・温めた栄養剤を注入用バッグに入れ，クレンメを緩めて注入用バッグのチューブ内に栄養剤を満たし，クレンメを閉める.

③ 患者の体位を整える
・患者の頭部を40°以上挙上させ（座位でも可），体位を整える.
・吸引，オムツ交換などが必要な場合は，栄養剤を注入する前にすませておく.

④ 再度，経鼻胃管チューブが正しく挿入されているかを確認する
・シリンジで胃内容物を吸引するか，気泡音を聴取して，チューブの先端が確実に胃内に挿入されていることを確認する.

⑤ 栄養剤を注入する
・経鼻胃管チューブと注入用バッグのチューブを接続し，注入用バッグのクレンメを緩めて栄養剤を滴下する.
・注入速度は，400〜500mL/1〜1.5時間が目安であるが，療養者の状態によって調整する.
・下痢や嘔吐，胃から食道への逆流を起こしやすい場合は，時間をかけて注入する.

⑥ 栄養剤注入時は療養者の状態を観察する
・嘔吐や腹痛が起こっていないか，注入の速度は適切かを観察する.

⑦ 栄養剤注入後，必要であれば水分補給のために経鼻胃管チューブに微温湯を流す

⑧ 食後の内服薬を注入する
・必要があれば，食後の内服薬を準備する.
・薬剤を温湯で溶解し，シリンジで吸い上げて経鼻胃管チューブから注入する.

⑨ 薬剤注入後，経鼻胃管チューブ内を洗浄する
・チューブ内の詰まりを予防するため，微温湯20〜30mL程度をシリンジで注入して洗浄する.

⑩経鼻胃管チューブ内に酢水を満たす

- 最後に，酢水（市販の食酢に水を加えて10倍に希釈したもの）をチューブ内に注入し，クランプして酢水をチューブ内に満たしたままにしておく．

⑪使用物品を洗浄する

- シリンジ，注入用バッグを中性洗剤で洗浄する．コップ洗浄用の柄付きブラシなどを利用すると，汚れを落としやすい．
- 細菌の繁殖を予防するために，1日1回は0.01％次亜塩素酸ナトリウム（キッチンハイターやミルトンなど）に1時間ほど浸け置きし，その後乾燥させるとよい．
- 注入用バッグは，週に1回ほどで（汚れが落ちなくなったら）新しいものに交換する．

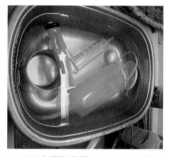

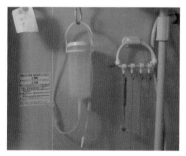

0.01％次亜塩素酸ナトリウムの液に1時間ほど浸け置く．

汚染しないように清潔な場所に保管する．

⑫洗浄・乾燥した物品は，汚染しないよう清潔な場所に保管する

栄養剤の種類・量，水分量の調節

栄養剤の種類・量は，療養者の病状・栄養状態・活動量に合わせて主治医が決定する．そのため，定期的に体重と身長の測定，血液検査を行い，栄養状態をアセスメントする．栄養が不足している，または過剰であると判断した場合は，主治医に報告し相談する．とくに小児の場合は，成長に合わせた栄養剤の調整が必要となる．

また，水分量は尿量や不感蒸泄などにより決定する．発熱や気温の上昇により尿量の減少など脱水が疑われるときには，水分量の調節が必要となる．

療養者・家族への指導のポイント

栄養剤は，主治医から指示された種類・量を正しく守るように伝える．注入の手順について，療養者や家族が理解しやすいように，図入りのマニュアルなどを作成するとよい．

注入用バッグの設置位置や設置方法は，家庭にあるものを利用してそれぞれの状況に合わせて具体的に指導する．

経鼻胃管チューブの挿入方法は，家族の能力や介護状況に合わせた指導が

MEMO

酢水でチューブ内を満たす理由

次回の栄養注入まで経鼻胃管チューブ内を酢水で満たしておくことにより，雑菌の繁殖や栄養剤のタンパク質が変性によりチューブ内で固まることを防ぐことができる．

ただし，チューブが新しく，清潔なときから始めることが大切で，汚れたチューブをきれいにする方法ではない．

必要である．チューブの挿入が困難な場合は，チューブを冷蔵庫などで冷やして固くする，ガイドワイヤーのついているタイプを利用する，など工夫する．また，入りやすい鼻腔や頸部の角度など，ポイントを指導する．

また，経鼻胃管チューブを挿入している鼻腔周囲の皮膚や口腔内の清潔を保つように指導する．固定テープによるびらんや潰瘍などがないよう，固定テープは定期的に交換する．テープ交換時には，皮膚に残ったテープの汚れをやさしく拭いて落とし，貼付部位が前回の位置と重ならないようにずらして固定する．

経口摂取をしていなくても口腔内は汚染するため，口腔ケアを行う必要がある．口腔ケアを怠ると口腔内に細菌が繁殖し，誤嚥性肺炎の原因となる．療養者の意識レベルや残された機能に合った口腔ケアが行えるよう，具体的な方法を家族に指導する．

緊急時の対応

経鼻胃管チューブの抜去, 閉塞（滴下不良）

固定が不適切であったり，体動などで引っ張られるなどで経鼻胃管チューブが抜けることがある．チューブが引っ張られない位置にしっかりと固定し，テープが剥がれてきている場合には適宜貼り替える．左の写真のように髪の毛とチューブを一緒にゴムで留め，チューブが気にならないような工夫をしているケースもある．

療養者の意識状態の低下，理解不足，精神的ストレスにより自己抜去することもある．栄養剤注入中に抜去されることのないよう十分注意する．患者のストレスが強い場合には，胃瘻や腸瘻の造設などを検討する．

栄養剤・薬剤の溶解の不足，チューブの汚れ・屈曲などにより，チューブの閉塞や栄養剤の滴下不良が起こる場合がある．栄養剤注入前にシリンジで胃内容物を吸引できなかったり，空気が注入できない，注入しても気泡音が聞こえない場合には，チューブの閉塞や抜去が考えられるため，栄養剤を注入せずに訪問看護師へ相談するよう指導する．

チューブが閉塞した場合は，微温湯20mL程度をシリンジで注入する．それでも流れないときには，チューブを交換する．

緊急時の入れ替えに対応できるよう，チューブなどの物品は予備のものを医師に準備してもらい，自宅にストックしておく．

下痢

下痢の原因としては，注入速度の速さ，栄養剤の濃度や鮮度の問題，物品の取り扱いの不備による細菌感染などが考えられる．

浸透圧が原因の下痢は，注入速度を遅くする，栄養剤の濃度を薄めるなど

MEMO

栄養剤注入中の経鼻胃管チューブ抜去への対応

栄養剤が気管内に入ってしまうと誤嚥性肺炎を起こす危険がある．咳や痰がからんでいないかを確認し，吸引器があれば吸引する．呼吸状態が落ち着いていれば，チューブを再挿入して再度栄養剤を注入する．誤嚥性肺炎を起こしていないかを確認するため，発熱や痰の有無を観察する．

固定の工夫

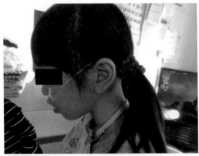

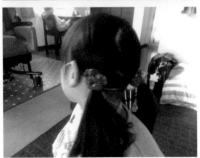

髪の毛と一緒にチューブをゴムで留めている．

で解決する．それでも下痢が続く場合は，いったん栄養剤の使用を中止し，イオン飲料などの水分補給のみとして経過をみる．そして，主治医に報告し，整腸剤や止痢剤などの処方や栄養剤の固形化を検討する．

細菌感染については，注入用バッグなどの物品を十分に洗浄・消毒できていないことが考えられる．開封後の余った栄養剤はラップなどで覆って冷蔵庫で保管し，12時間以内に使用する．感染予防のために経腸栄養のバッグ製剤を専用ラインに接続して投与できるタイプのものもある（**図3**）．

便秘

食物残渣の少ない栄養剤の使用や注入水分の不足が考えられる．また，経管栄養を必要とする人は自力で身体を動かせない場合が多く，運動量が少ないことから，腸の蠕動運動が低下していることも考えられる．

便秘は，腹部膨満や食道への逆流，嘔吐などの原因となるため，排便状況の観察は重要である．定期的に排便ができるよう，下剤の使用，水分補給，腹部のマッサージ，浣腸，体動を促すなどのケアを行う．

腹痛・嘔吐

風邪，感染症，下痢，便秘，胃炎，胆石，腸閉塞などの原因が考えられる．バイタルサイン・症状をアセスメントし，主治医へ報告のうえ指示を受ける．

鼻粘膜損傷

鼻腔に挿入されているチューブが粘膜に接触することで粘膜損傷を起こす．

経鼻胃管チューブ交換の際には，左右の鼻腔を交互に使用し，負担の軽減を図る．また，チューブの固定の仕方で粘膜損傷を予防できるため，鼻翼等を圧迫しないようにチューブに余裕をもたせて固定する（**図4**）．

図4　鼻下での固定

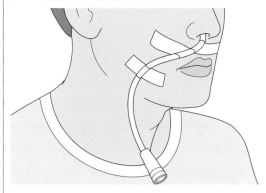

ダンピング症候群

胃に注入された栄養剤が，消化される前に腸に送られることで起こる症状

図3　経腸栄養剤

ラコール

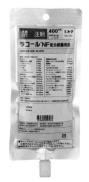

（写真提供：株式会社大塚製薬工場）

MEMO

栄養剤の固形化

経腸栄養剤が液体であることで起こる問題を，栄養剤を固形化することで解決する方法．固形化剤として，粉末寒天，ゼラチン，トロミ剤，市販ゲル化剤などがある．
一般的には，胃瘻の太いチューブを利用して行われているが，経鼻経管栄養法でも行う場合がある．
経鼻経管栄養法で行う場合にはチューブの閉塞に注意して，チューブの太さや使用する固形化剤を選択する必要がある．

〈参考〉粘度調整食品
REF-P1

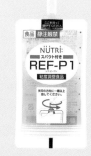

（写真提供：ニュートリー株式会社）

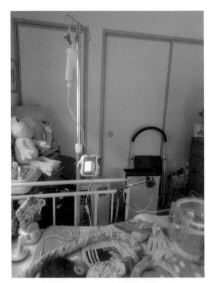

経腸栄養ポンプを使用しての栄養注入.

である．主な症状は，冷や汗，動悸，めまい，顔面紅潮，全身倦怠感，全身熱感などである．腹痛，下痢，悪心・嘔吐などの腹部症状などが出る場合もある．

経鼻胃管チューブの先端が十二指腸や空腸まで入り，栄養剤が直接腸内へ入ることで起こる場合があるため，チューブの位置は必ず確認する．

経腸栄養ポンプを使用するなどして，栄養剤の注入速度を遅くする，注入量を少量ずつに分割して注入する，体位を工夫する，注入物を固形化するなどの対応をとる．

胃食道逆流および誤嚥性肺炎

下部食道括約部圧が低下している状況で胃に栄養剤を投与した場合に起こりやすい．胃の排出能が低下していたり，投与時の体位や脊柱の彎曲，咳，悪心・嘔吐により腹圧が上昇することによって逆流が起こる．逆流物の誤嚥から誤嚥性肺炎に至る危険性がある．

栄養剤注入前には経鼻胃管チューブが確実に胃内へ挿入されていることを確認する．また注入時は，頭部を40°以上挙上し，腹圧がかからない体位に整える．

栄養剤注入前には，排痰のためのケアを十分に行い，栄養剤注入中に吸引などを行わなくてよいようにしておく（栄養剤注入中に吸引すると，咳嗽が誘発されて腹圧がかかり，栄養剤が逆流しやすくなる）．栄養剤注入途中で吸引が必要になった場合には，注入用バッグのクレンメを閉じ注入を中止したうえで，咳込みやむせに注意しながら吸引を行う．

栄養剤の逆流により気道分泌物が増加している場合には，1回の注入量を少なくする，ゆっくり時間をかけて注入する，栄養剤を固形化することなどで，胃内容物の逆流を避けることができる．気道分泌物の増加により繰り返し誤嚥性肺炎を発症する場合は，胃瘻や腸瘻の造設を検討する．

災害時の対応

経管栄養法の実施中に地震などの災害が起きた場合，避難が必要であれば栄養剤の注入をただちに中止し，注入用バッグを経鼻胃管チューブから外す．可能であれば，白湯や水をチューブ内にシリンジで注入し，チューブの閉塞を予防する．白湯や水がすぐに用意できない場合は，空気を注入してもよい．

避難する際は，経管栄養剤や注入用バッグ，シリンジなどの必要物品を袋などにまとめ，持ち出せるように普段から準備しておく．

自宅で過ごせる場合でも，物品の補充ができなくなることも考えられるため，経鼻胃管チューブや注入用バッグ，シリンジ，経管栄養剤などはストックを準備しておく．

引用・参考文献
1) 丸山道生編著：経腸栄養バイブル. p2～5, p104～110, p116～117, p151～170, p240～246. 日本医事新報社, 2007.
2) 日本静脈経腸栄養学会：コメディカルのための静脈・経腸栄養手技マニュアル. 南江堂, 2003.
3) 数間恵子, 川越博美編：在宅療養支援のための医療処置管理看護プロトコール. 第2版. 川村佐和子監修, p143～161, 日本看護協会出版会, 2010.
4) 西口幸雄, 矢吹浩子編：胃ろう（PEG）ケアと栄養剤投与法. p8. 照林社, 2009.
5) NPO法人PEGドクターズネットワーク　http://www.peg.or.jp/

在宅中心静脈栄養法（HPN）

古橋聡子，当間麻子

在宅中心静脈栄養法（HPN）とは

目的

中心静脈栄養法とは，何らかの原因で経口摂取や経管栄養が不能または適応にならない場合，栄養状態を維持するために中心静脈を経由し，高カロリー輸液（TPN）を行う方法である．在宅中心静脈栄養法（HPN）は，このTPN療法を在宅で行うことをいう．

HPN実施にあたっては，入院中から患者・家族に計画的な指導・教育を行う必要がある．HPNの必要性，輸液剤の内容，具体的な管理方法，実施に伴う合併症，予測されるトラブルと対策および対処，緊急時の連絡体制など，患者・家族の達成度を評価したうえで退院となる．

また，退院後は少なくとも週3回以上の訪問看護（365日24時間緊急時対応の訪問ができるステーション）を導入することが望ましい．

概要

中心静脈は解剖学の用語ではなく，臨床的に体循環系の静脈血が右心房に入る直前の上下大静脈の数cmをいう．中心静脈の確保は内頸静脈，鎖骨下静脈，大腿静脈，末梢静脈の4経路から選択される．

カテーテルの種類

カテーテルの種類は，体外式カテーテルと皮下埋め込み式（ポート）カテーテルの2種類がある．体外式カテーテルにはブロビアックカテーテル（シングルルーメン），ヒックマンカテーテル（ダブルルーメン），主に腕に穿刺する末梢穿刺中心静脈カテーテル（PICC）がある．

皮下埋め込み式（ポート）カテーテル（通称CVポート）は，皮下にカテーテルとリザーバーを埋め込み，使用するときに専用の針（ヒューバー針）で穿針し，輸液を行う方法である（図1）．使用しないときには体外に露出するカテーテルがないため行動制限がなく，入浴も容易であることからHPNとして広く普及している．

一般的にグローションタイプのカテーテルを用いたCVポートが多く使用されている．カテーテル先端側面のバルブ構造により，内腔への血液の逆流

ケアのポイント

① HPNの目的・しくみについて理解する．

② HPNの技術を熟知する．

③ トラブルや緊急時の適切な対処法を身につける．

④ HPN自己管理の患者・家族の指導を行う．

TPN：total parenteral nutrition
高カロリー輸液

HPN：home parenteral nutrition
在宅中心静脈栄養法

PICC：
peripherally inserted central catheter
末梢穿刺中心静脈カテーテル

を防止する，カテーテル先端の血栓形成をコントロールする，ヘパリンロックなどの抗血栓処置が不要などの特徴があり，長期のHPNや化学療法の通院在宅治療などに適している（**図2, 3**）．

図1　皮下埋め込み式中心静脈ポート留置

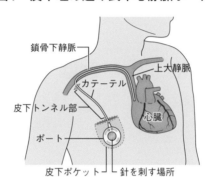

鎖骨下静脈
上大静脈
カテーテル
皮下トンネル部
心臓
ポート
皮下ポケット　　針を刺す場所

皮下にカテーテルとリザーバーを埋め込み，使用するときに専用の針（ヒューバー針）で穿針し，輸液を行う．

図2　CVポートの形状

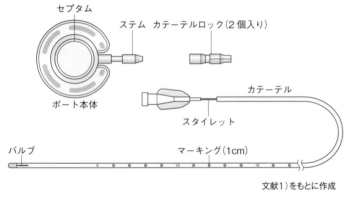

セプタム
ステム　カテーテルロック（2個入り）
ポート本体
カテーテル
スタイレット
バルブ　　　　　　　マーキング（1cm）

文献1）をもとに作成

図3　CVポートの構造

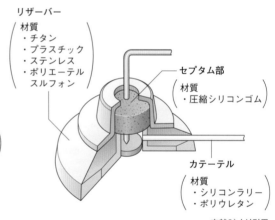

リザーバー
材質
・チタン
・プラスチック
・ステンレス
・ポリエーテルスルフォン

セプタム部
材質
・圧縮シリコンゴム

カテーテル
材質
・シリコンラリー
・ポリウレタン

文献2）より引用

輸液の投与方法

輸液の投与は，24時間持続投与法と間欠的投与法がある．いずれの方法を選択するかは，患者の状態，基礎疾患，年齢，QOLなどにより考慮する．

24時間持続投与法は，生体の代謝変動に与える影響が少ないという利点があり，糖尿病，肝硬変，肝腎障害，高齢者など，急激な水分負荷ができない状態の患者に対してすぐれている．しかし，1日中行動が制限されるという欠点がある．輸液システム一式を装着できるキャリーバッグやジャケットの携帯用輸液システムを利用した外出などで，QOLを高めることができる．

また，室内の移動を容易にするために，輸液ポンプや薬剤をコンパクトにセットできる，専用のスタンドの活用も有効である．

間欠的投与法は，1日12時間前後で1日の必要量を輸液する方法である．1日のうち輸液をしない時間ができ治療に拘束されないため，入浴や外出などのQOLを高めるという利点がある．

夜間睡眠時に行うのが一般的であるが，患者の1日の過ごし方や，夜間尿が増加することによる転倒などのリスク，介護状態などを考慮し日中に行う場合もある（行動が制限されるため，携帯用輸液システムを利用するとよい）．

急激な血糖変化を避けるため注入開始から30分間と終了前30分間は，注入速度を通常の1/2程度に落とす．

携帯型HPNポンプと輸液ラインセット

HPN専用の注入ポンプを使用することにより，自動的に一定量を安定して注入することができ，流量や滴下の確認の負担を軽減することができる．

24時間持続投与法の場合，1日1回ないし2回，定時（生活に支障がなく，忘れにくい時間を選択する）に輸液バッグの交換を行う．空液を防止するために1時間の注入量は，交換時の残量が50～100mLになるように設定する．ここでは，一般的によく使用されている「カフティーポンプS（エア・ウォーター・メディカル株式会社）」を用いて説明する．このポンプにはクローズ

図4　輸液ラインセットと携帯型HPNポンプ

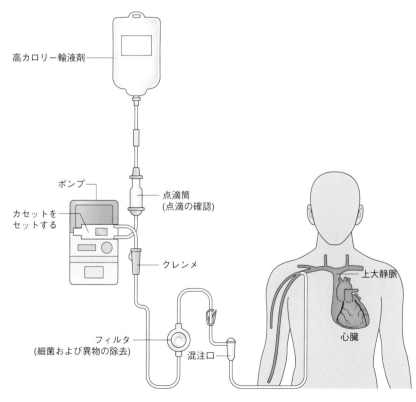

高カロリー輸液剤

ポンプ

カセットをセットする

点滴筒（点滴の確認）

クレンメ

フィルタ（細菌および異物の除去）

混注口

上大静脈

心臓

カフティーポンプS

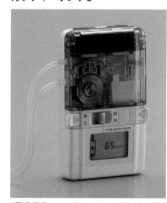

（写真提供：エア・ウォーター・メディカル株式会社）

〈特徴〉
- 閉塞，空液，電源電圧低下，カセット装着不良などをアラームで告知
- カセット輸液セットのため，チューブのセットがワンタッチで簡単
- カセット部にフリーフローが発生しない機能つき
- 音声アラームとガイド機能つき
- 電池とAC電源の2電源方式
- 専用充電池で約24時間連続使用が可能
- 単3アルカリ電池2本でも使用が可能

ドシステムの専用輸液ライン（フィルターとルアテーパー形状のシリンジや輸液セットが直接接続できる混注口付）を使用する（**図4**）．

訪問看護師はこれらの使用方法などについて，療養者や家族に十分な指導ができるよう，また，緊急時やトラブル時に対応できるよう，熟知しておく必要がある．

輸液剤の調整と供給

使用する輸液などの混注作業は，無菌調剤室やクリーンベンチを用いて行う必要がある．最近，その設備をもっている保険薬局が増えつつあり，週2〜3回自宅まで配達してくれる．

医師の指示により保険薬局は，医療保険では在宅患者訪問薬剤管理指導料，介護保険では居宅療養管理指導料を算定できる．

このシステムが利用できない場合は，輸液キット製品（ワンパック，ダブルパック，スリーパックなど各社から販売されている）を利用し，できるだけ無菌的に調剤する．ビタミン剤は力価が低下するため，投与直前に混合する．また，微量元素も配合変化を起こすものが多いため，単独で添加する．

適応

以下の場合に適応となる．

- ・経口摂取をしないほうがよい（食べると危険な）場合（クローン病や潰瘍性大腸炎など，腸管を休ませたほうがよい時期）．
- ・経口摂取できない場合（消化器悪性腫瘍など，著しい通過障害がある場合や短腸症候群など）．
- ・経口摂取が著しく少ない場合（悪性腫瘍の化学療法の副作用のため，悪心や嘔吐が著しく経口摂取ができないときに，栄養状態を維持・改善させる時期）．
- ・長期の見通しで化学療法を行う場合．

腸管が十分な消化機能を有する場合，TPNに依存する期間が短期間（2週間以内）な場合，予後不良で積極的な栄養確保を行っても治癒の見通しがない場合は，TPNを施行すべきではない．

在宅における実施と管理

CVポートの穿刺針と輸液セットの交換頻度

CVポートの穿刺には，必ず専用のヒューバー針を使用する（**図5**）．米国疾病管理センター（CDC）の2011年のガイドラインでは，ヒューバー針の交換頻度は未解決問題となっているため，24時間持続投与法の場合，輸液セットとともに交換する．

注意!

CDCガイドライン（2011）では，輸液セット（二次輸液セットや追加器具を含む）は，96時間間隔を超えない頻度で，少なくとも7日ごとに交換する，としている．

CDC：Centers for Disease Control and Prevention，米国疾病予防管理センター

図5　ヒューバー針

バードポート

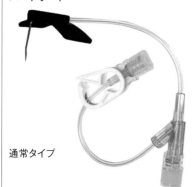

通常タイプ

MRIポート

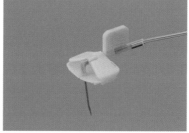

安全機能つきタイプ

（写真提供：株式会社メディコン）

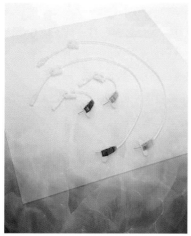

セーフタッチコアレスニードル®セット

（写真提供：ニプロ株式会社）

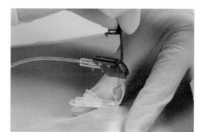

MEMO

ヒューバー針の特徴（断面）

CVポートのセプタム用に刃先が設計されており，穿刺によってセプタムを削りとらないようになっている．

一般の針

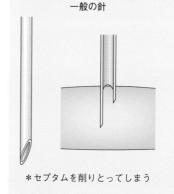

＊セプタムを削りとってしまう

ヒューバー針

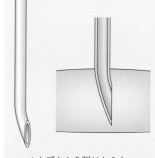

＊セプタムを削りとらない

エア・ウォーター・メディカル株式会社では，カフティーポンプ用チューブセットの交換頻度について，

1）1週間連続使用した場合の流量が低下する

2）輸液剤にびん針を複数回刺した場合，抵抗の増加による雑菌混入のリスクがあるという2点の理由から週2回交換の必要性について説明している．

間欠的投与の場合は，輸液セットと同時にそのつど交換する．

輸液セットの算定については，1か月に6回分の輸液セット（穿刺針等含む）交換は，在宅中心静脈栄養法用輸液セット加算で算定する．7回以上は特定保険医療材料の「在宅中心静脈栄養用輸液セット」として算定する．

刺入部の消毒

ポートへのアクセスについては，スタンダードプリコーションと無菌的操作を遵守することが原則である．消毒の前に，ポートおよび周囲の皮膚に汚れや汗などがあれば清拭を行い，清潔にする．

注意！

ヒューバー針の場合，逆血の確認やフラッシュを行う際に，シリンジと輸液ラインの接続を交換する必要があり，活栓使用時と同様に接続部がオープンになってしまう．このことによる感染リスクの軽減を図るために，閉鎖式インジェクションプラグを取りつけることが推奨される．

注意！

体外式カテーテルの場合，入浴・シャワー浴後は，必ず刺入部のガーゼを交換する．

消毒はポビドンヨードを使用し，中心から外側に円を描くように2回消毒する．個装パックの消毒薬を使用するのが望ましい．穿刺は消毒後2分程度待ち，ポビドンヨードが乾燥してから行う．

必要物品

①処方された輸液剤（冷蔵庫保存された混注輸液剤は，使用前2〜3時間前に出しておく），②ヒューバー針，③生理食塩水を充填したシリンジ（10mL），④スタンド，⑤輸液ポンプと専用輸液チューブ，⑥透明ドレッシング材，⑦ガーゼ

手順

①シリンジにヒューバー針を取りつける

- 生理食塩水を充填した10mLのシリンジにヒューバー針を取りつけ，プライミングを行い，空気を完全に除いてからクレンメを閉めておく．

②触診により，ポートのセプタムの位置を確認し，固定する

- 利き手ではないほうの手で，ポートの位置を確認し，親指と人差し指，中指でポートを囲むように固定する．

③セプタムにヒューバー針を穿刺する

- 利き手でウイングをもち，セプタムに直角になるように穿刺する．
- 皮膚とセプタムを通して，針先がポートの底に接するまで，ゆっくり針を進める．

④ヒューバー針の穿刺を確認する

- ポートを通して液体または血液を吸引する．吸引できれば，ポートとカテーテルが正常に機能していること，ヒューバー針が適切に穿刺されていることが確認できる．
- しかし，頻繁な逆流の確認はカテーテルの閉塞のリスクが高くなるため，スムーズに滴下していることを確認する．

⑤10mLの生理食塩水でカテーテルをフラッシュする

- フラッシュは，注入を数回に分けて行うパルシングフラッシュ法が推奨される．生理食塩水を数mLずつフラッシュし，2〜4回くらいに分けて実施する．
- 数回に分けることにより，渦状の乱流ができ，確実なフラッシュが可能となる．

⑥輸液ラインを接続する

- クレンメを解放し，輸液の注入を開始する．薬剤の血管外漏出の徴候がないか，刺入部を確認する．
- 薬剤の血管外漏出の徴候があったり，痛みの訴えがある場合は，ただちに注入を中止し，適切な処置を行う．

ヒューバー針の固定

ヒューバー針の固定は必ず，常に刺入部が観察できるように固定することが大切である．

透明ドレッシング材のみの場合

透明ドレッシング材を用いて針が浮かないように固定する．空気が入ると粘着力が弱くなるため，なるべく空気が抜けるように留意して固定する．

滅菌ガーゼを使用する場合

ウイングを横に倒し，その下に滅菌ガーゼを敷き，ヒューバー針を安定させ，ウイングの上をテープで固定する．透明ドレッシング材をヒューバー針の上に置き，指先で浮く部分がないよう，空気を抜くように押えながら全体を貼り付ける．針の浮きが大きい場合は，ガーゼをロール状に丸めて高さを調節し，固定する（**図6**）．

図6　滅菌ガーゼを使用したヒューバー針の固定

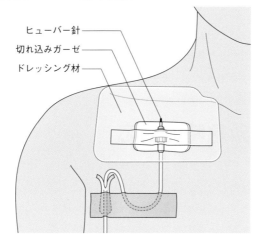

ヒューバー針
切れ込みガーゼ
ドレッシング材

ウイングの下に滅菌ガーゼを敷き，ヒューバー針を安定させ，ウイングの上をテープで固定する．さらに透明ドレッシング材をヒューバー針の上に置き，空気を抜くように貼り付けていく

終了時の管理

システムのロック

血栓形成およびカテーテル閉塞を防止するために，ポートを1回使用するごとに生理食塩水でフラッシュしロックする．HPN・抗がん薬輸液後は10mL，血液を引き込んだ場合は20mLの生理食塩水を使用する．

長期間使用しない場合は，少なくとも4週間に1回は5mLの生理食塩水でフラッシュし，ロックする．

セプタムからの抜針

セプタムからの抜針の際は，まず2本の指でポートを必ず固定させる．次に，利き手の指でウイングをもち，セプタムに垂直にゆっくりと抜く．抜針後の止血を怠ると痂皮を形成し，感染源になることがあるので注意が必要で

注意!

グローションカテーテルの揚合には，生食ロックでよいが，医師の指示によりプレフィルドシリンジのヘパリン加生理食塩液によるヘパリンロックを実施する揚合がある．

ある．70％アルコール綿か滅菌ガーゼで3分間圧迫止血を行う．完全に止血していれば，ガーゼなどでの保護は必要ない．

日常生活上の注意

入浴・シャワー浴

CVポートの場合は抜針し止血を十分行えば，2～3時間経過してからそのままシャワー浴や入浴が可能である．すぐに入浴する場合には，防水加工されているフィルムドレッシング材を貼り，ポート部を保護する．

体外式カテーテルの場合は輸液ラインを外し，カテーテル挿入部は被覆用ドレッシング材で広範囲に保護する．湯船につかる場合は，刺入部を湯につけないようにする．

輸液製剤の取り扱い

輸液製剤は直射日光を避け，冷暗所に保管する．また，混注後の輸液剤は冷蔵庫に保管し，使用する2～3時間前に取り出して室温に戻す．

輸液ラインの安全確保

就寝時には輸液ラインの固定，使用ポンプの作動状態，輸液の残量などを確認し，安心して入眠できるようにする．

また，移動時に無意識のうちに輸液ラインが引っ張られないよう，固定方法を工夫する．その際，療養者のADLを制限しないよう配慮が必要である．

緊急時の対応

HPN療養者に対する看護支援目標は，療養者とその家族が安全にHPN療法を行い，安心して生活できることである．また，HPNに伴う異常やトラブルを経験することなく，あるいはそれらが生じた場合，早急に適切な対処がなされ，安定した療養生活が送れることである．これらの支援目標を達成するために，訪問看護師はHPNの異常・トラブルを早期に発見し，対処する必要がある．

また，緊急時に療養者や家族が24時間いつでも電話連絡ができるよう，主治医・訪問看護師・輸液ポンプレンタル業者・調剤薬局などの緊急時連絡先をわかりやすく一覧表として整備し，活用できるよう支援することも大切である．

HPNの主な合併症として，①代謝性合併症（胆石症，胆嚢炎，脂肪肝，糖代謝異常，微量元素欠乏症など）と，②カテーテル合併症（刺入部の感染，カテーテル感染症，事故抜去，閉塞，破損など）がある．ここでは頻度の高いカテーテル合併症について述べる．

知っておこう！

☞ 輸液中に患者の気分が悪くなったときの対応

点滴が指示通りの速度で滴下しているか確認する．

カテーテル合併症

刺入部の感染

不適切な消毒操作により生じる．スタンダードプリコーションと無菌的操作を遵守することが原則である．

カテーテル感染症

原因不明の38℃以上の高熱がある場合は，カテーテル感染症を疑う．感染の機会は，主に輸液剤の混合・混注時，注入ラインの連結部，皮膚刺入部である．輸液剤の無菌的調剤，接続部や刺入部の消毒管理，輸液ラインの管理が重要である．

スタンダードプリコーションと無菌的操作の遵守，個装の消毒薬・クローズドシステムの輸液ライン（ラインは接続部が少ないほど感染の機会は減少する）・インジェクションプラグを使用すること，刺入部のドレッシングチェンジや穿刺針・ラインの交換頻度を正しく行うことで感染を予防する．

カテーテル敗血症では，ただちにカテーテルの抜去が必要である．皮下トンネル部の感染でも抜去に至る場合が多い．

カテーテル・ラインへの血液の逆流

カテーテル・ラインへの血液の逆流の原因には，輸液ポンプへのライン装着ミス，輸液ポンプの停止，ラインをクランプしたままなどがある．原因を確認し，逆流直後であれば注入速度を一時的に速め，血管内に戻す．時間が経過している場合は，カテーテルの閉塞が予測される．

カテーテルの閉塞

カテーテル閉塞の原因としては，生理食塩水でのフラッシュ・ロックが不十分，血液逆流の放置，脂肪乳加剤の凝固などがある．ロック後穿刺針を抜く場合，シリンジに1mLほど生理食塩水を残した状態で抜くことにより，微量の血液逆流を防ぐことができる．また，脂肪乳化剤を注入後は，必ず決められた量の生理食塩液でフラッシュする．閉塞時，一般的には，ヘパリン加生理食塩液でフラッシュ（抵抗がある場合は，無理に注入しないこと）する．この方法で改善がない場合は，医療機関での対応が必要になる．

事故抜去

日常生活のなかでラインを引っかけたり，引っ張ってしまったときに，簡単に抜けないように固定方法を工夫する．

たとえば，穿刺部近くではループをつくり固定する，また直接皮膚固定部に力が加わらないようにボタンホールを活用し，ラインを衣服に固定するなどがある．

引用・参考文献
1）MRIポート（グローションカテーテルタイプ）添付文書, 株式会社メディコン, 2011.
2）長谷川美津子：訪問看護の知識とスキル. p.88, 医学書院, 1999.
3）在宅中心静脈栄養法ご使用の手引. p.2,6, テルモ株式会社, 2011.
4）化学療法サポート・ホームページ http://chemo-support.jp/
5）メディ助／メディ助 血管アクセス用デバイス http://medisuke.jp/bas/,medelikonn
6）井上善文：増えてきている!「CVポート」ナースが"知っておきたい"ポイント・エキスパートナース. 31（3）:84〜109. 2015.

9 経皮内視鏡的胃瘻造設術（PEG）

古橋聡子，当間麻子

ケアのポイント

1. PEGの目的・しくみについて理解する．

2. 日常のスキンケアと異常の早期発見が重要である．

3. トラブルや緊急時の適切な対処法を身につける．

4. PEG自己管理の患者・家族の指導を行う．

PEG:
percutaneous endoscopic gastostomy
経皮内視鏡的胃瘻造設術

経皮内視鏡的胃瘻造設術（PEG）とは

目的

　何らかの原因で十分な経口摂取が困難になった場合，図1に示したように，腸管の消化吸収機能に問題がないときには経腸栄養法が第一選択とされる．経皮内視鏡的胃瘻造設術（PEG）とは，内視鏡を用いて腹壁と胃壁の間に胃瘻を作成する手術である．日常的には，作成された胃瘻そのものを「PEG」とよんでいる．手術は局所麻酔で10〜15分で施行でき，患者や介護者の負担も少ないことから長期の栄養管理方法として広く普及している．

　また，イレウスを発症した場合に，胃内減圧を目的に造設される場合もある．

図1　栄養管理のアセスメント

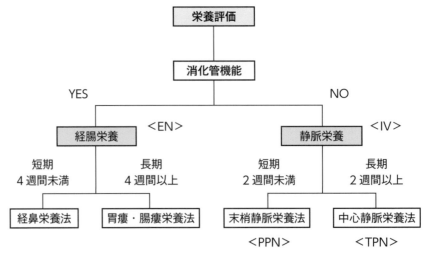

腸管の消化吸収機能に問題がないときには，経腸栄養法が第一選択とされる．

ASPEN（米国静脈経腸栄養学会）ガイドラインを参考に作成

概要

造設術

PEG造設術は内視鏡を用いて行うため，通常は内視鏡室で施行される．胃壁と腹壁が密着するよう，胃に空気を送り込んで造設する．

造設方法にはプル(pull)法／プッシュ(push)法，イントロデューサー(introducer)法があり，それぞれキット化されたものを使用する．

プル法・プッシュ法では，カテーテルが口腔・咽頭を通過するため，術後創部感染リスクが大きい．また，カテーテルの留置確認のために内視鏡挿入が2回必要である．

イントロデユーサー法では，バルーンタイプのカテーテルを留置する方法とパンパータイプのカテーテルが留置される方法がある．ダイレクト法，セルジンガー法，ワンステップボタン法などは手技の分類ではなくPEG造設キット名である．イントロデューサー法は，術後の創部感染リスクが少ない，1回の内視鏡挿入で手技が完了するという利点があるが，誤穿刺・出血の可全性がある，体内固定具がバルーンタイプの揚合は逸脱しやすいなどの欠点がある．

PEGカテーテルのしくみ

PEGカテーテルは，カテーテル本体，カテーテルが抜けないための内部バンパー(胃内固定板)，胃に入り過ぎないための外部バンパー(体外固定板)の3つから構成されている(**図2，3**)．内部バンパーはバルーン型とバンパー型の2タイプ，外部バンパーはボタン型とチューブ型の2タイプがあり，それぞれの組み合わせによりPEGカテーテルは4タイプに分類される(**図4**)．

なお，内部バンパーの形状の見分け方としては，カテーテル接続部の注水口の有無である．注水口があれば，内部バンパーはバルーン型であることがわかる．

適応

PEGの適応は，日本消化器内視鏡学会のガイドラインでは以下のように定められている．

- 経腸栄養のアクセスとして造設する(①脳血管障害・認知症などのため，自発的に摂食できない，②神経・筋疾患などのため，摂食不能または困難，③頭部・顔面外傷のため摂食困難，④喉咽頭・食道，胃噴門部狭窄，⑤食道穿孔)．
- 誤嚥性肺炎が繰り返し発症する(①摂食できるが誤嚥を繰り返す，②経鼻胃管留置に伴う誤嚥)．
- 長期経腸栄養を必要とする炎症性腸疾患，とくにクローン病患者である．
- 減圧治療を目的とする(①幽門狭窄，②上部小腸閉塞)．
- その他の特殊治療　など．

> 知っておこう！
>
> 👆 **PEGの適応については，医学的な側面と倫理的な側面から考慮する必要がある**
>
> わが国では高齢者や認知症患者が適応の多くを占めており，PEGへの過度な期待や終わりなき治療は，時に不幸な現象をもたらす．よって，倫理的な側面を加味して適応を決める必要がある．

図2　PEGの手技

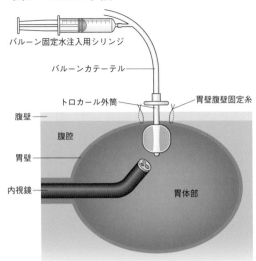

バルーン固定水注入用シリンジ
バルーンカテーテル
トロカール外筒
胃壁腹壁固定糸
腹壁
腹腔
胃壁
内視鏡
胃体部

図3　PEGの基本的構造と管理

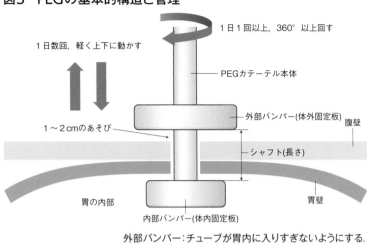

1日1回以上，360°以上回す
1日数回，軽く上下に動かす
PEGカテーテル本体
1〜2cmのあそび
外部バンパー(体外固定板)
腹壁
シャフト(長さ)
胃の内部
胃壁
内部バンパー(体内固定板)

外部バンパー：チューブが胃内に入りすぎないようにする．
内部バンパー：チューブが抜けないようにする．

図4　PEGカテーテルの種類と特徴

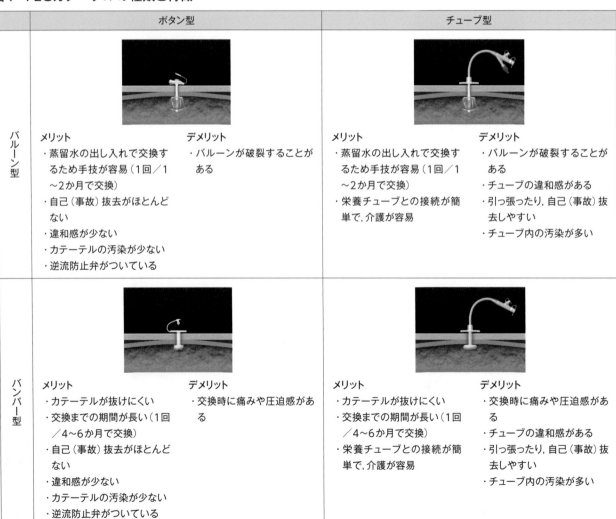

	ボタン型		チューブ型	
バルーン型	**メリット** ・蒸留水の出し入れで交換するため手技が容易（1回／1〜2か月で交換） ・自己（事故）抜去がほとんどない ・違和感が少ない ・カテーテルの汚染が少ない ・逆流防止弁がついている	**デメリット** ・バルーンが破裂することがある	**メリット** ・蒸留水の出し入れで交換するため手技が容易（1回／1〜2か月で交換） ・栄養チューブとの接続が簡単で，介護が容易	**デメリット** ・バルーンが破裂することがある ・チューブの違和感がある ・引っ張ったり，自己（事故）抜去しやすい ・チューブ内の汚染が多い
バンパー型	**メリット** ・カテーテルが抜けにくい ・交換までの期間が長い（1回／4〜6か月で交換） ・自己（事故）抜去がほとんどない ・違和感が少ない ・カテーテルの汚染が少ない ・逆流防止弁がついている	**デメリット** ・交換時に痛みや圧迫感がある	**メリット** ・カテーテルが抜けにくい ・交換までの期間が長い（1回／4〜6か月で交換） ・栄養チューブとの接続が簡単で，介護が容易	**デメリット** ・交換時に痛みや圧迫感がある ・チューブの違和感がある ・引っ張ったり，自己（事故）抜去しやすい ・チューブ内の汚染が多い

絶対禁忌

以下の場合は絶対禁忌となるため，注意が必要である．

・通常の内視鏡的検査が絶対禁忌である．

・内視鏡が通過不可能な咽頭・食道狭窄がある．

・胃前壁を腹壁に近接できない．

・補整できない出血傾向がある．

・消化管閉塞（減圧ドレナージ以外）である．

また，これらのほかに相対禁忌として，①大量の腹水貯留，②極度の肥満，③著明な肝腫大，④胃の腫瘍性病変や急性粘膜病変，⑤横隔膜ヘルニア，⑥出血傾向などがある．

在宅における管理

カテーテル管理

外部バンパー

外部バンパーはボタン型でもチューブ型でも締め付けないように1〜2cmの遊びをもたせて固定する．徐々に栄養状態が改善した場合，ストッパーがきつくなっていることがあるので，カテーテルを上下に動かして余裕があること確認する．余裕がない場合は，シャフトの長いものに交換する必要がある．

また，カテーテルを軽く胃内に押し込め，1日1回以上，360°以上回転させ，抵抗がないことを確認する（図3）．抵抗が強い場合は，内部バンパーが胃粘膜に埋もれている（バンパー埋没症候群）ことが疑われるため，内視鏡で確認する必要がある．外部バンパーの下にガーゼを挿入することも圧迫によりバンパー埋没症候群（図5）を誘発することになるため，行わない．

図5　バンパー埋没症候群

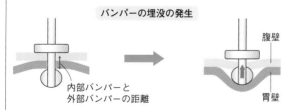

バンパーの埋没の発生

内部バンパーと外部バンパーの距離

腹壁

胃壁

内部バンパーが胃粘膜の外側方向へ埋没してしまう．

チューブ挿入部の角度

衣服などで押されて片側だけに負担をかけると炎症や虚血，不良肉芽の原因になるため，シャフトの角度の調節が大事である（ティッシュのこより，

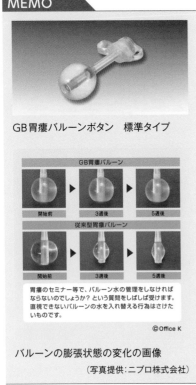

GB胃瘻バルーンボタン　標準タイプ

バルーンの膨張状態の変化の画像

（写真提供：ニプロ株式会社）

スポンジなどによる除圧）.

チューブ型カテーテルの場合，腹壁に対してできるだけチューブが垂直になるように固定し，瘻孔壁に負担をかけないようにする.

バルーン固定の蒸留水

バルーン固定蒸留水は，1～2週間に1度，量を確認する（バルーン内の水は自然に減少する）.

注入量はキットにより異なるため，取扱説明書で確認し，指示された量で固定する. 減った状態のまま放置すると，事故抜去の原因になる. 最近では，30日間，バルーン水の入れ替えが不要な水抜けが少ない製品が出てきている.

カテーテルの交換

PEGカテーテルの交換頻度は，バルーン型の場合は通常1～2か月で交換する（保険請求では留置期間24時間で交換が可能）. バンパー型の場合はおよそ6か月で交換する（保険請求では4か月で交換が可能）.

PEGカテーテルの交換では，腹腔内誤挿入の危険があるため交換後の確認が重要である. そのため，消化管内視鏡やX線透視などの画像検査が推奨されており，平成20年の診療報酬改訂以後は，画像診断で確認をすることを前提に「胃瘻カテーテル交換法」の手技料（200点）が設定された. 画像検査が困難な在宅でのPEGカテーテル交換は，診療報酬上，手技料が算定できない状態となっており交換のつど，受診をしている実態がある.

在宅でも容易に実施できる確認方法として，注入液体回収法（PEGから緑茶などの着色水を注入しておき，交換後に注入した液体が回収できる）で安全を確認している在宅医もある.

栄養注入後の管理

接続チューブと栄養点滴セットを外して流水で十分洗浄した後，0.01％の次亜塩素酸ナトリウム（ミルトン）に1時間以上浸漬し，乾燥させる.

チューブ型PEGの場合は，十分な微温湯でフラッシュし，10倍に薄めた家庭用の食用酢5～6mLをチューブ内に充填し（注入後カテーテルをクランプした状態でシリンジを外し，そのままキャップをする），チューブ内のpHを4以下（細菌の増殖が抑えられる）に保つ.

バンパー型の場合，次のカテーテル交換（通常6か月程度）まで使用するため，交換当初から汚れに注意して管理する.

汚れがこびりついてしまったチューブは，市販されている専用のクリーニングブラシを用いて落とす.

日常的なスキンケア（瘻孔部のケア）

日常的にスキンケアを行い，PEG周囲の皮膚の状態を健康的に保ち，合併症を予防することが重要である. そのためには，皮膚の清潔・保護・感染予防が日常的に実施できるよう，PEG装着者や介護者のセルフケア能力を高めることが大切である.

瘻孔完成後（術後2週間程度）は，瘻孔とその周囲の皮膚を微温湯と弱酸性の石けんを使用した洗浄で清潔を保つ．胃瘻は胃に通じた瘻孔のため，少量の粘液や滲出液が出ることがある．粘液はアルカリ性のため，皮膚の常在菌が起炎菌となり炎症や感染の原因になる．

全身状態に問題がなければ，入浴やシャワー浴で洗い流すことが効果的である．その場合，ガーゼ・フィルムなどで瘻孔部分を保護する必要はなく（湯が胃内に入ることはない），瘻孔部とその周囲を泡立てた石けんで愛護的に洗浄する．洗浄後は水気を拭き取り，自然乾燥させる．ドライヤーは皮膚やカテーテルに温風刺激を与えるため，使用しない．

入浴やシャワー浴ができない場合は，1日に1回，微温湯で湿らせた綿棒や不織布で瘻孔辺縁部をていねいに拭き取り，石けん洗浄後シャワーボトルやシリンジの微温湯で洗い流す．粘液や血液が乾燥してこびりついている場合は，微温湯を含ませた化粧パフでしばらく湿潤させた後に洗浄すると除去しやすい．

粘液や滲出液がある場合は，こより状にしたティッシュをカテーテル周囲に巻いておくと悪化防止になる（ガーゼに比べて滲出液の吸収が比較的よい）．ガーゼは濡れると蒸れやすく，かえって皮膚炎を悪化させやすい．

瘻孔部から栄養剤や消化液のリークがある場合は，瘻孔部の圧迫の緩和と洗浄・乾燥という基本的なケアを重点的に実施し，撥水性クリームや白色ワセリンで保護することで，十分対応できる場合がほとんどである．また，寒天を使用した栄養剤の固形化も有効であり，胃食道逆流も防止できる．最近では半固形剤の商品が発売されている．

乾燥肌の患者や高齢患者の場合は，洗浄後，瘻孔周辺の皮膚に保湿ローションを塗布する．

皮膚のトラブルと瘻孔感染（図6）

不良肉芽

胃瘻の周囲に粘膜が赤く盛り上がった状態．黄色っぽい粘液や少量の出血があるが，痛みは伴わない．原因として，瘻孔周囲が不潔な状態で炎症を起こしている，カテーテルのこすれ・固定がきつい・劣化が挙げられる．

肉芽が小さく，出血や痛みがなければ，胃瘻部を清潔にし，カテーテルの固定に注意する．不良肉芽が大きくなり，粘液や出血が多い場合は，切除することもある．カテーテルがきつい場合は，ボタン型はワンサイズ長いものに交換する．チューブ型はストッパーを緩める．劣化がある場合は新しいカテーテルに交換する．

皮膚の発赤・びらん

消化液の漏れ，カビなどの病原菌の感染，不必要な消毒による刺激などが原因で起こる．微温湯で洗浄し，清潔を保つようにする．

発赤やびらんが発生したら，漏れが起こっていないか確認する必要がある．

栄養剤投与時の姿勢や注入速度に気をつけ，腹部の張りをチェックする．栄養剤が胃内に残っている場合は時間をおいて注入するようにし，ガスの貯留がある場合は減圧処置を行う．栄養剤の半固形化が有効な場合もある．

潰瘍

　びらんよりも深くえぐられた状態．原因として，圧迫による刺激や瘻孔周囲の炎症，外部ストッパーに遊びがない，外部ストッパーが常に同じ状態で固定されている，チューブの重みで一定方向に圧力がかかっているなどがある．

　チューブ型の場合は，外部ストッパーの位置をずらし圧迫を緩める．また，

図6　原因別の皮膚のトラブル

原因	原因となる状況	皮膚の状態	皮膚障害を起こす部位
カテーテルによる圧迫	・シャフトの凹凸による機械的刺激 ・カテーテルの動揺による機械的刺激	疼痛, びらん, 潰瘍, 不良肉芽	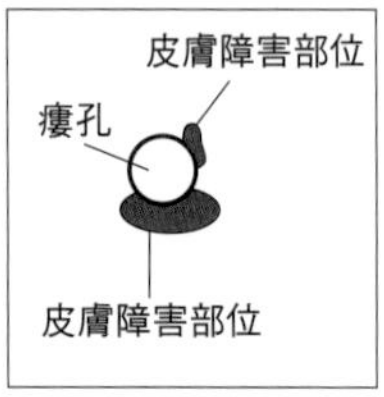 皮膚障害部位／瘻孔／皮膚障害部位
外部ストッパーによる圧迫	・外部ストッパーと腹壁にゆとりがない ・ボタンのシャフトの長さが短い ・体重の増加 ・腹壁のしわやたるみに一致して瘻孔がある	疼痛, 発赤, びらん, 潰瘍, 感染	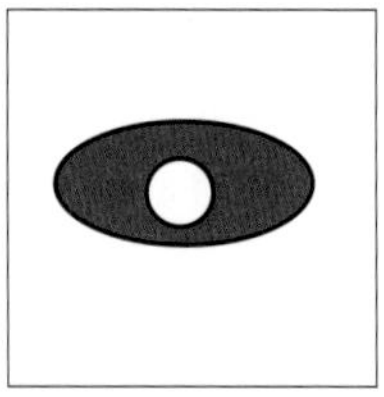
栄養剤の付着	・栄養剤で皮膚が浸軟している ・栄養剤の付着したガーゼなどを長時間交換しない	疼痛, 発赤, 丘疹, 腫脹, 紅色小水疱, びらん, 潰瘍	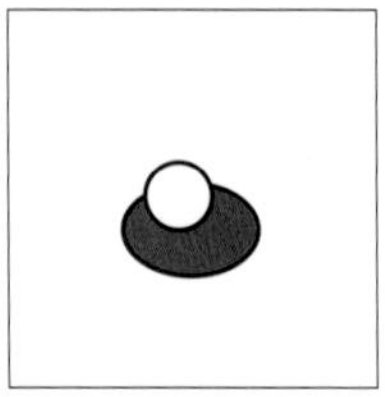
テープの貼付	・テープのアレルギー反応 ・テープの貼り方が不適切, 皮膚がたるんだままテープを貼っている, テープを伸ばして貼っている（腹壁の動きにテープが追従しない） ・愛護的に剥がしていない	瘙痒感, 疼痛, 発赤, 丘疹, 色素沈着, 色素脱出, 水疱, びらん	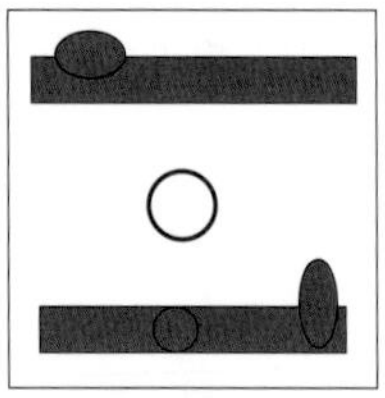
スキンケア不足	・清潔ケアを行っていない ・発汗が多い	瘙痒感, 発赤, 熱感, 腫脹, 潰瘍	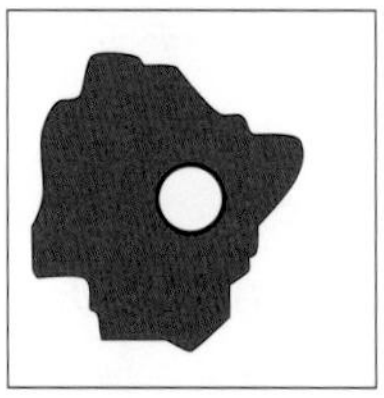

文献4）より引用

チューブがなるべく垂直な状態を保てるよう，スポンジかロールガーゼを使用してチューブを固定するなどの工夫をする．

ボタン型の場合は，サイズの長いものに変更したり，潰瘍部に皮膚保護材を使用することもある．

瘻孔感染

ほとんどが造設直後に生じる．ストッパーの締めつけなどによる圧迫により，瘻孔の炎症部に細菌が繁殖する場合もある．瘻孔周囲の膿や壊死組織を洗浄し，清潔を保つようにする．感染が強い場合は抗菌薬の投与を検討する．効果がなければ一時的に静脈栄養法への切り替えをする場合もある．

緊急時の対応と防止策

事故抜去の原因として，バルーン型カテーテルではバルーンの虚脱による自然抜去，バンパー型の場合は長期の使用によるバンパーの劣化，自己抜去が挙げられる．チューブ型カテーテルはチューブが体表に長く出ているため事故抜去が起こりやすい．

カテーテルの逸脱・事故抜去

瘻孔形成期の事故抜去は，胃壁と腹壁の密着が保てなくなるため，分離してしまう．そのため，胃穿孔と同様の状態になることが想定できるため，早急に受診が必要である．

瘻孔形成後の事故抜去の場合は，カテーテル全体が抜けているのか，一部が胃内に脱落しているのかを，抜けたカテーテルから推測する．胃内への脱落が考えられる場合は，内視鏡的に回収する必要があるため，早急な受診が必要である．

カテーテルが抜去した場合，瘻孔は数時間で閉鎖してしまうため，瘻孔が確保できるよう迅速な対応が求められる．とくにバルーン型カテーテルでは事故抜去が多く発生するため，そのことを前提に管理することが必要である．交換用のカテーテルを自宅に常備しておくとよい．常備できない場合は，バンパー型であれば内部バンパーを切り取り，バルーン型であればバルーンをとって瘻孔に差し込み，テープで固定する．また，未使用の吸引カテーテルや経鼻胃管，尿道カテーテルなどを一時的に代替品として用い，瘻孔閉鎖を回避することも可能である．

事故抜去が生じた際の瘻孔確保の方法や看護師や介護者の対応方法などについて介護者や介護職員に日頃から教育的なかかわりを行っておくことは，訪問看護師の重要な役割の1つである．

チューブの抜去を発見した場合の対応について，コメディカルスタッフまたは介護者の対応のフローチャートを示す（図7）．

MEMO

緊急時の看護師の対応方法を決めておく

訪問看護師が緊急訪問で対応するのか，介護者に指導し対応を依頼するのか，介護者や訪問看護師がどのレベルまで対応してよいのかなど，主治医，訪問看護師，介護者らと十分に相談して決定しておく．

知っておこう！

簡易懸濁法による薬剤投与

内服薬の注入によるチューブの閉塞を防止する方法として近年，錠剤やカプセルを粉砕・開封せず，そのまま55℃の温湯に入れて懸濁させたあとに投与する「簡易懸濁法」が実施されている．

薬剤投与時に再確認ができる，配合変化の危険性が減少する，中止・変更の対応が容易である，細いチューブの使用が可能であるなどのメリットがあり，普及してきている．

図7　チューブの事故抜去時の対応：コ・メディカルスタッフまたは介護者の対応

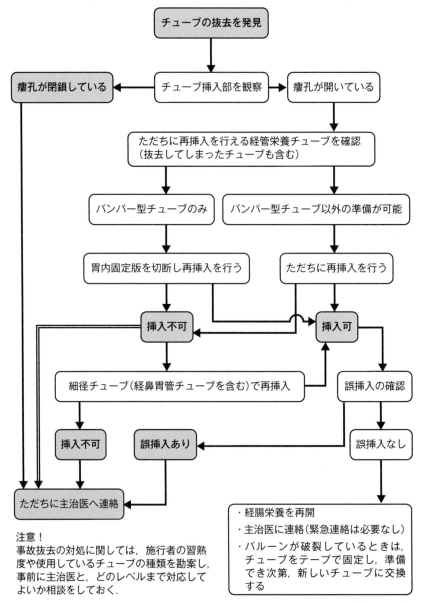

チューブの抜去を発見

瘻孔が閉鎖している　←　チューブ挿入部を観察　→　瘻孔が開いている

ただちに再挿入を行える経管栄養チューブを確認
（抜去してしまったチューブも含む）

バンパー型チューブのみ　　　バンパー型チューブ以外の準備が可能

胃内固定版を切断し再挿入を行う　　　ただちに再挿入を行う

挿入不可　　　挿入可

細径チューブ（経鼻胃管チューブを含む）で再挿入　　　誤挿入の確認

挿入不可　　　誤挿入あり　←　　　誤挿入なし

ただちに主治医へ連絡

注意！
事故抜去の対処に関しては，施行者の習熟
度や使用しているチューブの種類を勘案し，
事前に主治医と，どのレベルまで対応して
よいか相談をしておく．

・経腸栄養を再開
・主治医に連絡（緊急連絡は必要なし）
・バルーンが破裂しているときは，
　チューブをテープで固定し，準備
　でき次第，新しいチューブに交換
　する

文献1）より引用

▌事故抜去の防止策

事故抜去を防止するために，以下のことに留意する．

・チューブにあそびをもたせ，テープで固定する．また，皮膚に保護材を
　貼付してその上にテープで固定すると剥がれにくい．
・市販のペグポケットや腹帯でカテーテルの保護をする．
・患者がつかみにくいボタン型への変更を検討する．
・バルーンの虚脱による自然抜去に対しては，定期的な蒸留水の確認とカ
　テーテルの交換が必須である．

誤接続防止コネクタの導入について

医療機器などで分野間の相互接続を防止するコネクタに係る国際規格（ISO（IEC）80369シリーズ）の制定が進められており，欧米では新規格導入が始まっている．

2019年12月以降，新規格製品（ISO80369-3）の準備が整い次第，販売が開始され，旧規格製品の出荷は2021年11月末に終了する．

新旧規格製品の接続

新規格製品と旧規格製品のコネクタは太さや形状が異なるため，相互に接続することができない．また，新規格製品ではオスコネクタとメスコネクタが逆になる．新規格製品と旧規格製品の判別が難しい場合，包装に記載されている表示とあわせて確認することが大切である．

図8　新旧規格製品の接続

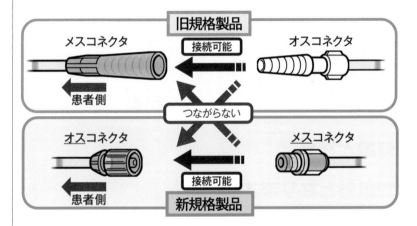

変換コネクタの準備

原則として一斉に切替えることが重要であるが，施設を移動する患者に対しても適切な医療等が行える体制を整える必要があるため，新規格製品と旧規格製品を接続するためのコネクタ（以下，「変換コネクタ」という．）を準備するなどの対応をすることが大切である．

図9　変換コネクタの準備

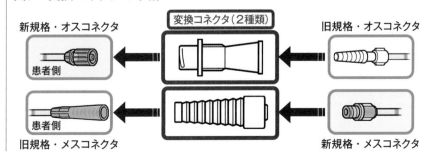

図10　対象となるコネクタ変更部分（例：GB胃瘻バルーンカテーテル）

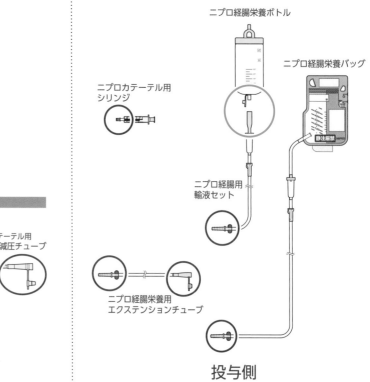

胃瘻

GB胃瘻バルーンカテーテル

ボタン型　　GB胃瘻バルーンカテーテル用
　　　　　　フィーディング・減圧チューブ

カテーテル型

患者側

ニプロ経腸栄養ボトル

ニプロ経腸栄養バッグ

ニプロカテーテル用
シリンジ

ニプロ経腸用
輸液セット

ニプロ経腸栄養用
エクステンションチューブ

投与側

今回の変更は　◯ の箇所が対象となり

　　　　　　　◯ の箇所は対象外となります。

※対象除外例…バルーンインフレーションルーメンの
　　　　　　　コネクタ、胃瘻用ボタンのコネクタ部及
　　　　　　　びこれに接続するチューブのコネクタ、
　　　　　　　経腸栄養ボトルとの接続箇所等

（写真提供：ニプロ株式会社）

引用・参考文献
1）蟹江治郎：胃瘻PEG合併症の看護と固形化栄養の実践．日
　　総研出版，2004．
2）岡田晋吾：Q2　PEGにはどんな種類が？その造設方法は？
　　胃ろうのケアQ＆A．岡田晋吾監，照林社，p.4，2006．
3）岡田晋吾：Q1　PEGカテーテルの種類と特徴について教え
　　てください．胃ろうのケアQ＆A．岡田晋吾監，照林社，p.20，
　　2006．
4）紺家千津子，真田弘美：PEGスキントラブルへの対応．
　　PEGパーフェクトガイド．小川滋彦編，p.123，学研メディカ
　　ル秀潤社，2006．

10 膀胱留置カテーテル

角田直枝

膀胱留置カテーテルとは

目的

膀胱内に一定期間，挿入して留置されたカテーテルにより持続的に，かつ安全に尿を体外に誘導，排出させる．

概要

排尿困難時の援助として導尿（膀胱内に貯留した尿を，尿道からカテーテルを挿入して排出させる）が行われる．

導尿には間欠的導尿（尿検体採取としても行われる）と持続的導尿（膀胱留置カテーテルを留置する）があり，間欠的導尿には医療従事者が行う場合と，患者自身が行う自己導尿がある．

膀胱留置カテーテル管理は，尿道から無菌操作でカテーテルを挿入し，膀胱内でカテーテルの先端についているバルーンを膨らませることで，膀胱にカテーテルを留置し，持続的に尿を排出させる方法である．膀胱留置カテーテルは、バルーンカテーテルと呼ばれることもある．

カテーテルは尿路にとっては異物であり，長期留置により尿道の狭窄を併発しやすく，
また異物を誘因とする感染を起こしやすいため注意が必要である．

適応

以下の場合に適応となる．

- 全身麻酔下の手術中および手術後の尿量管理．
- 全身の安静を必要とする場合．
- 完全尿閉や不完全尿閉が持続する場合．
- 創傷部を汚染する可能性がある場合．
- 時間ごとの尿量測定や水分出納管理が必要な場合．
- 激しい頻尿で睡眠が妨げられている場合．
- 排尿により，患者の安楽が損なわれる場合．

ケアのポイント

1 膀胱留置カテーテル利用者やその家族に，適切な管理方法について十分に指導する．

2 カテーテルは尿路にとっては異物であり，合併症への注意が必要であるため，感染予防を確実に行う．

3 マイナスイメージだけでなく，在宅では介護負担の軽減につながる場合もある．

膀胱留置カテーテルの合併症

膀胱留置カテーテル挿入中は,以下の合併症に注意しなければならない.

	原因	予防
尿路感染	腸内常在菌のグラム陰性桿菌が起因菌となることが多い.セラチアやエンテロバクター,緑膿菌など,常在菌ではない菌が検出された場合は,医療者が媒介したと考えられる.主な感染経路は,カテーテル挿入部,カテーテルと蓄尿バッグの排液口である(図1).	膀胱留置カテーテルにかかわる処置を行う際は,手洗い,手袋の装着を徹底し,細菌を媒介しないように心がける.また,カテーテル挿入・交換は感染予防のため無菌操作で行う. 尿道口は,カテーテルに対する異物反応により分泌された粘液が付着しやすく,汚染されやすい.そのため,できるかぎり陰部洗浄を行い,陰部の清潔保持に努める. カテーテルと蓄尿バッグの接続部が感染経路となる場合が最も多いため,閉鎖式導尿システムを導入し,接続部の不必要な開放を避ける(図2). 尿の逆流を防止し排出を促すため,蓄尿バッグは膀胱より低い位置に置く.しかし,排出口からの細菌侵入を防止するため,蓄尿バッグは床に付かないように気をつける. カテーテルの屈曲や閉塞がないかは,随時観察しなければならない. また,尿の停滞を予防するためミキシングを行い,尿の流出を促す.
尿路結石	尿路結石とは,尿路に留置された異物(膀胱留置カテーテル)を核として,尿中に排出された難溶性の物質が結晶化して成長したものである.尿量の減少や尿の停滞が結晶化の原因となる. 結石には,酸性尿で生じるものとアルカリ性尿で生じるものがあるが,尿路感染がある場合,尿は強いアルカリ性となり結石を生じやすくなる.	水分制限がなければ,尿量を増やすため飲水を促す.クランベリージュースやビタミンCは,細菌の繁殖を抑え,尿のアルカリ化の予防に効果的なため,摂取を勧める. シリコンコーティングのカテーテルなど,尿中の浮遊物が付着しにくい素材のカテーテルを選択することも有効である.
膀胱刺激症状,膀胱留置カテーテルからの尿漏れ	膀胱留置カテーテルによって膀胱や尿道粘膜が刺激され,膀胱炎症状を呈することが多い.また,カテーテル留置によって細菌感染が起こり,それが膀胱刺激症状へとつながることもある. これらの症状により,さらに膀胱の無抑制収縮をきたし,カテーテル周囲から尿漏れが起きることがある.	カテーテルの屈曲や閉塞に注意する.また,カテーテルの材質を粘膜刺激の少ないものへ変更する,カテーテルの固定位置を変更する,なども有効である.
萎縮膀胱	膀胱留置カテーテルの留置が長期化すると,膀胱壁の伸展・収縮の機能が低下し,廃用性萎縮を起こす.カテーテル留置による膀胱の慢性炎症性変化のため,排尿筋の伸展性が損なわれ,膀胱容量が減少する.	可能であれば,カテーテルはできるかぎり早期に抜去し,膀胱壁の機能回復を促す.
尿道損傷,尿道皮膚瘻,尿道狭窄	尿道損傷の原因としては,サイズの合っていない膀胱留置カテーテルの挿入,尿道内でカテーテルのカフを膨らませる,カテーテルの固定法の誤り,などがあげられる. カテーテル留置が長期化した場合には,尿道球部に尿道と皮膚(多くが陰茎腹側と陰嚢境界あたり)に瘻孔ができる.尿道皮膚瘻が形成されることがある.また,さらにその後に瘢痕が残り,尿道狭窄へ進展する場合がある.	男性の場合は,必ずカテーテルの根元まで挿入してから固定水を注入する.無理なカテーテル挿入は避け,挿入が困難な場合は専門医へ相談する.

図1 膀胱内留置カテーテル留置中の尿路感染症の発症経路

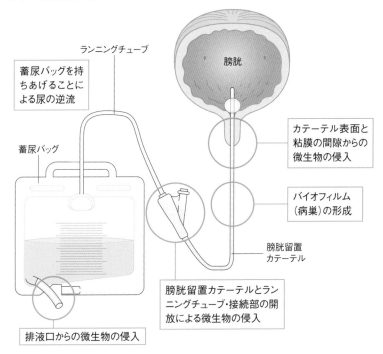

ランニングチューブ

蓄尿バッグを持ちあげることによる尿の逆流

膀胱

蓄尿バッグ

カテーテル表面と粘膜の間隙からの微生物の侵入

バイオフィルム（病巣）の形成

膀胱留置カテーテル

膀胱留置カテーテルとランニングチューブ・接続部の開放による微生物の侵入

排液口からの微生物の侵入

図2　閉鎖式導尿システムの例

トレイ型完全閉鎖式導尿システムの例
バードI.C.シルバーフォーリートレイB

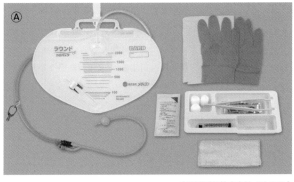

Ⓐ

（写真提供：株式会社メディコン）

閉鎖式蓄尿バッグの例
ラウンドウロバッグ

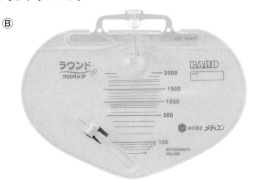

Ⓑ

（写真提供：株式会社メディコン）

膀胱留置カテーテルと蓄尿バッグが一体化しているシステム. 接続部にはシールドが施されているため外部の空気にふれない.

＊膀胱留置カテーテルと蓄尿バッグを接続したトレイ型完全閉鎖式導尿システム（Ⓐ）とカテーテルと接続していない閉鎖式蓄尿バッグ（Ⓑ）の2種類がある.

在宅における管理と実施

膀胱留置カテーテルの種類と管理

膀胱留置カテーテルの材質は，主にシリコンタイプとラテックスタイプの2つがある（**表1**）．カテーテルの交換時期は種類によって異なり，シリコンタイプでは4週間に1回，ラテックスタイプでは2週間に1回を目安に交換する．

患者の状態に合わせて，カテーテルの種類を選択する（**表2**）．

カテーテルのサイズは，成人用は12Fr以上で，主に14Frと16Frが使用される．小児では6〜10Frが使用される．

必要物品

①閉鎖式導尿（フォーリーカテーテル，蓄尿バッグ），②処置用シーツ，③手袋，④滅菌セット（鑷子，綿球，ガーゼ），⑤滅菌水（5〜10mL），⑥シリンジ（大きさ10mL），⑦消毒液（10％ポビドンヨード液），⑧水溶性潤滑剤

MEMO

カテーテルの交換時期

カテーテルの交換時期は，シリコンタイプで4週間，ラテックスタイプで2週間とされているが，療養者の状態に合わせて交換する．寒暖差や食生活の変化などによって尿量が安定せずラインが閉塞してしまう，ということも起こる．このほかにも，蓄尿バッグに汚れが多い場合や浮遊物が多い場合は早めに交換する．

表1　膀胱留置カテーテルの材質と特徴

カテーテルのコーティング	特徴
シルバー親水性コーティング	●膀胱および尿道粘膜への刺激が少ない ●金属銀による抗菌作用がある
親水性コーティング	●カテーテル表面摩擦抵抗を最小限に抑え，膀胱および尿道粘膜への刺激が少ない
カテーテルの材質	**特徴**
オールシリコン	●天然ゴムラテックスに比べてカテーテル内腔が大きいため，結石を形成しにくい ●材質が硬いため，尿道粘膜を刺激しやすい
天然ゴムラテックス	●老廃物が付着しやすい ●ラテックスアレルギーに注意が必要である

表2　膀胱留置カテーテルの種類と選択の目安

カテーテルの種類	選択の目安
フォーリー型2way	●活水容量が5〜10mL．一般的に使用されている
フォーリー型3way	●血尿のための膀胱洗浄が必要な場合に選択する．内径が細くなるため，閉塞をまねきやすい
チーマン型	●男性患者で尿道狭窄などが認められる場合に選択する．尿道走行に沿うように先端が曲がっており，挿入しやすい

手順

①手を洗う

②療養者に必要性を説明する

・膀胱留置カテーテルの交換について療養者に説明し，同意を得る．

③手袋をはめる

・看護師は，ディスポーザブル手袋をはめる．

④必要物品を確認する

・必要物品を確認し，手順を考えた位置に配置し，準備する．

⑤バルーンの状態を確認する

・カテーテルのバルーン口にシリンジを接続して滅菌水を注入し，バルーンが膨らむこと，バルーンに破損がないことを確認しておく．

・確認後は滅菌水をシリンジに戻す．

⑥患者の体位を整える

女性の場合	男性の場合
仰臥位で膝を立て，股関節は外転・外旋させる．	仰臥位で，下肢は伸ばしたまま肩幅程度に開く

バスタオルなどにより身体の露出を最少にする．

⑦必要時，陰部洗浄を行う

・外陰部に排泄物や分泌物などの汚染がある場合は，あらかじめ陰部を清浄綿で拭くか，陰部洗浄を行う．

⑧殿部に処置用シーツなどを敷く

⑨尿道口を露出する

・両膝を立てたまま陰部を大きく開くようにして下肢を広げ，尿道口を露出する．

・股間に膿盆を置く．

⑩カテーテルを準備する

・滅菌ガーゼに潤滑油を清潔操作で出し，カテーテルを不潔にならないように安全な場所に置く．

⑪尿道口を消毒する

女性の場合	男性の場合
片手の母指，示指で大小陰唇を開く．利き手に鑷子を持ち，消毒綿で尿道口を中心に肛門に向かって中央→左→右の順で消毒する．このとき，1回ごとに綿球を替える．	中指と薬指を使って陰茎をガーゼで包み把持する．亀頭部を露出させ，外尿道口を広げる．利き手で鑷子を持ち，外尿道口を中心に，横方向→周りに円を描く→横方向と3回消毒する．このとき，1回ごとに綿球を替える（図3）．

⑫ カテーテルを挿入する

女性の場合	男性の場合
大小陰唇を開いたままの状態で，鑷子でカテーテルの先端から5～6cmのところをはさみ，尿道口から4～6cmを目安にまっすぐ挿入する．このとき，療養者には口で呼吸をしてもらうように説明しながら行う．	陰茎を直角に持ち上げて，鑷子でカテーテルの先端から4cmほどのところをはさみ，外尿道口から15～20cmを目安に挿入する．このとき，療養者には口で呼吸をしてもらうように説明しながら行う．

⑬ バルーンに滅菌水を注入する

- 尿の流出の確認後，シリンジで滅菌水をゆっくりと注入し，バルーンを膨らませる．
- カテーテルをゆっくりと引き，抜けないことを確認し，さらに1～2cm挿入する．
- 外尿道口からの出血の有無や尿の性状，療養者の状態を観察する．

⑭ カテーテルを固定する

- 男女ともに，カテーテルと皮膚の間に1～2指入るくらいのゆとりをもたせて皮膚に固定する（**図4**）．

女性の場合	男性の場合
腹部に固定するとカテーテルが会陰部にあたり，会陰裂傷の危険がある．カテーテルは大腿内側に固定して大腿の上側へ通す．	陰茎を下げたまま固定するとカテーテルが陰嚢角部にあたり，圧迫される．圧迫が持続すると血流不足となり，潰瘍や瘻孔を形成する危険があるため，陰茎が上を向くようにして腹部へ固定する．

図3　尿道口の消毒

女性の場合

① 片手の母指，示指で大小陰唇を開く．
② ③ 利き手に鑷子を持ち，消毒綿で尿道口を中心に肛門に向かって中央→左→右の順で消毒する．
④ このとき，1回ごとに綿球を替える．

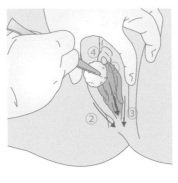

男性の場合

① 中指と薬指を使って陰茎をガーゼで包み把持する．亀頭部を露出させ，外尿道口を広げる．
② 利き手で鑷子を持ち，外尿道口を中心に，横方向→周りに円を描く→横方向と3回消毒する．
③ このとき，1回ごとに綿球を替える．

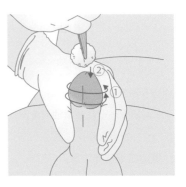

図4　カテーテルの固定

女性の場合

カテーテルは大腿内側に固定して大腿の上側へ通す．

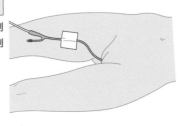

男性の場合

陰茎が上を向くようにして腹部へ固定する．

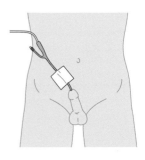

管理についての指導方法

療養者や家族が膀胱留置カテーテルの管理は，在宅では，行うことになる．感染予防策だけでなく，バルーンの仕組みなどについて説明し，カテーテルについての理解を深めてもらうことが重要である．異常の早期発見につなげられるよう，日々の管理方法についても十分に説明しておく．

尿の流出状況の観察

1日の尿量を把握するため，毎日決まった時間に1日量を測定するようにする．感染予防のためには，8時間ごとに尿を廃棄することが望ましい．

膀胱留置カテーテルに屈曲・圧迫がないかを確認する．閉塞については，蓄尿量の観察とチューブ内の尿の移動で確認する．

また，血尿や浮遊物・血塊の有無，濃縮状態などの尿の性状も観察するように指導する．

水分摂取

尿量は1日1,000～1,500mL以上が望ましい．水分制限がない場合は，できる範囲内での飲水を勧める．

清潔の保持

外尿道口や腟からの分泌物，便などによる汚染から菌が繁殖しやすいので，毎日陰部洗浄を行う必要がある．入浴やシャワーの際には，蓄尿バッグの尿はトイレに捨て，接続部を外さずに入るように指導する．

蓄尿バッグの管理

蓄尿バッグからの逆流による感染を防ぐため，蓄尿バッグは膀胱の高さより低い位置に置く．

1人で動ける療養者には，肩から掛けられるような袋を使用するなど，手で持ち歩かなくてもよいように工夫する．車椅子で移動する場合も，膀胱の高さより低い位置に蓄尿バッグがくるように設置する．

また，レッグバッグ（脚用蓄尿袋）は足に蓄尿バッグを取りつけるようにしたもので，ズボンやスカートで覆うことができる．容量350mLのコンパクトなものもあるので活用するとよい．

> **MEMO**
>
> **患者に水分摂取を促す方法**
> 高齢者では，理想とする水分量を摂取するのは難しい場合も多い．お茶や水，ジュースだけで水分を摂取するのではなく，ゼリーやプリンなどの水分が多く含まれている食品を間食にし，また，汁物や粥などの水分を多く含む献立を工夫するよう，家族に伝える．

緊急時の対応

▌カテーテル挿入困難

　膀胱留置カテーテルがどの部分で入らなくなっているのかを，まずは観察する．

　カテーテルが振子部尿道や球部尿道などの陰茎背側から触知する部分での挿入困難であるなら，尿道狭窄などの異常があると考えられるため，通常のカテーテル操作は中止して専門医に相談する．

　膜様部尿道に入るところでの挿入困難は多くが前立腺肥大症であり，チーマンカテーテルの使用，局所麻酔薬の入ったゼリーを20～40mL外尿道口から注入して再び挿入する方法などがある．しかし，容易に尿道損傷を起こすため，無理はせずに早めに専門医に相談する．

▌カテーテルの抜去困難

　固定水が抜けずにカテーテルの抜去が困難になってしまった場合には，蒸留水を少量追加注入してポンピングを繰り返し，閉塞の解除を試みる．

　バルーン内の固定水を抜く際にシリンジの内筒を強く引くと，固定水側のルートが陰圧になり閉塞をまねいてしまうことがある．内筒を無理やり引かず，自然に固定水がシリンジに戻るのを待つ．バルーンを収縮させてカテーテルを抜去することが困難な場合は，以下の①～②の手順に従って医師の指導のもと対処する．

①逆流防止弁の付け根で切断し，滅菌水の自然排出を図る

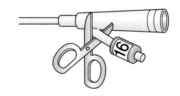

②逆流防止弁を切断しても抜去できない場合，基部の付け根で切断し，滅菌水の自然排出を図る

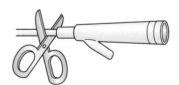

このとき，切断したカテーテルの断端を尿道内に押し込まないように，手などで固定して処置を行う

▌出血

　バルーンを膨らませたまま膀胱留置カテーテルを引き抜いてしまった場合や，カテーテル挿入時に出血をみることがある．

前者の場合は，清潔なガーゼで尿道口を軽く押さえ，止血を確認する．その後，尿道口の裂傷がないかを観察し，再挿入の判断をする．

後者の場合は，徐々に血性の尿が薄れてくるようであれば，そのまま様子を見る．

両者とも止血されない場合や，血性が強くなる場合は，ただちに医師へ報告する．特別な指示がないかぎりは，受診するまでカテーテルは抜去せず，そのままにしておく．

■ カテーテルの閉塞

カテーテルが閉塞した場合は，カテーテルを交換する．

膀胱洗浄は，結石や血塊，浮遊物によるカテーテルの閉塞の防止に有効である．しかし，膀胱洗浄は閉鎖式尿回路システムの閉鎖を破るものである．カテーテルに付着した細菌を膀胱内に送り込み，かえって感染の機会を増加させることもあることを認識し，不必要な洗浄は避けるようにする．医師に相談のうえ行うことが望ましい．

その他注意しなければならないこと

使用済みの膀胱留置カテーテルや蓄尿バッグの廃棄方法は各自治体によって異なるため，確認が必要である．また，閉塞や抜去などのトラブルを考慮し，必ず予備のカテーテルを自宅に準備しておく．

膀胱留置カテーテルのバルーン内に蒸留水以外のものを注入すると，化学変化を起こしてバルーンが癒着し，抜けなくなるおそれがある．

また，抗凝固薬を服用している療養者の場合は出血しやすいため，カテーテル挿入時はとくに気をつけなければならない．

引用・参考文献
1) 奥田清子：導尿. 村上美好監：写真でわかる基礎看護技術 ①. インターメディカ, 134〜145, 2005.
2) 長谷川美津子：訪問看護の知識とスキル. 医学書院, 75, 1999.
3) 柴田光枝, 永坂和子：尿道留置カテーテル管理のポイント5. 泌尿器ケア, 17 (5)：56〜64, 2012
4) 佐藤康次：膀胱留置カテーテル. 看護技術, 52 (4)：33〜34, 2006.
5) 江上直美：尿道留置カテーテルの「根拠ある使用」①適応. 看護技術, 48 (2)：22〜26, 2002.
6) 柳迫昌美：尿道カテーテルの「根拠ある使用」②挿入. 看護技術, 48 (2)：27〜30, 2002.
7) 柳迫昌美：尿道カテーテルの「根拠ある使用」③管理と合併症予防. 看護技術, 48 (2)：31〜33, 2002.
8) 宮口恵：排泄の援助. 看護技術, 49 (5)：22〜28, 2003.

第Ⅲ章

11 膀胱洗浄（手動式）

横井由美子

─ケアのポイント─

1 膀胱留置または膀胱瘻カテーテルの仕組みを理解する

2 膀胱留置または膀胱瘻カテーテルで起こりうる異常やトラブルへの対処方法を理解する

3 膀胱洗浄の技術と感染を起こさない清潔な手技を習得する

4 膀胱洗浄に必要な薬液（生理食塩液など），器具，衛生材料を把握し，調達方法を整える

膀胱洗浄とは

目的

膀胱内およびカテーテル内に存在する閉塞の原因となる物質（浮遊物，沈殿物など）を除去し，尿路閉塞を予防する．

概要

膀胱留置カテーテル内および，膀胱瘻カテーテルを使用して膀胱内を洗浄液（生理食塩液）で洗浄する．膀胱洗浄の方法には，持続式膀胱洗浄と手動式膀胱洗浄がある（表1）．在宅では，主に手動式膀胱洗浄が行われる．

膀胱洗浄は，目的としくみが理解できていれば，手技を習得した介護者（家族）による実施も可能である．

適応

以下の場合に適応となる．

・膀胱留置カテーテル，または膀胱瘻カテーテルが留置されている．
・尿中に浮遊物が多くみられる．
・カテーテルの閉塞の可能性がある．

注意点と禁忌

カテーテル留置患者では感染予防のために閉鎖環境を保つことが重要であるが，膀胱洗浄ではその閉鎖環境を破るため感染のリスクが高まる．そのことを十分理解したうえで適応を考える必要がある．

表1　膀胱洗浄の方法

持続式膀胱洗浄	3wayの膀胱内カテーテルを使用し，膀胱内に持続的に生理食塩液を注入する．主に血尿時などに行う
手動式膀胱洗浄	2wayの膀胱内カテーテルを使用し，生理食塩液をシリンジで注入し排液させる

尿路感染を発生させる細菌の侵入経路は，カテーテルと尿道粘膜の隙間や，導尿バッグの排出口などが挙げられる（p.149「膀胱留置カテーテル」参照）．そのため，陰部の保清に努めること，導尿バッグの取り扱いに注意することを指導する必要がある．

また，全身状態が悪化している患者には行ってはいけない．

在宅における実施と管理

療養者・家族（介護者）への指導

膀胱洗浄の実施については，療養者または介護者の理解度をふまえてアセスメントし，判断する．不適切な膀胱洗浄は尿路感染の危険性があるため，理解度に応じた指導が必要である．家族（介護者）が膀胱洗浄を行う場合には見学から開始し，理解度に応じて徐々に実施してもらう．手技の手順や注意事項がわかりやすいように，マニュアルなどを作成するなど工夫をするとよい．

膀胱洗浄を行う必要がある場合，療養者・家族（介護者）に以下のような指導を行う．

①膀胱留置カテーテルによる尿閉や感染のリスクについて説明する．
②在宅での観察のポイントを説明する（**表2**）．
③膀胱洗浄を回避するための予防策について指導する（**表3**）．
④膀胱洗浄に必要な物品の入手方法とコストについて説明する．

　・50mLシリンジ（カテーテルチップ型，ディスポーザブルまたはガラス製），Yガーゼ，滅菌綿棒，アルコール綿（一包化されたものが望ましい），シリンジおよび容器の消毒用のミルトン，固定用テープなどは自己負担となる．

　・必要物品は，病院の売店やドラッグストアで入手可能である．

知っておこう！

🖐 **膀胱洗浄実施の目安**
膀胱洗浄実施の頻度に関しては，医師の指示に基づいて行う．尿の混濁や浮遊物の状態によって回数を検討するが，通常では1〜2回/週程度行う．

表2　膀胱洗浄実施の観察のポイント

- 発熱
- 尿量
- 尿の性状（浮遊物の有無と性状，濃縮尿，血尿など）
- 尿漏れの有無
- カテーテルの圧迫と屈曲
- カテーテル挿入部の汚染

表3　膀胱洗浄回避のための予防策

- 飲水指導（制限がない場合）1日1,500〜2,000mL
- 定期的なカテーテルの交換
- 尿量が少ないときは，カテーテルの屈曲がないかを確認し，屈曲がなければミルキングをして尿の流出を促す
- 陰部の保清

ミルトン液の作り方と消毒方法

①ミルトン10mL，水990mLの割合で容器に消毒液をつくる

②容器に50mLシリンジ（カテーテルチップ型）または浣腸器とカップを入れ，1時間ほど浸ける．この方法で4〜5回は使用できる．

ミルトン液での消毒の様子

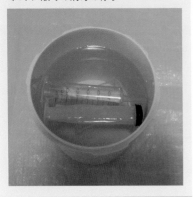

必要物品

①ビニールシーツ，②ゴム製手袋，③Yガーゼ（膀胱瘻カテーテルのみ），④固定用テープ（膀胱瘻カテーテルのみ），⑤カップ（350mL程度の容量のもの），⑥50mLシリンジ（カテーテルチップ型）またはガラス製浣腸器，⑦排液用容器（洗面器または尿器などを代用するとよい），⑧生理食塩液，⑨アルコール消毒綿（一包化されたものが望ましい），⑩ミルトン（シリンジ，カップの消毒用），⑪1,000mL程度の容量の容器（ミルトン液にシリンジとカップを浸けるために使用）

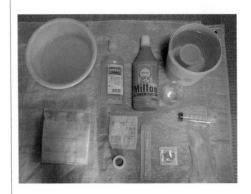

手順

①石けんで手を洗う

②療養者に説明する

・膀胱洗浄について療養者に説明し，同意を得る．

③生理食塩液を温める

・生理食塩液500mLをボトルごと湯煎（50℃前後のお湯に浸ける）し，体温程度に温める．

④排液用容器を準備する

・療養者の腰部の脇にビニールシートを敷き，排液用容器を置く．

⑤ゴム手袋を装着する

⑥シリンジとカップを準備する

・準備の段階でミルトン液に浸けていたシリンジ（浣腸器）とカップを水気を振り払いながら取り出し，シリンジ（浣腸器）とカップはそのまま使用する．

⑦カップの中に温めた生理食塩液を注ぐ

・ミルトン液からシリンジとカップを取り出し，そのまま生理食塩液を注ぐ.

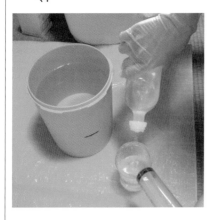

⑧カテーテルから導尿バッグを取り外す

・膀胱留置カテーテルと導尿バッグの接続部分を外し，導尿バッグの先端はアルコール綿などで包むかキャップをし，不潔にならないようにする.

⑨カテーテルの排液口をアルコール綿で消毒する

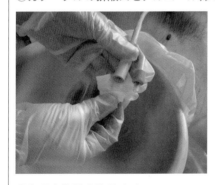

⑩生理食塩液を注入する

・シリンジに生理食塩液30〜50mLを吸い上げ，カテーテルから静かに注入する.

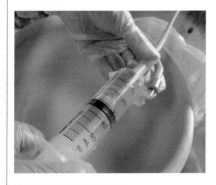

⑪膀胱内の洗浄を行う

・シリンジの内筒をゆっくりと引き，注入した量の生理食塩液を吸い上げ，洗浄を行う．排液の性状に異常がないか，また療養者に苦痛がないかを

観察する．このとき，注入した分だけ吸引ができなくても自然に流出するので無理に吸引しなくてよい．

⑫吸い上げた液を排液用容器に捨てる

⑬洗浄液がきれいになるまで，上記⑨〜⑪を繰り返す

⑭カテーテルと導尿バッグを接続する

・洗浄終了後，二等分したアルコール綿でカテーテルの排液口と導尿バッグの接続部分を消毒し，カテーテルと導尿バッグを接続する．

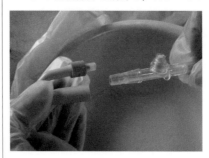

⑮カテーテルを固定する

・膀胱瘻カテーテルの場合は，挿入部を指示された薬液で消毒後，Yガーゼをはさみテープで固定する．

・カテーテルが直接皮膚に接触すると発赤や水疱が発生することがあるので，ガーゼやタオルで包むとよい．

⑯尿の流出，療養者の状態を観察する

・膀胱洗浄終了後，尿の流出とともに療養者の状態を観察する．

⑰シリンジ，カップを洗浄する

・使用したシリンジとカップは洗浄し，乾燥させておく．

・膀胱洗浄を実施する予定や可能性がある場合は，ミルトン液に浸けておく．

・ミルトン液は24時間ごとに交換する．

⑱緊急時に備える

・緊急時に備え，ディスポーザブルの50mLシリンジ（カテーテルチップ型）と滅菌カップを1つずつ準備しておくほうがよい．

緊急時の対応

膀胱洗浄は尿路感染症や膀胱粘膜の損傷などの合併症を発症する危険がある．膀胱洗浄後は，発熱や尿性状の異常（混濁，血尿など）などが発現していないか注意して観察する．

症状が出現したときは，通常，水分補給や安静で様子をみるが，改善がみられないときには訪問看護師，主治医に相談するように指導する．腹痛や腹部膨隆などの症状がみられたときは，訪問看護師に連絡するか外来受診をするように指導する．

引用・参考文献
1）後藤百万監：今日からケアが変わる排尿管理の技術Q&A
127. 泌尿器ケア2010年冬季増刊. p.126〜137. メディカ
出版. 2010.
2）角田直枝編：スキルアップのための在宅看護マニュアル.
p.96〜99. 学研メディカル秀潤社. 2005.
3）川村佐和子監：在宅療養支援のための医療処置管理看護プ
ロトコール. p.183〜190. 日本看護協会出版会. 2010.

12 摂食嚥下障害の援助

青根ひかる

摂食嚥下障害の援助とは

目的

　摂食嚥下の過程は食物を認知することから始まり，口腔内に取り込み，咽頭，食道を経て胃に至るまでである．この過程は5期に分類される（**図1**）．この過程における障害を「摂食嚥下障害」という．

　嚥下障害のある人を早期に発見し，誤嚥性肺炎や窒息を予防し，栄養や水分を安全に摂取することができ，食べる楽しみを確保していく．

概要

　在宅でかかわる摂食嚥下障害は，脳血管疾患などの疾患があり，嚥下機能を維持・向上させる場合と，加齢に伴う影響や神経・筋疾患，認知症など疾患の進行に伴い徐々に嚥下機能が低下する場合がある．

　前者は，病院で摂食嚥下障害と診断された後，リハビリテーションが行われている．そこで食形態や食事姿勢などの対応方法が検討され，退院後も継続できるように支援する．

　後者は，在宅生活のなかで徐々に嚥下機能が低下するため，摂食嚥下障害の疑いのある人の発見から対応まで訪問看護師がかかわることになる．療養者や介護者の訴えや食事場面の観察，ほかのサービス事業所の情報などから摂食嚥下障害を発見する．

　対応方法は，食形態や食事姿勢の調整，食べ方や食事介助方法の検討，嚥下機能の維持・向上のための嚥下訓練，口腔ケアである．

　在宅では，介護者が食事の調理から食事介助，口腔ケアまでを主体となって実施する．そのため，介護力をみながら実施可能な方法を指導する．

適応

以下の場合に適応となる．

・疾患が原因で摂食嚥下障害がある（脳血管疾患や神経・筋疾患など，口腔・咽頭がんや食道がんなどの手術や放射線治療の影響など）場合

・加齢や神経・筋疾患の進行により摂食嚥下機能の低下がある場合

ケアのポイント

① 療養者や介護者の訴えや食事場面の観察，ほかのサービス事業所の情報から，食べる一連の動作のなかでどこが問題か発見する．

② 食形態や食事姿勢，食事介助などの対応方法については，介護力や経済的負担を考慮したうえで実施可能な方法を選択し，指導する．

③ 食事量の低下や発熱，咳の出現など，いつもと違うところがないかが注意できるように介護者に指導する．

④ 統一した対応や異常の早期発見ができるように，ほかのサービス事業所と連携する．

表2　食事場面の観察と対応方法

	症状	考えられること	対応方法
先行期	●口元に持っていっても食べようとしない ●食事に集中できない ●食べ方がわからない ●早食いや詰め込んで食べる ●口の中に含んだまま飲み込まない	●認知機能の低下や高次脳機能障害により食物の認知や注意障害,食事道具の使い方がわからなくなっている（失行）	●食べたいと思える環境をつくる ●好物や使い慣れた食器を活用する ●食事の味や香り,見た目を工夫する ●本人にスプーンを持ってもらい食事の構えをつくる,または手を添えて摂食動作を支援する ●声をかけて摂食ペースを調整する ●スプーンの選定などで一口量を調整する
	●口に入れるまでにこぼす ●食事をする姿勢が保てない	●上肢に機能障害がある ●姿勢を保つ耐久性がない	●自力で摂取できるように自助具や食具を調整する ●姿勢を調整する（椅子やテーブルの選定など）
準備期	●口から食物や唾液がこぼれる	●口唇閉鎖が困難である,口唇の知覚に問題がある	●口唇・頬・舌の運動 ●嚥下体操 ●咀嚼練習 ●構音訓練（口唇音バ行・舌尖音タ行・奥舌音カ行） ●口腔ケア ●口唇閉鎖の介助 ●食形態の調整 ●義歯の調整や歯科治療
	●口に含んですぐにむせがある（飲み込む前にむせる）	●奥舌の挙上ができず,口腔保持が困難である	
	●噛むことができない食べ物がある,噛まずに丸飲みする	●顎関節の上下左右・回旋運動に問題がある.歯牙の欠損・義歯の不適合で咀嚼が困難である	
	●口の中に食べ物が広がる ●歯列の外側に食物がたまる	●舌や頬の運動や口腔内の知覚に問題があり食塊形成が困難である	
口腔期	●飲み込んだあと,食物が舌の上に残る ●顔を上に向けて（頭部伸展位）送り込んでいる ●食物を飲み込むために水が必要	●舌の運動の問題によって食塊を送り込めない ●口腔内が乾燥している	●舌の運動 ●構音訓練（舌尖音タ行・奥舌音カ行） ●姿勢の調整 ●奥舌に食物を入れる ●食形態の調整
咽頭期	●飲み込むまでに時間がかかる	●嚥下反射が遅延,減弱している	●喉のアイスマッサージ（冷圧刺激法） ●嚥下の意識化 ●ブローイング ●咳嗽練習 ●頸部のリラクゼーション ●食形態の調整 ●トロミ調整食品の使用 ●姿勢の調整 ●複数回嚥下,交互嚥下 ●1口量の調整
	●飲み込もうとする前にむせる	●奥舌の挙上ができず口腔内保持ができないため,嚥下反射が起こる前に液体が喉頭に侵入し,さらに気管に流れ込んでいる	
	●飲み込むときにむせる	●喉頭挙上の不足・遅れによって喉頭の閉鎖が不完全である	
	●飲み込んだあとにむせる	●嚥下後,吸気とともに咽頭に残留した食塊が気管内へ流れている	
	●食後,喉に食物が残る感じがある	●1回の嚥下反射では食道に入りきらない食塊が咽頭に残留している	
	●食後ガラガラ声になる ●食後に痰がからむ	●喉頭前庭（声帯上腔）に食物残渣,唾液,痰が貯留している	
	●食物や水分が鼻に逆流する	●軟口蓋による鼻咽腔閉鎖が困難である	
食道期	●食物が胸につかえる ●食物や酸っぱい液が胃から喉に戻ってくる ●胸やけがある	●食道の通過に問題がある ●胃食道逆流がある	●食後は座位またはリクライニング位の保持 ●腹部を圧迫しないように姿勢の調整

表3　食べるときに注意が必要な食品

サラサラの水分	水, お茶, 味噌汁など
水分の少ないもの	パン, カステラなど
硬くて咀嚼しにくいもの	貝類やタコ・イカ, きのこ, かまぼこ, 繊維の硬い野菜(ごぼう, たけのこ, れんこん)など
パサつくもの	焼き魚, 鶏ささみ, ゆで卵, ふかし芋, おからなど
口腔や咽頭に貼りつきやすいもの	わかめ, 焼のり, 餅, モナカの皮, 蒸しパンなど
むせたり, 喉に引っかかりやすいもの	酢の物, きな粉などの粉っぽいもの, ふりかけなど
噛むと水分の出るもの	スイカ, 柑橘類, 高野豆腐, がんもどきなど

表4　飲み込みやすくする調理の工夫

加熱する	煮物, 和え物
切り方	隠し包丁, 繊維を断つ切り方
適度に水分を加える	卵焼き→オムレツ, トースト→フレンチトースト
油脂(マヨネーズや生クリーム, ドレッシングなど)を加える	ポテトサラダ, ねぎとろ, スイートポテト
つなぎ(小麦粉や卵, ねりごまなど)を入れる	肉団子, ハンバーグ, 和え物(白和え, おろし和え, ヨーグルト和え)
トロミをつける	ポタージュ, カレー, シチュー, あんかけ料理

文献6)をもとに作成

表5　ユニバーサルデザインフードの区分

区分		区分1 容易にかめる	区分2 歯ぐきでつぶせる	区分3 舌でつぶせる	区分4 かまなくてよい
かたさの目安	ごはん	ごはん～やわらかごはん	やわらかごはん～全がゆ	全がゆ	ペーストがゆ
	さかな	焼き魚	煮魚	魚のほぐし煮(とろみあんかけ)	白身魚のうらごし
	たまご	厚焼き卵	だし巻き卵	スクランブルエッグ	やわらかい茶わん蒸し(具なし)

物やぱさつく食品は食べにくいものである. このほかに食べるときに注意を要する食品を**表3**に示す.

　また, 素材の形状を変える, 煮込む, 蒸す, 潰す, 擦るなど調理方法を工夫して, 家族と同じ食材で食べられるようにすることも重要である(**表4**). 全粥などはミキサーにかけるだけでは粘度が増し飲み込みにくくなる食品もあり, ゲル化剤を使用してベタつきを押さえてゼリー状やムース状にすることもある. 管理栄養士から調理法について指導を受けることが望ましい.

　「かたさ」「粘度」に応じて4段階に区分されたユニバーサルデザインフード[7]は, 食形態を選択するときの参考にもなる(**表5**). 市販の食品や介護食の宅配弁当などは, 介護力や経済的負担を考慮したうえで利用する.

トロミ調整食品の使用

　お茶などの液体は喉を流れるスピードが速く, 気管に入り込みやすいため, 水分を飲んだときにむせやすい. トロミをつけて液体の流れるスピードを遅くすることで, 飲み込むタイミングと合わせやすくする.

図2　トロミ調整食品の濃度の目安

牛乳状
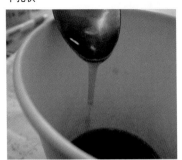

フレンチドレッシング状
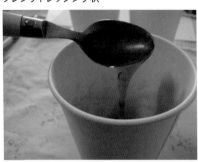

トンカツソース状
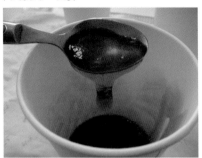

図3　頸部前屈

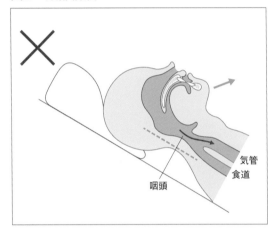

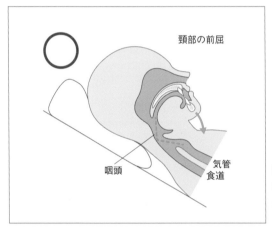

頸部の前屈

頸部を前屈すると，咽頭と気管に角度がつき，誤嚥しにくくなる.

しかし，トロミをつけすぎると味や香りが失われるとともにべたつきが増し，口腔や咽頭の粘膜に付着しやすくなる. 残留の原因にもなるため，いきなり濃いトロミにするのではなく，調整していく. トロミ調整食品の濃度の目安について，**図2**に示す.

トロミをつける液体の種類，トロミ調整食品の種類によって入れる量やトロミが安定する時間が変わってくるため，各商品の注意点は必ず確認しておく. そして，調理するときに使用するコップやボトル，スプーンはいつも同じものを使い，いつ調理しても同じ濃度になるようにする. ダマがあると液体の流れる均一性がなくなり，流れるスピードが一定でなくなるため，調理するときはダマができないように注意する.

食事姿勢の調整

食事開始前や途中にも姿勢を確認し，終了するまで食事に集中できるよう，適宜調整する.

頸部を前屈すると，咽頭と気管に角度がついて誤嚥しにくくなる（**図3**）.

食物の取り込み，咽頭への送り込みに問題がある場合は，重力を利用して口腔から咽頭へ送り込みやすくするため，リクライニング位にする（**図4**）.

図4　リクライニング位の方法

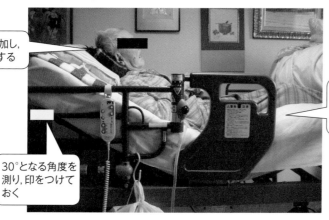

クッションを追加し,頸部前屈位にする

殿部がずれないようにし,腹部をリラックスさせるために足側をすこし上げる

30°となる角度を測り,印をつけておく

また,この姿勢は,気管が上方,食道が下方に位置するために重力の影響により食物は咽頭の後壁側を通り,一口量を少なく調整すれば気管に入りにくくなる.

口腔内に残留やむせがなく安全に摂取できる角度と,姿勢の安定性や自力で摂取できるかなどについて検討し,リクライニングの角度を30～60°の範囲で決める.

また座位の場合は,足底が床に着地し体幹が安定した姿勢になるよう,椅子やテーブルの高さを調整する.

食べ方,食事介助時の注意点

食前に嚥下体操や口腔ケアを行い,覚醒を促し,食事に注意をそそげるようにする.そして,食べることに集中できるよう,テレビは消し,周囲の人の動きなどが最小限になるようにする.

介助者が立ったまま上から介助すると,療養者の頸部は伸展して誤嚥しやすい体位となるため,療養者が目線を下げ,頭部を屈曲にして食べられるように口へ運ぶ(**図5**).

図5　食事介助の注意点

屈曲

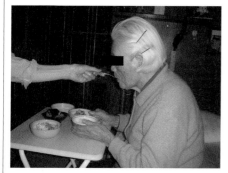

伸展

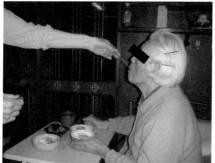

頭部を屈曲して食べられるよう口に運ぶ.　　介助者が立ったまま上から介助すると療養者の頭部が伸展し,誤嚥しやすい.

169

図6　頸部聴診

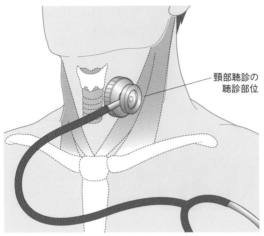

頸部聴診の
聴診部位

頸部聴診部位は輪状軟骨直下の気管外側上の
皮膚面に聴診器を当てて聴取する.

　また, 療養者に提供する一口量には注意が必要である. 一口量が多すぎると, 咽頭を安全に通過させることができずに残留したり喉頭へ侵入したりして, 誤嚥をまねくおそれがある. 反対に, 一口量が少なすぎると嚥下反射が起こりにくい場合があるため, 適切な量の検討が必要である.

　適切な一口量の調整のためには, スプーンの選択が重要である. 口唇で取り込みやすく, 奥舌に入れることができるよう, スプーンは小さめで, 薄く, 浅いものを選ぶ. 箸で食べる場合も同様に, 一口量が多くなりすぎないように気をつける.

　口の中に食物があるあいだは, 咀嚼や嚥下に集中できるようにする. 話しかけに答えようとすることで口を開けてこぼれる, 顔を上げて不意に食塊が咽頭に流入してしまい誤嚥につながることになる.

　次の一口を入れる際は, 前頸部を観察し, 喉頭が挙上して嚥下したことを確認してから入れるようにする. 食塊形成や送り込みが困難な場合は口腔内に残っていることがあるため, 開口を促し, 残渣物がないかを確認する.

　口腔内に残渣物がある場合は, 咽頭にも食塊が残留しているおそれがある. 療養者の「喉に残る感じがする」という訴えや,「あー」と発声を促し, ガラガラとした声（湿性嗄声）でないかを確認する. また, 頸部聴診でも湿性音や液体の振動音を観察することができる（**図6**）.

　咽頭残留を起こした場合は, 複数回嚥下や交互嚥下をしてもらう. 療養者がむせた場合は, 前傾姿勢でしっかりと咳をさせ, 落ち着くまで待つ.

■ 嚥下訓練（間接訓練）

　間接訓練とは, 食物を用いずに嚥下機能の改善・維持を図る嚥下訓練である. 摂食嚥下の過程でどこに問題があるのか, どこにはたらきかけたら改善するのかを評価して訓練内容を選択する.

　飲み込んだあとに食物が舌の上に残る, 舌の汚染が強いという状況があれ

ば舌の運動障害が考えられるため，舌の運動を選択する．

　口頭で説明が伝わらない場合や，模倣や自発的な動作が困難な場合は他動的に訓練する．

　主な間接訓練の適応と方法について**表6**にまとめる．

表6　主な間接訓練の適応と方法

<table>
<tr><td></td><td>適応</td><td colspan="2">方法</td></tr>
<tr><td rowspan="2">口唇の運動</td><td rowspan="2">口から食物や唾液がこぼれる，口唇音（バ・バ・マ）の発音が不明瞭</td><td colspan="2">方法①
開大・閉鎖：口唇を大きく開ける・閉じる運動を繰り返す
引きすぼめ：両口角を横に引く運動とすぼめる運動を繰り返す</td></tr>
<tr><td>方法②
口唇のマッサージ：第1指と第2指を使って，本人ないし介助者が上唇を前方に引っ張りながらマッサージする．下唇も同様に行う</td><td>（写真）</td></tr>
<tr><td rowspan="2">頬の運動</td><td rowspan="2">頬を膨らませない，へこませられない，口から食物や唾液がこぼれる，歯列の外側に食物がたまる</td><td colspan="2">方法①
頬を膨らませること，へこませることを繰り返す．</td></tr>
<tr><td>方法②
本人または介助者が頬を外側と口腔内から指やスポンジブラシなどでマッサージする</td><td>（写真）</td></tr>
<tr><td rowspan="3">舌の運動</td><td rowspan="3">口の中に食べ物が広がる，歯列の外側に食物がたまる，飲み込んだ後に食物が舌の上に残る</td><td colspan="2">方法①
前後運動：舌を口唇から前に突き出す・グッと奥まで引く．できるだけ舌を出すように力を入れる
上下運動：口唇から前に出して舌先を上下させ，上唇と下唇をなめる
左右運動：左右の口角に舌先を交互につける
頬押し：舌先で左右の頬を交互に内側から押す．口を閉じて行い，できるだけ奥のほうから押す</td></tr>
<tr><td>方法②
本人または介助者が舌を指やスポンジブラシなどで，奥舌から舌尖に向けてマッサージする</td><td>（写真）</td></tr>
<tr><td>方法③
抵抗運動：舌を口唇より前に出す，挙上させる，左右に動かすときに歯ブラシやスプーンなどで抵抗を加える．その力に逆らって舌で押し返す</td><td>（写真）</td></tr>
</table>

（次ページへ続く）

表6 （続き）

	適応	方法
頸部・肩の運動	頸部や肩の筋力低下，または拘縮がある場合，またはその予防	方法① 1. 頸部を前後に倒し，ゆっくりストレッチをする 2. 頸部を左右にゆっくり倒す 3. 頸部を左右にゆっくり回旋する 4. 肩の上げ下げをする 5. 肩を前からと後ろから回す
		方法② 方法①の1〜3をゆっくりと徒手的に行う
ブローイング	鼻咽腔閉鎖不全（食物や水分が鼻に逆流する），口唇閉鎖不全（口から食物や唾液がこぼれる）	・口をすぼめてゆっくりと息を吐く ・コップに水を入れてストローを使って息を吐く ・ティッシュを細く切ったものに息を吐く方法 など 口頭で説明が伝わらない場合は，馴染みのあるおもちゃ（巻き笛，風車）を使用すると取り組みやすいことがある
構音訓練*1	口唇閉鎖が悪い場合：口唇音（パ行，バ行，マ行）が不明瞭 舌による食塊の送り込みが悪い場合：舌尖音（タ行，ダ行，ナ行，ラ行）が不明瞭 奥舌の挙上が悪い場合：奥舌音（カ行，ガ行）が不明瞭	「ぱ・ぱ・ぱ」「た・た・た」「か・か・か」と単音をしっかりと言う 名前を言う，挨拶をする，歌を歌うなど日常生活のなかで会話をすることで訓練につなげていく

*1 嚥下と構音（発声）は同じ器官を使用しているため，構音訓練をすることで嚥下に関連する器官の機能改善につながる

口腔ケア

　口腔ケアは口腔の清掃だけでなく，口腔ケアを行うことで舌や口唇の運動につながり，唾液分泌が促され，口腔内の感覚を高めることにつながる.

　歯の表面に付着した歯垢は菌の塊である. 歯ブラシで磨いて機械的に除去し，含嗽や吸引，スポンジブラシなどによる清拭で回収して口腔内の汚れの除去を徹底する. 歯があっても口腔ケアは含嗽のみという場合や，総義歯でも歯根が残っているなど汚染されやすい場合もある（**参考**）. また，部分義歯の外し方がわからないために外したことがないという場合もある. 口腔ケア状況や口腔内の衛生状態を確認し，療養者または介護者への指導や訪問時のケアにつなげる.

　口腔ケア時に舌や頬の運動やマッサージを取り込み，生活のなかで日常的に嚥下訓練を実施できるようにする. 口腔内の観察を行い，歯肉腫脹や発赤，残存歯の動揺，義歯の不適合があれば歯科を受診するように勧める.

〈参考〉歯根が残っている口腔内

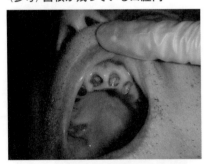

表7　窒息時の主な対応法

ハイムリッヒ法（腹部突き上げ法）	療養者の背部にまわる．片手で握り拳をつくり，療養者のみぞおちと臍部の中間にあて，もう一方の手をその上にかぶせて組み，すばやく内上方に圧迫するよう突き上げる
背部叩打法	坐位の場合は重力が利用できるように療養者の頭を下げる．片方の手で療養者の胸を支え，もう片方の手根部で左右の肩甲骨の間を力強く続けて叩く 臥位の場合は側臥位にする．療養者の前方に膝を立てて座り，膝で胸部を支え，左右の肩甲骨のあいだを力強く続けて叩く
吸引	吸引器や掃除機を用いて吸引する

＊窒息時に掃除機を用いての吸引は基本的に推奨されていません．口腔内や肺を損傷させるおそれがあるため，あくまでも最終手段と考えましょう．

〈参考〉ハイムリッヒ法

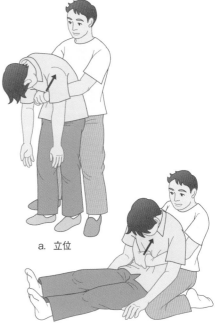

a．立位

b．坐位

c．仰臥位

指導方法

　在宅では食事の調理から食事介助，口腔ケアまでを主体となって実施するのは介護者である．そのため，嚥下障害の徴候を一緒に確認して，対応方法の変更の必要性を理解してもらい，介護力に応じた方法の指導が必要である．実際に介助方法をみせ，写真や図を用いて具体的に説明することも重要である．介助をすれば車椅子に座って食事することが可能でも，介護者では移乗できない場合もある．そういった場合はベッド上での坐位を選択する．

　また，在宅での食事支援は，療養者に複数のサービス事業所がかかわることになるため，統一した対応ができるように情報を共有する．

緊急時の対応

窒息

　窒息の徴候は，呼吸困難，咳嗽，チアノーゼ，声が出ないチョークサインがある．チョークサインとは手で首をわしづかみにする，かきむしるしぐさである．このサインは窒息（気道閉塞）の合図である（**図7**）．

　窒息時，咳が可能であれば咳をさせて異物を除去する．そして，救助にあたる人を集め，救急車を呼ぶ．救急車が到着するまで異物の除去を続ける．

　異物の除去は，まず口腔内を確認し，異物を指でかき出す．そのとき，療養者の体位は仰臥位ではなく側臥位にし，異物をさらに奥へ押し込み気道閉塞を悪化させないようにする．窒息時の主な対応法を**表7**に示す．緊急時に対応できるように，ふだんから窒息のリスク，徴候，対応方法について説明しておく．

図7　チョークサイン

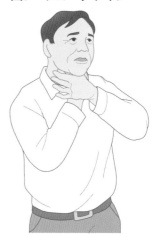

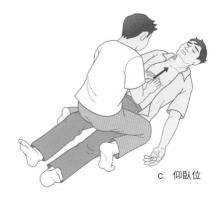

図8　口から貯留物を排出しやすい体位

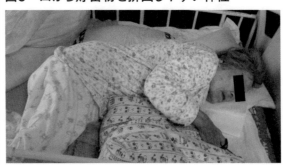

▌誤嚥性肺炎

　誤嚥＝肺炎ではない．肺炎は誤嚥の量・内容，生体の条件（喀出力，免疫力，体力）が関与して発症する．「ムセ」や呼吸回数の増加，食事中や食後の痰の増加，呼吸音の聴診で副雑音を聴取した場合など誤嚥が疑われるときは，咳嗽を促し，体位ドレナージ（**図8**）や吸引で誤嚥物を除去することを試み，肺炎を予防する．また，発熱や痰の量や性状の変化がないか観察を続ける．

　高齢者では肺炎の典型的な症状が現れず，肺炎になっていても発熱や咳・痰が認められないことがある．食欲や覚醒レベルの低下，なんとなく元気がないといった症状が肺炎の徴候となることもあり注意して観察する．早期発見や対応ができるように介護者にも説明しておく．

引用・参考文献
1）藤島一郎編著：症状とスクリーニング　よくわかる嚥下障害．改訂第2版．p.80，永井書店，2005．
2）鎌倉やよい，藤本保志，深田順子：嚥下障害ナーシング フィジカルアセスメントから嚥下訓練へ．鎌倉やよい編，医学書院，2000．
3）鎌倉やよい，向井美惠編著：訪問看護における摂食・嚥下リハビリテーション 退院から在宅まで．医歯薬出版，2007．
4）鎌倉やよい，熊倉勇美，藤島一郎ほか編：摂食・嚥下リハビリテーション．第2版，才藤栄一，向井美惠監，医歯薬出版，2007．
5）野原幹司，山脇正永，小谷泰子ほか編：認知症患者の摂食・嚥下リハビリテーション．南山堂，2011．
6）江頭文江：嚥下食作りのポイント．在宅生活を支える！ これからの新しい嚥下食レシピ．p.42，三輪書店，2008．
7）日本介護食品協議会：ユニバーサルデザインフードHP．http://www.udf.jp/（2020年，4月20日検索）

13 ストーマケア

後藤茂美

　ストーマとは，ギリシャ語で「口」を意味し，「消化管や尿路を人為的に体外に誘導して造設した開放口」[1]と定義されている．

療養者の理解

　疾患の治療の結果により，貯留機能と括約筋の機能を喪失するストーマ保有者には，不可逆的な形態の変化と生活上の留意点が生じる．

　ストーマ保有者への看護は，排泄障害をもつ療養者への看護である．排泄経路の変更が，療養者の身体・心理・生活のどこにどのように影響しているかをアセスメントするとともに，肯定的な自己概念の形成・新しい排泄習慣の獲得とボディイメージの変化への適応に対する援助が必要である．「よいストーマケアのないところによい精神的ケアは存在しない」といわれている[2]．

　そのため，まず，ストーマ管理[1]として，「排泄物が漏れない」「におわない」「皮膚障害が発生しない」確実な看護を提供する必要がある．

　ストーマ保有者が，ストーマに合わせた生活ではなく，自身の生活に合わせたストーマケアができるよう援助する．ストーマケアは，装具交換のみを行うことではない．ストーマリハビリテーションが促進できるような援助が必要である．

　ストーマリハビリテーションとは，「ストーマと合併症の障害を克服して自立するだけでなく，ストーマ保有者の心身および社会生活の機能を回復させること．また，それを促進する技術と方法」[1]と定義されている．

　ストーマ造設に伴う心理的な変化や生活のなかで，療養者がどこまでを自身で行え，どこまでを自身が目標としているか，どこにどのような援助が必要かを見極め，療養者と家族，かかわる職種間で情報・目標を共有し，援助を行う．

　原疾患・既往症への配慮とともに，晩期合併症・管理上の合併症の予防と早期発見・早期対応が必要である（**図1，2**）．

概要

ストーマの種類

　ストーマは，消化管ストーマ（**表1**）と尿路ストーマ（**表2**）に分類される．

ストーマの特徴

── ケアのポイント ──

① ストーマの種類と特徴を理解する．

② 排泄経路の変更による身体・心理・生活への影響をアセスメントすることが重要となる．

③ 近隣の病院などに相談できる皮膚・排泄ケア認定看護師が所属しているか，情報を得ておくとよい．

図1　ストーマ周囲皮膚の観察部位と皮膚障害の原因（例）[1)3)]

図1-A

近接部
・排泄物の付着
・練状皮膚保護剤の刺激

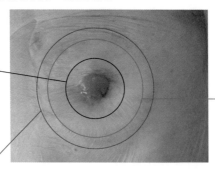

図1-B

皮膚保護剤部
・皮膚保護剤の成分
・皮膚保護剤周縁の物理的刺激
・皮膚保護剤貼付による閉鎖環境や剥離・貼付による刺激
・凸面嵌め込み具の圧迫

図1-C

皮膚保護剤外部
・医療用テープ, ストーマ袋, ベルト等の固定具の接触
・医療用テープの組成・閉鎖環境・剥離刺激

※皮膚保護剤もしくは皮膚保護材という表記があるが, 本項では「皮膚保護剤」とする

知っておこう！

皮膚障害の原因には, 治療の副作用, 内分泌・消化器・肝・腎疾患や代謝異常症によるもの, 認知機能が低下する疾患など内的要因の関与が疑われる場合もある. その際は原疾患と併行した治療が必要である[4)].

	日本創傷・オストミー・失禁管理学会（ストーマ周囲皮膚障害の重症度評価スケール「ABCD-Stoma®」）	日本ストーマ・排泄リハビリテーション学会（ストーマ周囲皮膚の区分）
図1-A	近接部	ストーマ近接部
図1-B	皮膚保護剤部	面板貼付部
図1-C	皮膚保護剤外部	面板外縁部
		面板貼付外周部

図2　ストーマの合併症

ストーマ周囲皮膚炎（皮膚保護剤部）

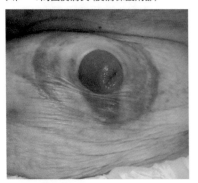

ストーマ傍ヘルニア

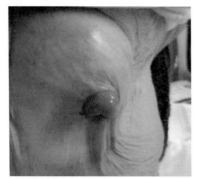

ストーマ脱出

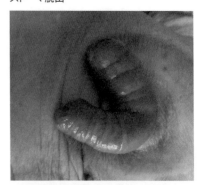

MEMO

ストーマ周囲皮膚障害の重症度評価

スケールとして, 「ABCD-Stoma®」がある.
A：Adjacent（近接部）
B：Barrier（皮膚保護剤部）
C：Circumscribing（皮膚保護剤外部）
D：Discoloration（色調の変化）
ストーマ周囲皮膚障害の部位と程度, 色調の変化の有無で評価する[3)].
採点した結果をもとに, 必要なストーマのスキンケア方法を導き出すツールとなっている. 令和2年の診療報酬改定における, 皮膚・排泄ケア認定看護師による同行訪問の算定患者の選定の判断として, 本スケールが用いられている.

ストーマ浮腫

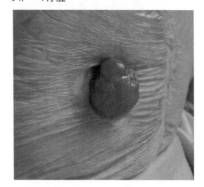

ストーマ周囲皮膚炎（皮膚保護剤外部）

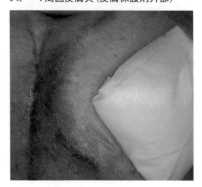

※ABCD-Stoma®は, 一般社団法人日本創傷・オストミー・失禁管理学会のホームページ（http://www.jwocm.org/medical/stoma/abcdstoma/）でダウンロードできる

消化管ストーマ

　消化管ストーマは，造設される部位によって，①結腸ストーマ，②回腸ストーマに分けられる（**図3**）．

　なお，造設腸管により，便の性状・量・pH（**図4**）と日常生活においての留意事項が異なる．排泄物の性状は，食事・飲水の量や内容により変化する．

①結腸ストーマ

　排泄物の性状は，右側結腸（上行結腸・横行結腸）の場合は泥状便から軟

表1　消化管ストーマの種類

保有期間による分類	●永久的ストーマ ●一時的ストーマ	
部位・臓器による分類	結腸ストーマ（colostomy）	●盲腸ストーマ ●上行結腸ストーマ ●横行結腸ストーマ ●下行結腸ストーマ ●S状結腸ストーマ
	回腸ストーマ（ileostomy）	
	その他	●食道瘻 ●胃瘻 ●空腸瘻
開口部の数による分類	●単孔式ストーマ ●双孔式ストーマ	●係蹄式（ループ）ストーマ ●分離式ストーマ 　・二連銃式ストーマ 　・完全分離式ストーマ
機能による分類	禁制（制御性）ストーマ	
	非禁制（非制御性）ストーマ	

文献5）より引用

表2　主な尿路変向術の種類

失禁型尿路変向術		
	ストーマ装具要	尿管皮膚瘻（片側／両側） 回腸導管 膀胱皮膚瘻
カテーテル留置	ストーマ装具不要（カテーテル留置）	腎瘻 膀胱瘻
禁制型尿路変向術		
自己導尿型	ストーマ装具不要（導尿）	パウチ（導尿型代用膀胱）
自（然）排尿型（再建）	ストーマ装具不要（自排尿）	ネオブラダー（新膀胱）

文献2）を参考に作成

図3　消化管ストーマ

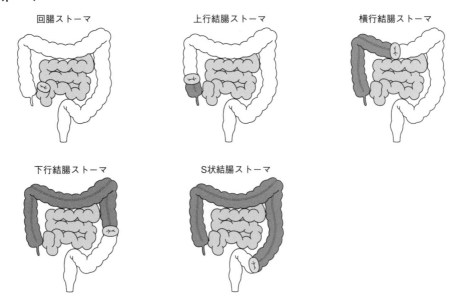

回腸ストーマ　　　上行結腸ストーマ　　　横行結腸ストーマ

下行結腸ストーマ　　　S状結腸ストーマ

図4　消化管内溶液による皮膚障害性

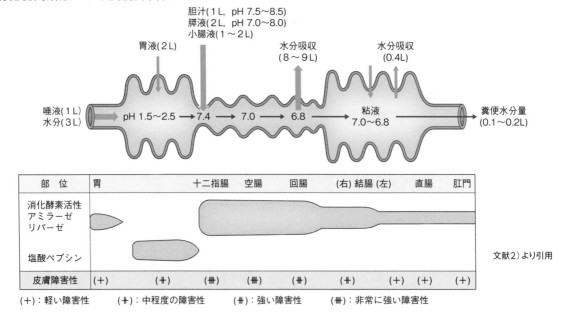

胆汁(1L, pH 7.5〜8.5)
膵液(2L, pH 7.0〜8.0)
小腸液(1〜2L)

胃液(2L)　　　　水分吸収(8〜9L)　　　水分吸収(0.4L)

唾液(1L)　水分(3L)　pH 1.5〜2.5 → 7.4 → 7.0 → 6.8 　粘液7.0〜6.8 　糞便水分量(0.1〜0.2L)

部　位	胃	十二指腸	空腸	回腸	(右)結腸(左)	直腸	肛門
消化酵素活性 アミラーゼ リパーゼ							
塩酸ペプシン							
皮膚障害性	(＋)	(＋)	(＋)	(＋)	(＋)	(＋)	(＋) (＋) (＋)

文献2)より引用

(＋)：軽い障害性　　　(＋)：中程度の障害性　　　(＋)：強い障害性　　　(＋)：非常に強い障害性

便, 左側結腸（下行結腸・S状結腸）の場合は軟便から固形便である[6].

②回腸ストーマ

　さまざまな消化酵素を含んだ液状の排泄物である．排泄量は，食後30分〜2時間が多く，食事や飲水と関係がある．pH7.5〜8.5でアルカリ性・液状の排泄物は，皮膚保護剤の溶解・膨潤を早める可能性があるだけでなく，皮膚障害のリスクを高める可能性にもなりうる．

手術後1,000～2,000mLに及ぶとされる排泄量も，手術後1～2か月には，600～800mLほどに安定するといわれている[7]．

尿路ストーマ

　本稿では，回腸導管（**図5**）と尿管皮膚瘻（**図6**）について述べる．

　排泄物は持続的に流出し，その性状は，食事や飲水の量や内容・腎機能に関係している．回腸導管では排泄物に白色の腸粘液が混入する．

　尿は本来は中性である．しかし，体外に排泄された尿は時間の経過とともに細菌によって尿素分解酵素が産生され，アンモニアがつくられる．これに伴いpHがアルカリ性になる．感染尿を含め，アルカリ性の尿では尿臭が強くなるとともに，皮膚障害のリスクが高くなる[8]．また，尿路ストーマには，尿路感染のリスクがある．

図5　回腸導管

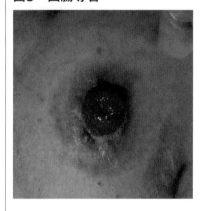

図6　尿管皮膚瘻

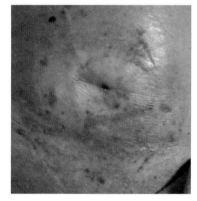

適応

　訪問看護が必要なストーマ保有者の状態は，以下の場合がある．
①既往症や原疾患・加齢などに伴い，理解力やADL・巧緻性が低下しており，自身での装具交換が困難なため，確認や直接の援助が必要な状態．
②がんの終末期など，ストーマおよび原疾患・既往症の継続した管理を必要とし，その他の医療処置が必要な状態　など．

在宅におけるストーマ装具交換

ストーマ装具の名称

　ストーマ装具に生じた不具合に関して製造販売会社への問い合わせをする場合，関係職種と情報交換をする場合など，ストーマ装具の名称を知っているとよい．

図7　ストーマ装具の名称[1]

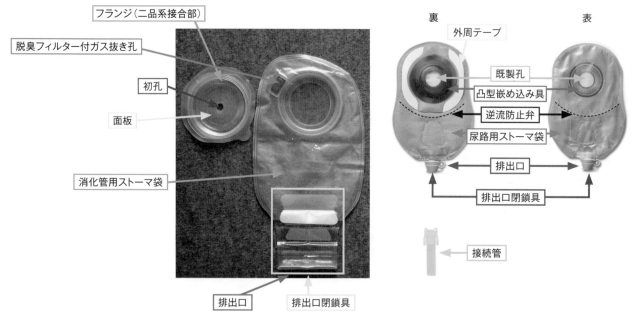

二品系装具（消化管用）

フランジ（二品系接合部）
脱臭フィルター付ガス抜き孔
初孔
面板
消化管用ストーマ袋
排出口
排出口閉鎖具

単品系装具（尿路用）

裏　　　　　　表
外周テープ
既製孔
凸型嵌め込み具
逆流防止弁
尿路用ストーマ袋
排出口
排出口閉鎖具
接続管

洗濯バサミとビニール袋の使用例

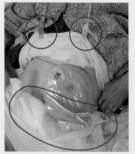

居室やベッド上などで交換する場合は，洗濯ばさみなどで衣類を止め，衣類やシーツを汚染しないよう，やや大きめのビニール袋を下腹部に貼付する方法もある．なお，プライバシーに配慮し，肌の露出は最小限にする．

装具交換に必要な物品の準備（例）

①ストーマ装具，（②用手成形皮膚保護剤），③ごみ袋，④洗面器，⑤洗浄用ボトル，（⑥粉状皮膚保護剤），⑦剝離剤，⑧ティッシュペーパー，⑨洗浄剤，⑩カット綿，⑪ストーマ用はさみ，⑫はさみ，⑬定規，⑭手袋（　　　）内は必要時

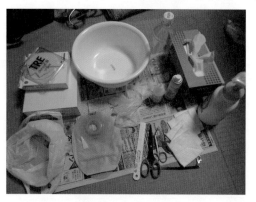

装具交換の手順

消化管ストーマの場合

①装具を愛護的に剥離する

- 毛流に沿って剥離する．粘着力が強い場合には，剥離剤を使用する方法もある．
- 剥離剤にはスプレー式，滴下式，ワイプ式がある．
- 剥離剤は，皮膚と皮膚保護剤の間に散布・滴下もしくは染み込ませる．

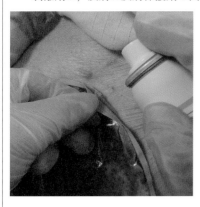

②皮膚から皮膚保護剤を剥がし取るのではなく，皮膚を押さえるようにして剥離する

- ストーマ粘膜に付着した排泄物は無理に落とさない．

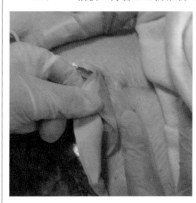

皮膚をひっぱることなく直下の皮膚を押さえる．

MEMO

剥離剤の使用

成分により皮膚保護剤の耐久性が異なる．皮膚保護剤は，汗や湯で濡らすなど，水分の吸収により，粘着力が増加して剥離刺激が強くなる場合もあるため，留意する．皮膚障害のリスクがある場合は予防的スキンケアとして，非アルコール性の剥離剤を使用する．

MEMO

ストーマは粘膜であり痛みを感じない．刺激により出血を起こす可能性がある．

181

皮膚保護剤の膨潤は10mm以内,溶解は5mm以内が適切な交換時期の目安とされている[9].膨潤と溶解の違いを示す.

膨潤

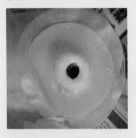

溶解

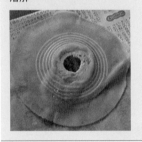

ストーマ装具の面板は皮膚保護剤の成分により耐久性が異なる.そのため,交換間隔も異なる.
ストーマ保有者が使用しているストーマ装具の特徴を知り,適切な間隔で交換する.

③愛護的に剥離した装具は裏にして観察する

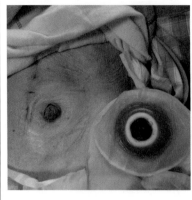

膨潤や溶解が進んでいる部分はなく均一か観察する.また,剥離した装具の裏とストーマ・皮膚の状態,双方をあわせて観察し,皮膚障害の徴候がないかを確認する.

※p.176図1を参考に観察し,皮膚障害の原因を検討する.

④石けんや洗浄剤をよく泡立て,外側から内側へ円を描くようにやさしく泡で洗浄する

・残った粘着剤の除去は剥離剤を使用する.

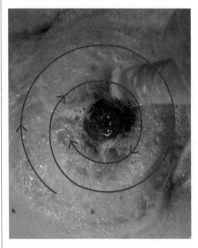

消化管ストーマでは外側から内側へ,尿路ストーマでは内側から外側へ洗浄する.
残った粘着剤を擦って除去しない.摩擦による刺激で瘙痒感が生じたり,角質層のバリア機能を低下させ,皮膚障害のリスクとなる.粘着剤の残りは剥離剤を使って除去するとよい.皮膚障害のリスクが高い場合は,弱酸性の洗浄剤の使用を検討する.弱酸性で洗い流しが不要な泡立たない洗浄剤もある.製品の特性を把握して使用する.

⑤微温湯を浸した綿で,石けんや洗浄剤が残らないよう十分に洗浄する

・微温湯を浸したカット綿で擦らず清拭する方法もある.

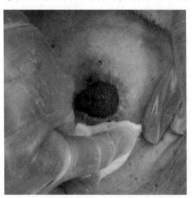

粘膜皮膚接合部(ストーマ粘膜と皮膚の縫合部)やストーマの尾側は見えにくく,排泄物が残存しやすいため,丁寧に清拭する.

⑥ストーマ周囲皮膚および粘膜皮膚接合部の水分を押さえ拭きをする

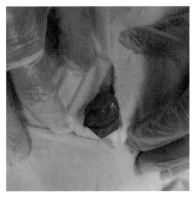

やわらかい布やティッシュで十分に押さえ拭きをする. ドライヤーは角質水分量を低下させるため使用しない.

⑦ ストーマ基部のサイズを測定する

〈高さ〉

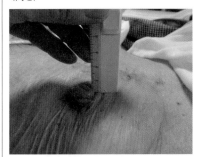

高さ(ストーマ[排泄]口)・縦径・横径を測定する.

〈縦径〉

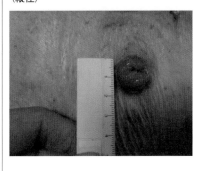

〈横径〉

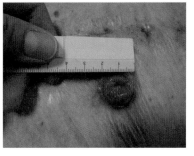

⑧ 面板ストーマ孔とストーマのサイズを確認し, 装具を貼付する

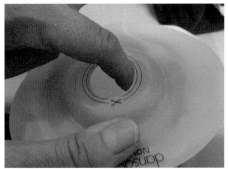

カットした面板ストーマ孔は, 指でなだらかにする.

知っておこう!

双子式消化管ストーマの場合はストーマサイズの高さ(ストーマ[排泄]口)は口側を測定する.

MEMO

ストーマ浮腫(図2参照)などストーマサイズに変化を来たしやすい状態にある場合には, 必ず, ストーマ基部のサイズを測定する. 面板ストーマ孔のサイズはストーマ基部から両サイドに2mmの隙間ができるようストーマサイズより4mm大きくカットするとされている. また, 回腸ストーマや尿路ストーマではストーマサイズ+1〜2mm程度, 結腸ストーマではストーマサイズ+2〜3mm程度とストーマの種類・造設部位によって異なるサイズを記載しているものもある. ストーマ保有者の病態や腸管の蠕動に伴うサイズの変化等を考慮し, ストーマを傷つけることなく, 近接部に密着する適切な面板ストーマ孔で管理する. 用手成形皮膚保護剤の併用や用手で面板ストーマ孔を成形する自在孔面板を選択する方法もある.

MEMO

皮膚の皺を適度にのばして貼付する. 椅子や座椅子に浅く腰掛けると, 適度に皺が伸びた姿勢になりやすい.
皺を伸ばした手は面板を貼付するまで離さない. 貼付前にストーマと面板ストーマ孔のサイズの隙間を確認する.
二品系装具の場合は二品系接合部(フランジ)がはまっているか確認する.

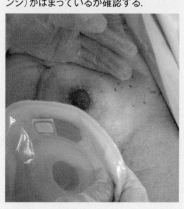

ロール状にしたキッチンペーパーを用いる. 強く抑えてしまうとストーマ口を塞ぎ, ロールを外した瞬間に水様の排泄物が流出する場合がある. 中心を凹ませたロール状のキッチンペーパーではストーマ[排泄]口を塞ぐことなく, 流出する排泄物を吸収できる.
排泄物が出ないタイミングを見ながら, 装具を装着する.

※入浴に関しては, P.185の「日常生活の援助 入浴」も参照.

水分の吸収により, 粘着力が増強し剥離刺激が強くなる場合がある.
ストーマ粘膜への刺激と角質水分量の低下を防ぐため, シャワーの圧は控えめにし, 湯の温度は40℃弱とする.
カテーテルが挿入されているストーマでは, 尿路感染のリスクがあるため装具を外しての入浴は行わない.

尿路ストーマや回腸ストーマの場合

・水様の排泄物は画像のようにロール状にしたペーパーなどで吸収させながら行う.

ストーマ[排泄]口を押さえる

ストーマ[排泄]口を覆う

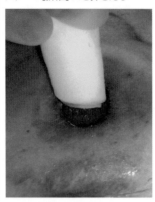
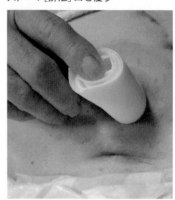

入浴が可能な場合

・入浴が可能な場合は, 風呂場で剥がし, ストーマ周囲の皮膚を泡で洗浄してもよい.
・シャワーの圧を緩めて, もしくは手にシャワーを当てながらストーマ周囲皮膚を洗浄する.

泡で洗浄する

手にシャワーを当てながら洗浄する

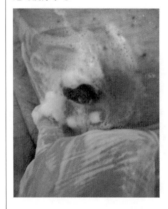
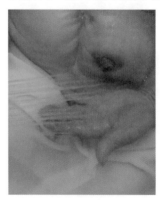

日常生活の援助

　日常生活における大きな制約はないが, 以下に留意する点・工夫できる点の概要を示す.

食事

消化管ストーマ

　摂取する食品の内容により, 便の量や形状・におい, 排ガスが変化する. ストーマ造設に伴う食事制限はないが, **表3**に回腸ストーマ・尿路ストーマ特有の留意点を示す.

表3　回腸ストーマ・尿路ストーマ特有の留意点

回腸ストーマ	手術後6〜8週間程度は食物繊維を多く含む食品の過剰な摂取は避けたほうがよい. 小腸は大腸より管腔が狭く, 術後の吻合部の浮腫や瘢痕によって回腸の口側を線維が閉塞し, 腸閉塞を起こす可能性がある（フードブロッケージ）. やわらかく茹でる・細かく切るなどの工夫も必要である. また, 排泄物として電解質を喪失するため, 脱水や電解質バランスを崩さないようスポーツ飲料などの摂取も検討する.
尿路ストーマ	尿量の低下は, 尿路結石・尿路感染を起こす可能性があるため1,500mL以上の水分摂取が勧められる. 回腸導管では腸液の混入により, 尿がアルカリ性に傾きやすい.

▌入浴

消化管ストーマ

　自宅では, 排便パターンが整えば, 装具を外しても安心して入浴が可能となる. 公共浴場では, 装具は装着したまま入浴する. 脱臭フィルター付ガス抜き孔が内蔵されている装具でフィルターシールが付いている場合は, フィルターの機能を保護するため, 閉鎖して入浴する.

　二品系装具の場合は, 入浴用の肌色の閉鎖型袋を付ける方法もある.

尿路ストーマ

　絶えず尿が流出するため, 基本的には装具を装着したまま入浴する.

▌睡眠

　就寝前には消化管用ストーマ袋・尿路用ストーマ袋を空にする.

消化管ストーマ

　結腸ストーマのガスへの対策として, 脱臭フィルター付ガス抜き孔がある装具を使う方法もある.

　回腸ストーマでは, 夜用の容量の多い袋を使用する方法もある.

尿路ストーマ

　床用（ベッドサイド用）蓄尿袋に接続し, ベッドの下に置く方法もある.

▌外出

　突然のトラブルにも対応できるよう, 外出時は, ビニール袋を含めストーマ装具交換に必要な物品一式を持参する. ストーマ周囲皮膚の清拭にウェットティッシュを持参する場合は, アルコールを含まないものを選ぶ.

　初孔式の装具を使用している場合は, すぐに使用できるように面板ストーマ孔をカットしておくのもよい.

　散歩など運動のあとは, 水分摂取が必要である. 発汗により, 皮膚保護剤の膨潤や溶解が進んだ場合は, 1日早めにストーマ装具を交換する.

注意!

内服薬とストーマ

腸内での停滞時間が短くなるため, とくに回腸ストーマの場合は内服薬の種類により, 溶解せずにストーマから排泄されることがあるといわれている. 排泄物に内服薬の断片が混入している場合は, 剤型の変更について主治医と相談する.

知っておこう!

　👆　消化管用ストーマ袋・尿路用ストーマ袋にある不織布は入浴後, 水分を十分に押さえ拭きをする.
濡れた状態のストーマ袋が皮膚に長時間接触することで, 真菌感染など皮膚障害の誘因となる可能性がある.
ストーマ袋の撥水機能を低下させないためにも押さえ拭きをするとよい.

コツ!

回腸ストーマ・尿路ストーマで外部に接続する場合, 接続したルートを大腿部の下に通すと睡眠時にもルートが絡みにくい.

注意!

廃棄の際の配慮

中身が見えないように包む.
●不燃ゴミの場合…不透明ビニール袋
●可燃ゴミの場合…新聞紙などの紙類

MEMO

非常持ち出し袋へのストーマ装具の準備

非常持ち出し袋内に1か月分のストーマ装具の準備が必要ともいわれている.
非常持ち出し袋内には,ストーマ装具交換に必要な物品一式を入れ,1年に1～2回は定期交換を行う.

引用・参考文献
1) 日本ストーマ・排泄リハビリテーション学会編:ストーマ・排泄リハビリテーション学用語集第4版, p.35, 39, 74, 137, 153, 154. 金原出版, 2020.
2) ストーマリハビリテーション講習会実行委員会編:ストーマリハビリテーション基礎と実際, p.17, 40, 71～76. 金原出版, 2016.
3) 一般社団法人日本創傷・オストミー・失禁管理学会学術教育委員会(オストミー担当) 編:ABCD-Stoma®に基づくベーシック・スキンケアABCD-Stoma®ケア p12, 14, 25. 照林社, 2014.
4) 日本ストーマ・排泄リハビリテーション大腸肛門病学会編:消化管ストーマ関連合併症の予防と治療・ケアの手引き, p.262. 金原出版, 2018
5) ストーマリハビリテーション講習会実行委員会編:ストーマリハビリテーション実践と理論, p.42, 300～304, 金原出版, 2016.
6) 溝上祐子監:ナースのためのやさしくわかるストーマケア. p.12, 13, ナツメ社, 2015.
7) 松原康美著:ナーシング・プロフェッション・シリーズ ストーマケアの実践, p.1～4, 医歯薬出版, 2007.
8) 後藤百万・渡邉順子編:ナーシングケアQ&A 徹底ガイド排尿ケアQ&A. p.200, 201, 総合医学社, 2005.
9) 前川厚子:在宅医療と訪問看護・介護のコラボレーション改訂第2版, p.246～258. オーム社, 2013.
10) 山本由利子:特集どんな患者さんにも対応できる! ストーマの異常アセスメント×装具選択トレーニング, 消化器ナーシング2020年2月号 p.8. メディカ出版, 2020.
11) 山本由利子:2章 退院までに身につけたいストーマABC 1. ストーマセルフケアってなに?, 消化器ナーシング2019年2月号 p.33. メディカ出版, 2019.

■ ストーマ装具の購入・保管・廃棄

永久的ストーマを造設した場合は造設部位に関係なく,手術直後から身体障害者福祉法による膀胱・直腸障害の障がい者認定を受けることができる[4].身体障害者手帳を取得しているストーマ保有者は,申請により市町村から日常生活用具としてストーマ用品の給付を受けられる.給付には基準額がある.

ストーマサイズが安定する術後半年までは,既製孔の装具の購入は1か月分程度とする.

ストーマ装具保管は変形を防ぐため,涼しい場所に平らに保管する.

退院時に決定した装具が,ストーマ保有者にとって,生涯,適正な装具とはかぎらない.装具の変更や変質を防ぐという観点から,在庫は2～4か月分程度を目安とする.

剥離したストーマ装具は排泄物を廃棄し,見えないように包み,居住地指定のごみに出す.

■ 災害時の対策

消化管ストーマで灌注排便法をしている場合は,災害時は水や実施場所の確保が困難なため,自然排便法へ変更が必要となる.日頃から,自然排便法を習得しておくよう助言が必要である.

ストーマ装具交換に必要な物品を1ヶ月分は非常時の持ち出し袋に準備しておく.可能であれば,必要物品を家の数か所に保管するとよい.また,使用しているストーマ装具の箱の,製品名や番号が記載されている部分の切り取りを,ともに保管しておくとよい.

■ 病院等の皮膚・排泄ケア認定看護師や在宅におけるサービス提供事業者との連携

状態の変化や治療に伴い,体重の増減や皮膚障害の発生などから,ストーマ装具の変更といったストーマ管理方法を含めた,ストーマケアに迷う場面に遭遇する可能性もある.近隣の病院などに相談できる皮膚・排泄ケア認定看護師が所属しているか,情報を得ておくとよい.

ストーマ保有者が利用するサービス提供事業所の職員には,具体的な装具交換方法のみでなく,食事・入浴といった日常生活での留意点,排泄経路変更に伴うストーマ保有者の心理状態など,細やかな情報提供を行う.

予想されるトラブルと緊急時の対応

在宅で予想されるストーマ管理でのトラブルと緊急の対応を要すると考えられる状態を**表4,5**に示す.

表4 緊急の対応を要すると考えられる状態

考えられる状態	観察	対応
発熱	● 粘膜皮膚接合部の炎症徴候があるか ● 腹部膨満, 腹痛はあるか ● 尿路ストーマでは, 尿量減少, 尿混濁はあるか	● ストーマ造設に関連したものか, 他の疾患によるものなのかの診断が必要である. 他の症状を参考に主治医に連絡・相談する
出血	● 出血の部位 ・ストーマの粘膜からの出血か ・粘膜皮膚接合部からの出血か →門脈圧亢進をきたす疾患はないか →皮膚保護剤部に放射状の細かい血管の怒張があるか ・ストーマ［排泄］口からの出血か	● ストーマの粘膜からの出血は軽く濡らしたガーゼ等で圧迫止血する. にじみ出るような出血は, 経過観察を行う ・面板ストーマ孔がストーマ粘膜に接触し傷つけていないか確認する ※消化管用ストーマ袋に血液が貯留する場合は主治医に連絡・相談する ● 門脈圧亢進をきたす疾患がある場合の粘膜皮膚接合部からの出血は, 大量出血をきたす可能性があるため, 主治医に連絡・相談する ● ストーマ［排泄］口からの出血は腸管内の出血の可能性があるため, 主治医に連絡・緊急受診が必要な場合もある
脱出したストーマ粘膜の浮腫	● ストーマの粘膜の色調変化があるか ● 還納時に痛みを訴えるか	● ストーマ粘膜が紫色に変化している場合は血流障害の可能性があり, 緊急受診が必要か主治医に連絡・相談する
ストーマ傍ヘルニアの痛み	● 強い腹痛・排便がない・ストーマの粘膜の色調に紫色の変化があるか	● 左記の状態はヘルニア嵌頓の可能性があり, 緊急受診が必要か主治医に連絡・相談する
腹痛・嘔吐	● 排便の有無・性状, 排ガスがない・腹部膨満	● 腸閉塞の可能性があり, 緊急受診が必要か主治医に連絡・相談する

文献2)を参考に作成

表5 在宅で予想されるストーマ管理でのトラブル

考えられる状態	確認する内容・予想される誘因	対応
排泄物の漏れ	①面板ストーマ孔のサイズが小さい ②ストーマ［排出］口の高さがない ③洗浄した水分や排泄物が残っている ④臥位では伸びるが座位では腹部の皺が著明である ⑤近接部・周囲皮膚に皺やくぼみがある ⑥近接部・周囲皮膚に滲出液を伴う皮膚変化がある ⑦発汗が多い ⑧排泄物を消化管用ストーマ袋・尿路用ストーマ袋に貯めすぎる ⑨肋骨弓や上前腸骨棘に近く平面を得にくい	①面板ストーマ孔はストーマサイズより大きく切る（p.183MEMO参照） ②凸面型面板への変更・(ストーマ用の)ベルトの併用を検討する ③水分は十分押さえ拭きする（p.182～183手順④～⑥を参照） ④腹部の皮膚の皺は適度に伸ばして貼る（p.183⑦のMEMO参照） ⑤練状皮膚保護剤や用手成形皮膚保護剤の併用を検討する ⑥次項「皮膚のかぶれ」を参照 ⑦交換日を1日短くする 　皮膚保護剤の成分が異なる面板のストーマ装具への検討を視野に入れる ⑧排泄物は1/3～1/2貯留した時点で廃棄する ⑨皮膚保護剤の半径がストーマから肋骨弓や上前腸骨棘の距離以下の面板を検討する
皮膚のかぶれ	図1参照 ①手荒な面板の剥離や洗浄をしている ②アルコール入りの練状皮膚保護剤を使用している ③排泄物が付着している ④化学療法など, 新たに治療を開始もしくは変更した ⑤真菌感染などを思わせる膿疱・落屑・水疱がある	①装具交換の手順と留意事項（p.181～）参照 ②アルコール入りの練状皮膚保護剤の使用を中止する ③排泄物がもぐって接触する皮膚のくぼみを用手成形皮膚保護剤などで補正する. ● かぶれの誘因が接触皮膚炎の場合は, 接触を避ける このほかに, ・皮膚保護剤外部のテープをカットする ・皮膚保護剤の成分によるアレルギーの場合もある. この場合は主治医や皮膚科医への相談とともに, アレルゲンとなる成分が混入していない面板を検討する. ④・⑤治療による影響・感染による影響・双方など誘因が多岐にわたる可能性がある. 主治医や皮膚科医へ相談する.

そのほか, 近隣の病院・訪問看護ステーション等に所属する皮膚・排泄ケア認定看護師への相談も有効な方法である

文献10)を参考に作成

14 褥瘡ケア

後藤茂美

ケアのポイント

① 褥瘡ケアには，発生予防・悪化予防・再発予防の視点が必要となる.

② 医療者が常にいる環境にない在宅の場においては，看護師のほかに家族をはじめかかわる介護者も，療養者の皮膚の変化に早期に気づけるように指導することが重要である.

③ 創のアセスメントはもとより，療養者の個体要因と局所要因・環境ケア要因を併せて考える必要があり，かかわる事業所と職種が共通理解する. この共通理解のもと，基本を守り，統一したケアが必要となる.

褥瘡とは

　褥瘡とは，日本褥瘡学会では「身体に加わった外力は骨と皮膚表層の間の軟部組織の血流を低下，あるいは停止させる. この状況が一定時間持続されると組織は不可逆的な阻血性障害に陥り褥瘡となる」[1]と定義している.

　看護者は療養者の生活のなかにある褥瘡の発生・悪化・再発の要因や誘因を検索し，回避・排除に努める. その際，局所要因と介護力を含む環境・ケア要因などの二次的要因を考える必要がある.

　褥瘡は局所治療のみでなく，圧力・ずれ力，スキンケア，栄養，リハビリテーション，介護力についてアセスメントし，計画立案・実施・評価する.

　在宅での褥瘡管理は在宅医，訪問看護師，介護サービス提供事業者，病院の医師，病院看護師，皮膚・排泄ケア認定看護師など，多職種の協働が必要である.

褥瘡の発生要因

　褥瘡は耐久性が低下している組織に限局的な外力が加わり発生する. しかし，局所の問題だけでなく，褥瘡発生要因には，療養者の個体要因と環境・ケア要因が複合的に関与しているといわれている[2]（**図1**）.

褥瘡の好発部位

　褥瘡の好発部位は体位によって異なる（**図2**）. 療養者が好む体位（得手体位），装着している医療機器，テレビやベッドの位置といった居室の環境，移動や体位変換をはじめ介護の方法など，さまざまな要因で，好発部位とは異なる位置に発生する場合もあり，全身の皮膚を細やかに観察する必要がある（**図3**）.

在宅における実施と管理

褥瘡発生予測：リスクアセスメント

　褥瘡発生予測のためのリスクアセスメントスケールには，ブレーデンスケ

図1 褥瘡の発生要因

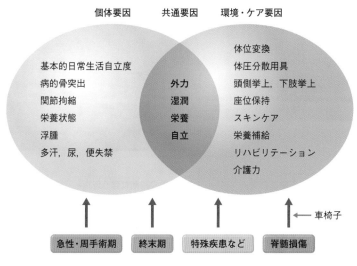

個体要因　　共通要因　　環境・ケア要因

基本的日常生活自立度
病的骨突出
関節拘縮
栄養状態
浮腫
多汗, 尿, 便失禁

外力
湿潤
栄養
自立

体位変換
体圧分散用具
頭側挙上, 下肢挙上
座位保持
スキンケア
栄養補給
リハビリテーション
介護力

← 車椅子

| 急性・周手術期 | 終末期 | 特殊疾患など | 脊髄損傷 |

文献3）より引用

図2 褥瘡の好発部位

●仰臥位

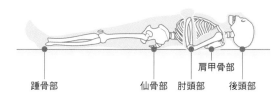

踵骨部　　　　　仙骨部　肘頭部　後頭部
　　　　　　　　　　　　肩甲骨部

●側臥位

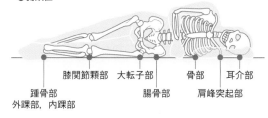

踵骨部　　膝関節顆部　大転子部　　骨部　耳介部
外踝部, 内踝部　　　　　　腸骨部　肩峰突起部

●腹臥位

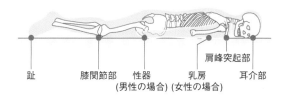

趾　　　膝関節部　性器　　乳房　　耳介部
　　　　　　　　（男性の場合）（女性の場合）　肩峰突起部

●座位（ヘッド上・頭側挙上時）

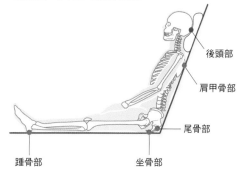

後頭部
肩甲骨部
尾骨部
踵骨部　　　　　坐骨部

●座位（車椅子）

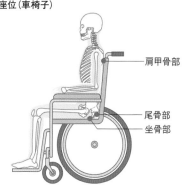

肩甲骨部
尾骨部
坐骨部

図3　好発部位とは異なった部位に発生する褥瘡の例

①非侵襲的陽圧換気療法用マスク（鼻根部）

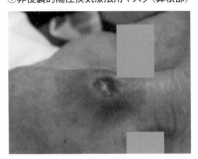

②車椅子のフットサポート（左足底）

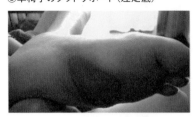

③移動に伴い繰り返し右大腿後面を摩擦

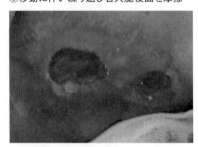

④硬いクッションによる右下腿部の支持

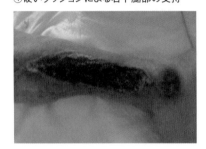

⑤手指の拘縮に伴う母指と示指の接触

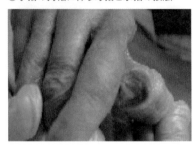

知っておこう！

医療関連機器圧迫創傷（medical device related pressure ulcer：MDRPU）

医療関連機器による圧迫で生じる皮膚ないし下床の組織損傷であり，厳密には従来の自重関連褥瘡（self load related pressure ulcer）と区別されるが，ともに圧迫創傷であり広い意味では褥瘡の範疇に属する．なお，尿道，消化管，気道等の粘膜に発生する創傷は含めないと定義されている[4]．
図3-①のほか，深部静脈血栓症予防用弾性ストッキング・ギプス・シーネ（点滴固定用含む）・経ろう管チューブ（胃ろう等）・経鼻酸素カニューレ・尿道カテーテル・ベッド柵他が挙げられている．

ール・OHスケール・在宅版褥瘡発生リスクアセスメント・スケール（在宅版K式スケール）など複数がある[1)3)]．各スケールとケアプランの関係は**表1**に示す．

各スケールで，採点時期・使用される項目の定義と評価方法が異なるため，スケールの特徴と合わせ，理解した上で使用する．以下にその概要を記す．

褥瘡危険因子の評価

訪問看護管理療養費の規定で，「障害老人の日常生活自立度（寝たきり度）判定基準」によるB1～C2の利用者に対して，「褥瘡対策に関する看護計画書（例示）」（**表2**）」を用いて，「褥瘡の危険因子の評価」をする．

＜褥瘡に関する危険因子のある利用者及びすでに褥瘡を有する利用者＞には，用紙の中の「褥瘡の状態の評価」と「看護計画」の欄も記載し，その計画

表1　各スケールとケアプランの関係

ケアプラン	危険因子の評価	OHスケール	在宅版褥瘡発生リスクアセスメント・スケール（在宅版K式スケール）	ブレーデンスケール
圧力・ずれ力の排除	基本的動作能力（ベッド上・イス上），病的骨突出	自力体位変換能力，病的骨突出	自力体位変換不可，骨突出，ずれ，体圧	知覚の認知，活動性，可動性，摩擦とずれ
スキンケア	皮膚浸潤，浮腫	浮腫	湿潤	湿潤
栄養状態	栄養状態低下		栄養状態悪い	栄養状態
リハビリテーション	基本的動作能力，関節拘縮	自力体位変換能力，関節拘縮	自力体位変換不可	活動性，可動性
介護力	1つ以上の危険因子の存在	1つ以上の危険因子の存在	介護知識がない	総点17点以下

文献5）より引用

表2 褥瘡対策に関する看護計画書（例示）

参考様式

褥瘡対策に関する看護計画書（例示）

氏 名 ＿＿＿＿＿＿＿＿＿＿ 殿　男　女　　　　　　　　　　　　　　　　　　　　計画作成日 ＿＿＿＿＿＿

　　　　年　月　日生　（　　歳）　　　　記入看護師名

褥瘡の有無　1. 現在　なし　あり （仙骨部、坐骨部、尾骨部、腸骨部、大転子部、踵部、その他（　　　））　　褥瘡発生日 ＿＿＿＿＿＿

　　　　　　2. 過去　なし　あり （仙骨部、坐骨部、尾骨部、腸骨部、大転子部、踵部、その他（　　　））

＜日常生活自立度の低い利用者＞

危険因子の評価	日常生活自立度	J(1, 2)	A(1, 2)	B(1, 2)	C(1, 2)	対処
	・基本的動作能力　（ベッド上　自力体位変換）			できる	できない	「あり」もしくは「できない」が1つ以上の場合、看護計画を立案し実施する
	（イス上　坐位姿勢の保持、除圧）			できる	できない	
	・病的骨突出			なし	あり	
	・関節拘縮			なし	あり	
	・栄養状態低下			なし	あり	
	・皮膚湿潤（多汗、尿失禁、便失禁）			なし	あり	
	・皮膚の脆弱性（浮腫）			なし	あり	
	・皮膚の脆弱性（スキン－テアの保有、既往）			なし	あり	

＜褥瘡に関する危険因子のある利用者及びすでに褥瘡を有する利用者＞　　　　　　　　　　　　　　　　　　　　　　　　　※両括弧内は点数

褥瘡の状態の評価（DESIGN-R）	深さ	(0)皮膚損傷・発赤なし	(1)持続する発赤	(2)真皮までの損傷	(3)皮下組織までの損傷	(4)皮下組織をこえる損傷	(5)関節腔、体腔に至る損傷	(U)深さ判定が不能の場合	合計点
	滲出液	(0)なし	(1)少量：毎日の交換を要しない		(3)中等量：1日1回の交換		(6)多量：1日2回以上の交換		
	大きさ(cm²) 長径×長径に直交する最大径 （持続する発赤の範囲も含む）	(0)皮膚損傷なし	(3)4未満	(6)4以上16未満	(8)16以上36未満	(9)36以上64未満	(12)64以上100未満	(15)100以上	
	炎症・感染	(0)局所の炎症徴候なし	(1)局所の炎症徴候あり（創周辺の発赤、腫脹、熱感、疼痛）		(3)局所の明らかな感染徴候あり（炎症徴候、膿、悪臭）		(9)全身的影響あり（発熱など）		
	肉芽形成 良性肉芽が占める割合	(0)創閉鎖又は創が浅い為評価不可能	(1)創面の90%以上を占める	(3)創面の50%以上90%未満を占める	(4)創面の10%以上50%未満を占める	(5)創面の10%未満を占める	(6)全く形成されていない		
	壊死組織	(0)なし	(3)柔らかい壊死組織あり		(6)硬く厚い密着した壊死組織あり				
	ポケット(cm²) 潰瘍面も含めたポケット全周（ポケットの長径×長径に直交する最大径）－潰瘍面積	(0)なし	(6)4未満	(9)4以上16未満		(12)16以上36未満		(24)36以上	

※該当する状態について、両括弧内の点数を合計し、「合計点」に記載すること。なお、深さの点数は加えないこと。

看護計画	留意する項目		計画の内容
	圧迫, ズレ力の排除 （体位変換、体圧分散寝具、頭部挙上方法、車椅子姿勢保持等）	ベッド上	
		イス上	
	スキンケア		
	栄養状態改善		
	リハビリテーション		

［記載上の注意］
1　日常生活自立度の判定に当たっては「「障害老人の日常生活自立度（寝たきり度）判定基準」の活用について」
　　（平成3年11月18日　厚生省大臣官房老人保健福祉部長通知　老健第102-2号）を参照のこと。
2　日常生活自立度がJ1～A2である患者については、当該評価票の作成を要しないものであること。
3　必要な内容を訪問看護記録に記載している場合、当該評価票の作成を要しないものであること。

訪問看護療養費に係る指定訪問看護の費用の額の算定方法の一部改正に伴う 実施上の留意事項について　（通知）令和2年3月5日保発0305第3号

表5 在宅版褥瘡発生リスクアセスメント・スケール（在宅版K式スケール）

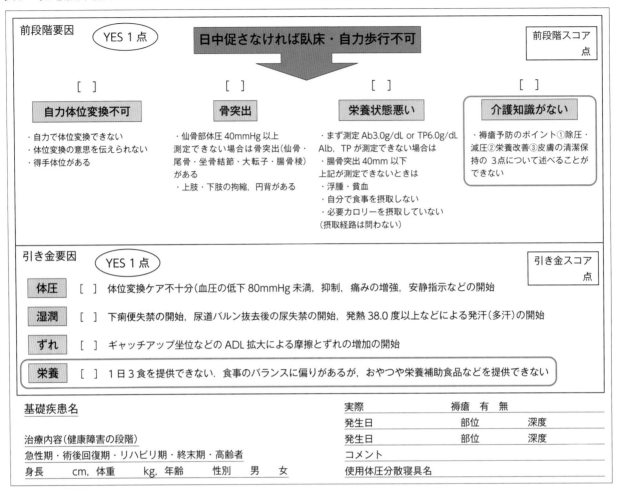

前段階要因　YES 1点

日中促さなければ臥床・自力歩行不可

前段階スコア
点

[　]　[　]　[　]　[　]

自力体位変換不可
・自力で体位変換できない
・体位変換の意思を伝えられない
・得手体位がある

骨突出
・仙骨部体圧 40mmHg 以上
測定できない場合は骨突出（仙骨・尾骨・坐骨結節・大転子・腸骨稜）がある
・上肢・下肢の拘縮，円背がある

栄養状態悪い
・まず測定 Ab3.0g/dL or TP6.0g/dL
Alb，TP が測定できない場合は
・腸骨突出 40mm 以下
上記が測定できないときは
・浮腫・貧血
・自分で食事を摂取しない
・必要カロリーを摂取していない
（摂取経路は問わない）

介護知識がない
・褥瘡予防のポイント①除圧・減圧②栄養改善③皮膚の清潔保持の 3点について述べることができない

引き金要因　YES 1点

引き金スコア
点

体圧　[　]　体位変換ケア不十分（血圧の低下 80mmHg 未満，抑制，痛みの増強，安静指示などの開始

湿潤　[　]　下痢便失禁の開始，尿道バルン抜去後の尿失禁の開始，発熱 38.0 度以上などによる発汗（多汗）の開始

ずれ　[　]　ギャッチアップ坐位などの ADL 拡大による摩擦とずれの増加の開始

栄養　[　]　1 日 3 食を提供できない．食事のバランスに偏りがあるが，おやつや栄養補助食品などを提供できない

基礎疾患名

治療内容（健康障害の段階）
急性期・術後回復期・リハビリ期・終末期・高齢者
身長　　cm，体重　　kg，年齢　　性別　男　女

実際　　　　褥瘡　有　無
発生日　　　部位　　　深度
発生日　　　部位　　　深度
コメント
使用体圧分散寝具名

太枠 ◯ は，K 式スケールに加えた介護力を評価する項目　※測定用具をパームQ®とした場合は50mmHg　　文献 1)より転載

〈参考〉パームQ®

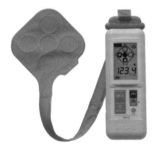

（写真提供：株式会社ケープ）
携帯型の接触圧力測定器

　体位変換時には，側臥位では30°が推奨されている．しかし，るい痩や関節拘縮，殿筋が萎縮している療養者では，骨突出部の体圧が分散されない場合があり，体圧分散用具との併用が必要である．療養者に適したポジショニングの検討や体圧分散用具の導入・変更をするときは，適正評価の方法として，携帯型接触圧力測定器を用いるとよい．

　頭側挙上の際は，まず，療養者の体軸・肩・骨盤にねじれがないか確認する．ベッド頭側挙上基点と股関節を一致させる[3]．ベッド下肢挙上基点と膝関節が一致しないときは，ポジショニングピローを挿入する方法もある[8]．

　足側を挙上した後，頭側を挙上する（身体の下方へのずれを防ぐとともに，大腿後面の接触面積を拡げる）．フラットに戻す際は頭側を下げてから，足側を下げる（図5）．

　ベッドの頭側挙上では，皮膚はベッドにとどまろうとするが，皮下脂肪や

図4　30°側臥位

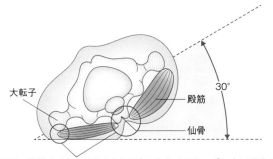

大転子

殿筋

仙骨

30°

臀筋が萎縮すると仙骨部や大転子部に加わる圧力・ずれ力が増強する

図5　頭側挙上

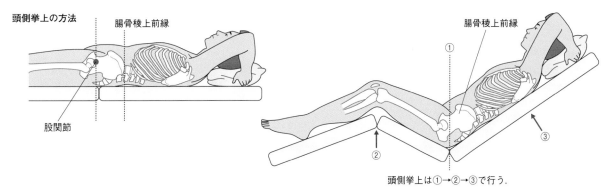

頭側挙上の方法

腸骨稜上前縁

股関節

腸骨稜上前縁

①

②

③

頭側挙上は①→②→③で行う.

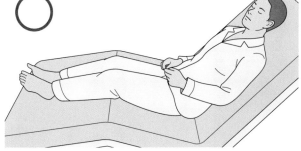

○

<良い例>
股関節がベッドの頭側挙上基点に合うようにする[3].　下肢を挙上した後，頭側を挙上させる.

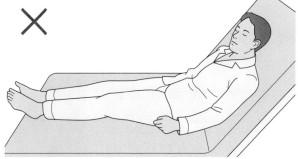

×

<悪い例>
先に下肢を挙上せず頭側を挙上したため，ずり落ちてしまっている.

筋肉は下方にずれ，殿部や踵部の圧力・ずれ力が大きくなる．その結果，血管が引き伸ばされ褥瘡発生のリスクが高くなる．さらに，療養者は，背部・殿部の違和感や痛みを感じる状態となる．また，解除されずに残った圧力やずれ力は褥瘡のポケット形成・拡大といった創の悪化や治癒の遅延を招く可能性もある．そのため，ベッドの頭側を上げ下げしたあとは，圧抜き（背抜き・腰抜き・足抜き）を必ず行う（**図6・7**）．圧抜きは，摩擦抵抗を減少させる滑る素材のグローブ（**図7**）を使用すると容易である．後頭部・耳介の圧力・ずれ力・摩擦にも留意する．

エアマットレスを使用している場合は，電源が入っているか・エアセルのへこみや硬さに異常はないか・体重設定や表示の変化はないか・送風チューブの折れ曲がりはないか・連結部や緊急時エア抜き栓が外れていないかを訪室時に確認する．

シーツは張りすぎないようにする．伸縮性のないシーツや張りすぎたシーツの張力によりハンモック現象（**図8**）が生じ，骨突出部にかかる力が上昇するといわれている．厚みがある通気性のない防水シーツなどは，圧力分散を妨げるだけでなく，局所への温度上昇をきたし，発汗による皮膚の湿潤の原因となる．

臥位から側臥位に変更する大きな体位変換のほか，夜間は，挿入しているクッションの角度を変更し身体の傾斜をわずかに変化させるといった小さな体位変換（マイクロシフト）[6]やスモールチェンジ法[8]を行う方法もある．

局所に圧力を集中させないためには，広い面積で体重を支える姿勢をつくる．仙骨部や踵部にかかる圧力の大きさを減少させるには，大腿部・下腿部全体を支持する（**図9**）．下腿だけを支えた場合，脛骨・腓骨部に局所的な圧迫が加わり，**図3-④**に示したような状態となる可能性がある．座位姿勢においても，療養者の体軸（体幹）・肩・骨盤のねじれと傾きがないことを確認する．背中・腕・殿部・大腿部・足底が広く車椅子に接地し，局所に圧力が集中することなく本来支えるべき部位で広く体重を受けるようにする[10]．

> **知っておこう！**
>
> 尿・便失禁がある療養者は，失禁に伴う排泄物の付着や頻繁な清拭や洗浄に伴う皮膚のバリア機能の低下による乾燥や浸軟など，皮膚障害のリスクが高い．シリコンやアクリル樹脂などの成分からなる被膜剤・保護オイルや，撥水性保護クリームなどは皮膚表面に膜をつくり，排泄物の付着・皮膚障害の予防に役立つ．

図6　片側ずつ浮かす圧抜き（背抜き）の例

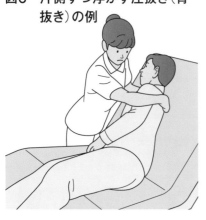

図7　滑る素材の手袋を使った圧抜き（足抜き）の例

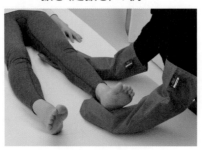

（写真提供：株式会社ケープ）

滑る素材の手袋を用いてマットレスと足（身体）のあいだに両手を差し込み圧抜きを行う．

図8　ハンモック現象[9]

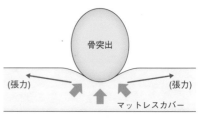

●マットレスカバーに伸縮性がないと，療養者の身体とマットレスが接触する面積が小さくなってしまうため，体圧が分散できなくなる．
●そのため，骨突出部にかかる圧力が上昇する．

したがって，体格に応じた車椅子のサイズ選択やフット・アームサポートの高さ，背もたれの張りの調整も検討する．座布団では圧力分散・姿勢保持が難しいため，車椅子クッションを選択し使用する．

スキンケア

通常，汗はpH3.8～5.6の弱酸性であるが，持続する汗はpH7.0とアルカリ性に傾くといわれる[11]．皮膚のバリア機能を低下させないためにも，室温・湿度・掛け布団の調整や湿潤対策のできるシーツも検討する．

入浴が可能な場合は，プランに組み入れる．皮脂の喪失を防ぐため，湯の温度は40℃程度とし，泡立てた弱酸性の洗浄剤の使用を検討する．入浴や清拭後は，必ず，保湿効果のあるローションやクリームなどを皮膚の肌理に沿って塗布し，角質層の水分・油分を補う．

皮膚の浸軟は，摩擦係数が増加し，損傷しやすくなる．さらに，アルカリ性の消化酵素を含んだ下痢便では皮膚障害のリスクとなる．療養者の既往症，食事・飲水に関する情報と併せて，排尿・排便パターンを把握する．訪問介護などを活用し，オムツの交換回数を増やす，構造・吸収量の異なる製品を選択する方法もある．

図9　大腿部・下腿部全体の支持

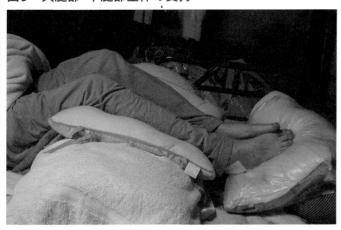

栄養状態の管理

蛋白質・エネルギー低栄養状態（protein energy malnutrition：PEM）は，褥瘡発生リスクとなる[11]．

食事および水分の摂取回数・量・内容・形態とともに，食事摂取時の姿勢（とくにベッド上の場合は頭側・足側挙上の角度・圧抜きの有無），テーブルの高さ，使用している食器類と手指の機能との適合性，舌の動き，義歯の有無と適合性，嚥下障害の有無，味覚の異常など，ありのままを確認する．

体重は，脂肪やタンパク質の蓄積状態を反映する簡便な指標[11]であるため，通所介護施設など利用の際，定期的に測定を依頼する．浮腫・腹水・脱水などで変動するため，臨床所見とともに判断する．

知っておこう！

①尿や下痢便の水分を拡散させずにオムツに透過するポリエステル繊維
②軟便用の吸収パッド
③装着型収尿器
など，排泄用具の選択・活用を検討するとよい

知っておこう！

創傷被覆材の保険償還

平成24年度診療報酬改定により，①皮下組織に至る褥瘡（筋肉・骨等に至る褥瘡を含む）（DESIGN®分類D3，D4およびD5）があり，②いずれかの在宅療養指導管理料を算定している療養者（患者）の2条件を満たした場合，在宅で皮膚欠損用創傷被覆材と非固着性シリコンガーゼを患者が使用した場合も医療保険での算定が可能となった．算定期間についても，摘要欄に理由を書くことで3週間以上算定できる．また，平成26年度からは，医療機関からの支給だけでなく，院外処方箋で保険薬局からも支給が可能となった[12]．

知っておこう！

衛生材料の支給

①在宅療養指導管理料を算定している患者の場合
・従前より医療機関から必要かつ十分な量のガーゼやテープなどの衛生材料等を支給することは義務であったが，平成26年度の診療報酬改定で，保険薬局からの支給も可能となった（費用は医療機関が負担する）．
②在宅療養指導管理料を算定していない患者の場合
・平成28年度の診療報酬改定で，在宅療養指導管理料を算定していないが訪問看護を実施ししている患者に対して，医療機関が必要かつ十分な量の衛生材料等を支給した場合には，「衛生材料等提供加算」として，訪問看護指示書に加算として算定できるようになった[12]．

表6　主観的包括的栄養評価（SGA）

A 病歴
　1. 体重変化
　　　過去6か月間の体重減少：＿＿＿＿＿kg, 減少率：＿＿＿＿＿％
　　　過去2週間の体重変化：□増加　　　□無変化　　　□減少
　2. 食物摂取変化（平常時との比較）
　　　□変化なし
　　　□変化あり（期間）＿＿＿＿＿＿＿（月, 週, 日）
　　　食事内容：□固形食　　□経腸栄養　　□経静脈栄養　　□その他
　3. 消化器症状（過去2週間持続している）
　　　□なし　　　□悪心　　□嘔吐　　□下痢　　□食欲不振
　4. 機能性
　　　□機能障害なし
　　　□機能障害あり：（期間）＿＿＿＿＿＿＿＿（月, 週, 日）
　　　　　　　　　　タイプ：□期限ある労働　　□歩行可能　　□寝たきり
　5. 疾患と栄養必要量
　　　診断名：
　　　代謝性ストレス：□なし　　□軽度　　□中等度　　□高度

B 身体（スコア：0＝正常　1＝軽度　2＝中等度　3＝高度）
　　　皮下脂肪の喪失（三頭筋, 胸部）：＿＿＿＿＿＿＿＿
　　　くるぶし部浮腫：＿＿＿＿＿＿　仙骨浮腫：＿＿＿＿＿＿　浮腫：＿＿＿＿＿＿

C 主観的包括評価
　　　A.□栄養状態良好　　B.□中等度の栄養不良　　C.□高度の栄養不良

図10　MNA®スコア別栄養ケア

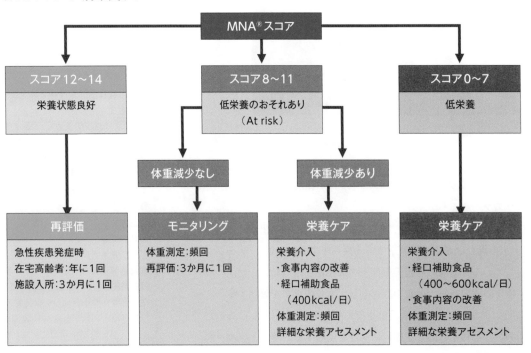

文献3）より転載

表7　簡易栄養状態評価表（MNA®）

簡易栄養状態評価表
Mini Nutritional Assessment-Short Form
MNA®

Nestlé NutritionInstitute

氏名：

性別：　　　年齢：　　　体重：　　　kg　身長：　　　cm　調査日：

下の□欄に適切な数値を記入し、それらを加算してスクリーニング値を算出する。

スクリーニング

A 過去3ヶ月間で食欲不振、消化器系の問題、そしゃく・嚥下困難などで食事量が減少しましたか？
0 = 著しい食事量の減少
1 = 中等度の食事量の減少
2 = 食事量の減少なし

B 過去3ヶ月間で体重の減少がありましたか？
0 = 3kg 以上の減少
1 = わからない
2 = 1〜3kg の減少
3 = 体重減少なし

C 自力で歩けますか？
0 = 寝たきりまたは車椅子を常時使用
1 = ベッドや車椅子を離れられるが、歩いて外出はできない
2 = 自由に歩いて外出できる

D 過去3ヶ月間で精神的ストレスや急性疾患を経験しましたか？
0 = はい　　　2 = いいえ

E 神経・精神的問題の有無
0 = 強度認知症またはうつ状態
1 = 中程度の認知症
2 = 精神的問題なし

F1 BMI 体重(kg)÷[身長(m)]²
0 = BMI が19 未満
1 = BMI が19 以上、21 未満
2 = BMI が21 以上、23 未満
3 = BMI が 23 以上

BMI が測定できない方は、F1 の代わりに F2 に回答してください。
BMI が測定できる方は、F1 のみに回答し、F2 には記入しないでください。

F2 ふくらはぎの周囲長(cm) : CC
0 = 31cm未満
3 = 31cm以上

スクリーニング値
（最大：14ポイント）

保存します
印刷します
リセットします

12-14 ポイント： 栄養状態良好
8-11 ポイント： 低栄養のおそれあり (At risk)
0-7 ポイント： 低栄養

Ref.　Vellas B, Villars H, Abellan G, et al. *Overview of the MNA® - Its History and Challenges.* J Nutr Health Aging 2006;10:456-465.

Rubenstein LZ, Harker JO, Salva A, Guigoz Y, Vellas B. *Screening for Undernutrition in Geriatric Practice: Developing the Short-Form Mini Nutritional Assessment (MNA-SF).* J. Geront 2001;56A: M366-377.

Guigoz Y. *The Mini-Nutritional Assessment (MNA®) Review of the Literature - What does it tell us?* J Nutr Health Aging 2006; 10:466-487.

Kaiser MJ, Bauer JM, Ramsch C, et al. *Validation of the Mini Nutritional Assessment Short-Form (MNA®-SF): A practical tool for identification of nutritional status.* J Nutr Health Aging 2009; 13:782-788.

® Société des Produits Nestlé, S.A., Vevey, Switzerland, Trademark Owners

© Nestlé, 1994, Revision 2009. N67200 12/99 10M

さらに詳しい情報をお知りになりたい方は、**www.mna-elderly.com** にアクセスしてください。

ネスレヘルスサイエンスカンパニーWEBサイト（https://www.nestlehealthscience.jp）より

栄養スクリーニングツールとしては以下の①，②がある．

　①SGA（subjective global assesment，主観的包括的栄養評価）（**表6**）

　②MNA®（mini nutritional assesment，簡易栄養状態評価表）（**表7**）

①SGAは栄養不良の有無をスクリーニングするツールであり，②MNA®は高齢者の栄養評価を目的としている．

なお，MNA®にはスコア別の対応方法が示されている（**図10**）．

ODA（objective data assesment，客観的栄養データ評価）の項目として，栄養状態に関する主な検査データを**表8**に示す．

褥瘡発生予防と治癒には低栄養の改善が必要であり，十分なエネルギーと必要な蛋白質量・ビタミンとミネラル（特に亜鉛・セレン・アルギニンなど）の補給が必要といわれている．

必要エネルギー量は簡易計算式として現体重×25〜30kcal，もしくは，標準体重（身長m×身長m×22）×25〜30kcal，蛋白質必要量は現体重kg×1g／日とされている[10]．

褥瘡に感染が生じている場合，タンパク質を追加してもアルブミン値は改善されず，過剰な追加は腎臓に負担がかかる[11][13]．褥瘡の状態，原疾患，既往症を勘案し，補える栄養素か否か，経口摂取可能か，調理方法や食材の工夫や保険収載品で可能かなどを，介護者を含め，主治医と相談する．

リハビリテーション

褥瘡発生リスクが高い療養者，および，褥瘡がある療養者の場合のリハビリテーションは，サービス担当者会議などで，部位・褥瘡の状態を伝達する．療養者の残存機能を維持しつつ，創に圧力・ずれ力・摩擦が生じない方法をともに検討する．

OT・PTから，褥瘡予防だけでなく，拘縮や筋緊張を誘発しない，安定

表8　栄養状態に関する主な検査データ

検査	基準値	半減期（日）
血清総蛋白	6.7〜8.3g/dL	−
血清アルブミン	3.5g/dL以上	17〜23
プレアルブミン	22〜40mg/dL	1.9
トランスフェリン	190〜320mg/dL	7〜10
レチノール結合蛋白	2.9〜7.9 mg/dL	0.4〜0.7
ヘモグロビン	10 g/dL	
総コレステロール	140〜219 mg/dL	
総リンパ球	2000/μL以上	
CRP	0.5 mg/dL以下	

文献8）13）を参考に作成

した安楽なポジショニング・移動や移乗の方法・車椅子の選び方などを学ぶとよい.

介護者へのかかわり

表9を参考にアセスメントする.また,訪問時に,可能であれば,介護者とともに体位変換やおむつの交換,陰部洗浄などを行う機会をもつ.通常,介護者が行っている方法を確認できるとともに,負担の少ない方法の提言も可能となる.

表9　介護力のアセスメント

介護者自身に関する項目	●年齢・既往症と現在治療している疾患はあるか　●介護協力者がいるか　具体的な協力の程度 ●食事回数・食欲の有無　●睡眠時間は確保できているか　●休息や気分転換ができているか ●介護に対する考え・療養者への想い　●介護に使える時間・費用
療養者の介護に関する項目	●食事介助の方法・回数・量・内容　●おむつ交換の回数・方法　●体位変換の回数・方法 ●助言への反応と理解度・実行力　●局所ケアの理解度と実行力

在宅における褥瘡発生後の局所管理の実際

褥瘡か否か見極める

療養者の生活の中で,褥瘡発生リスク・悪化リスクはあるか,どのような状況・環境に影響しているかを観察し,情報を得る(**表10**).仙骨部・尾骨部では骨突出部に一致しない発赤やびらんが生じる可能性があり,排泄物による接触皮膚炎や真菌感染の場合がある.

下腿や足底に潰瘍がある場合は,創の形体とともに下肢の色調・温度・浮腫・足背動脈や後脛骨動脈の触知,療養者の既往歴・原病歴を確認し,動脈

表10　観察の視点

褥瘡発生リスク・悪化リスクを検討する際の視点	褥瘡が発生している場合は以下を追加視点とする
①現在の日常生活自立度は? ②いつから日常生活自立度が変化したか? ③どのような姿勢でどの程度の時間過ごすか?　過ごしているか? ④食事回数・量・内容は?　変化したか?　いつからか? ⑤飲水量・飲んでいるもの・時間は? ⑥尿・便失禁はあるか? 　・排泄用具の種類・排泄パターン 　・おむつを使用している場合:種類・交換回数 　・交換時のおむつへの排泄量・性状 ⑦原疾患は?　既往症は? ⑧内服薬や治療内容は?　変更はあったか? ⑨体圧分散用具の名称・種類・設定は? ⑩導入しているサービスの種類と頻度は?	⑪なぜこの部位に発生したか? ⑫骨突出部と一致しているか? ⑬どのようなとき,どのような姿勢で影響を受けるか?　受けたか? ⑭誰が,どの程度,どのような処置をしているか? 　・洗浄方法・量,外用薬やドレッシング材の使用方法を含む具体的な処置方法 ⑮療養者にかかわる医師・看護師から本人・家族に行った助言は? 　・助言に対する具体的な実施状況は? 　・医師・看護師・本人・家族はどこまでを目標としているか? ⑯療養者・家族は褥瘡についてどのように思っているか? ⑰主治医は褥瘡管理をどのように考えているか?　診療科は? ⑱サービス事業所で療養者に関わっている職種と提供しているサービスの内容・方法・留意事項

性・静脈性の潰瘍や糖尿病性足病変との鑑別が必要である.

創のアセスメントと外用薬・ドレッシング材の選定

褥瘡の経過をアセスメントする指標としてDESIGN-R®（2008年改訂版褥瘡評価用）がある.

創が治癒するための環境調整（WBP）には，創傷治癒阻害因子を取り除く必要がある．創面に存在する治癒阻害因子を4項目で挙げているTIME[9][15][16]がある.

これらのアセスメントに基づき，創がどのような状態にあり，局所的には何が問題になっているのか，何をコントロールする必要があり，それにはどの外用薬やドレッシング材が適しているのか，その外用薬・ドレッシング材は在宅で使用が可能か，使用にあたって留意する点は何かを検討する.

褥瘡の局所管理

急性期か慢性期かを見極める

褥瘡を発見した場合，発生後1〜3週間の急性期か，これ以降の慢性期にあるかの情報を得る.

急性期の褥瘡（**図11-1**）は1〜2週間以内に治癒するものと，浅い褥瘡として経過するもの，深い褥瘡に移行するものがあるとされている[6][15]．また，急性期褥瘡の特徴としては，時間の経過とともに創面の色調が変化する・創周囲皮膚は脆弱であり局所に炎症反応を認める・褥瘡の範囲や深さの判定が難しいなどがある.

そのため，急性期の褥瘡では，創の保護と適度な湿潤環境の保持を目的とし，創に固着せず毎日創の観察が可能な外用薬やドレッシング材を用いる.**図11-2**のような褥瘡では，まず，体圧分散用具・寝具の種類や機能・設定・使用方法，姿勢・ポジショニングを確認し，再検討する.

知っておこう！

慢性期褥瘡のアセスメント：クリティカルコロナイゼーション

臨床徴候として，黄色壊死組織の増加・滲出液の増加などがあげられている．創感染に移行しそうな状態であり，定型的な感染徴候はないが抗菌薬を使用すると治癒速度が向上するなど，臨床的改善が得られる状態とされている[8]．

知っておこう！

DTI疑い

2007年のNPUAPの褥瘡分類にSuspected Deep Tissue injury（疑DTI）が追加された．一見，d1やd2のような褥瘡に見えるが，骨突出部に一致しない大きさの紅斑や二重発赤（二重紅斑）・硬結・深部の疼痛を伴う紫斑は，深部損傷褥瘡（DTI）である可能性が高いといわれている[8]．

知っておこう！

スキン-テア

摩擦・ずれによって皮膚が裂けて生じる真皮深層までの損傷（部分層褥瘡）をスキン-テアという[17]．
例として体位変換や車椅子などへの移動時，身体を支持していたら皮膚が裂けた，更衣時に衣服が擦れて裂けたなど，日常のケアで生じる可能性がある．
なお，スキン-テアの予防・管理については日本創傷・オストミー・失禁管理学会のホームページで見ることができる．

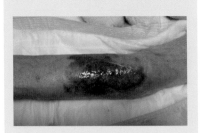

図11-1　急性期の褥瘡①

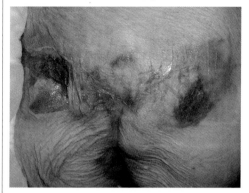

範囲・深さの判定が難しく,周囲皮膚も脆弱である.

図11-2　急性期の褥瘡②

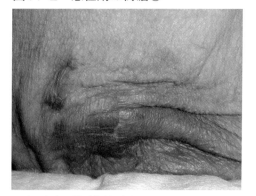

二重発赤(二重紅斑)がみられる.

褥瘡の局所処置の例

①必要物品を準備する

①洗浄剤,②洗浄液,③ごみ袋,④外用薬,⑤ガーゼやドレッシング材,⑥未滅菌手袋,⑦ティッシュなど

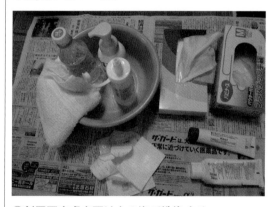

②創周囲皮膚を石けんの泡で洗浄する

・損傷を防ぐため,擦らずに泡で洗浄する.

・創への細菌侵入を防ぐため,殿部の場合は頭側から殿部の方向で洗浄する.

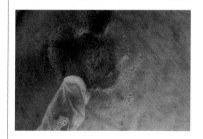

知っておこう！

　急性期の褥瘡が慢性期に移行した場合,もしくは,慢性期の褥瘡では,真皮までの浅い褥瘡(d)か,真皮を越えた皮下組織に至る深い褥瘡(D)かを見極める.創のアセスメントに基づき,日本褥瘡学会で推奨するに示すような外用薬・ドレッシング材の使用を検討する.

MEMO

洗浄剤:創周囲皮膚には脂質の汚れであるコレステロールの付着があるため,洗浄剤を用いる.また,滲出液やドレッシング材交換による刺激を受けやすいため,低刺激性の弱酸性の洗浄剤を選択するとよい.

MEMO

洗浄液:38℃前後の微温湯を用いる.創の洗浄,とくに,真皮層までの損傷では,洗浄液の浸透圧によって疼痛をまねくおそれがある.

また,沸騰させた水道水1,000mLに9gの食塩を入れ作成した生理食塩水[18]を冷まして用いる方法もある.創に用いる洗浄液の温度が低い場合,血流量が低下し,組織への酸素供給量が減少するため,創傷治癒を妨げる誘因となる.

MEMO

排泄物の汚染を防ぐ方法

洗浄液を十分に押さえ拭きした後, フィルムに切り込みを入れ, 殿裂をすこし伸ばしながら貼付する方法もある.

切り込みが尾側

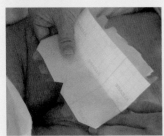

殿裂に貼る

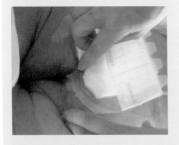

フィルムを2回に分けて貼付する方法もある

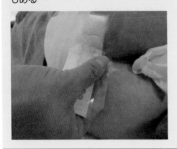

③洗浄剤を洗い流し, 押さえ拭きする

・洗浄成分が残らないよう十分に洗浄する.

・ポケットがある場合は, ポケットのある方向を下側にして洗浄するとよい.

・全周にポケットがある場合は, 処置ごとに体位を変更して洗浄する.

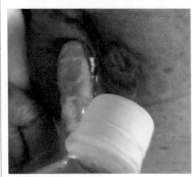
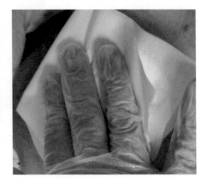

洗浄液が透明になるまで洗浄する.

④油性清浄剤や油性軟膏・皮膚被膜剤で創縁・創周囲皮膚を保護する

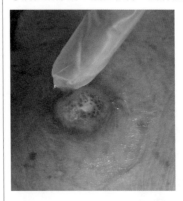
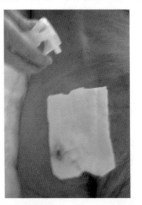

⑤外用薬塗布・ドレッシング材を貼付する

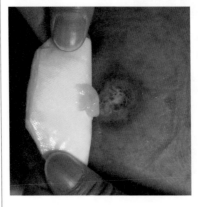
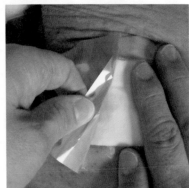

褥瘡発生予防・悪化予防・再発予防における家族への助言・介護職への助言

　褥瘡のことを"床ずれ"というが，床だけで発生するわけではない．車椅子・座椅子など，床以外の場所でも発生する．筆者は，硬い床に座位または臥位になったときに骨があたる部分が好発部位であると説明している．

　褥瘡予防のために円座は使用しない．円座は使用していなくても，アキレス腱部分を圧迫するような下肢挙上をしないよう助言する．

　また，発赤がある部分は，すでに皮膚の血流障害を生じている結果であるため，人為的な外力を生じさせないよう，マッサージは禁止し，背抜き・腰抜き・足抜きを徹底する．

　時間が経過しても消えない発赤は褥瘡の可能性があるため，看護師やケアマネジャーへ連絡を依頼する．

　瘙痒感や落屑がある場合は，皮膚をゴシゴシ擦ったり，熱い湯に入れないようにする．

　エアマットレスを使用している場合は，①電源が入っているか，②設定は変わっていないか，③マットレスが硬すぎたり柔らかすぎたりしないか，④送風チューブがマットレスやベッドに挟まれていないか・折れ曲がっていないか，をチェックする．停電により初期設定に戻る機種の場合は，停電復旧後に再設定が必要である旨を伝えておく．

　いつ・誰が・どこを・どのように観察するか，異常とはどのような状態か，発見時は誰にどのように報告するか，家族を含め，関係職種間での共通理解が必要である．

　表11に示すような創の処置にかかわる具体的な内容を確認する．

MEMO

退院前カンファレンスで確認する内容

褥瘡があり退院する場合は，以下をカンファレンス時に確認する．
①最新の血液検査のデータ
②身長・体重
③褥瘡ケアとして病院で行った具体的な助言・指導の内容
④上記③は局所ケアを含めて在宅で継続可能な内容か
⑤病院での助言・指導に用いた物品
⑥主治医・皮膚科医師からの説明内容
⑦上記②⑤を受けた対象・回数・理解度および病院看護師の評価の視点
⑧緊急時の連絡先（窓口になる人・場所）

参考　頭側挙上で生じる3つの応力の例

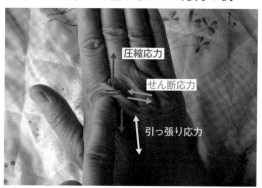

圧縮応力
せん断応力
引っ張り応力

表11　家族・事業所間での確認事項

創の処置にかかわる具体的な内容
1）創周囲皮膚は石けんの泡でなでるように愛護的に洗浄しているか？
2）38℃程度の微温湯で洗浄液が透明になるまで洗浄しているか？
3）創やポケット内の洗浄液を回収しているか？
4）外用薬の量は適切か？
5）ガーゼなどドレッシング材の大きさ（ガーゼでは厚さ）は適切か？
6）（フィルム材を貼付している場合）排泄物の汚染を避ける貼付方法か？また，汚染は避けられているか？

在宅で生じやすい緊急時の対応を要する場合

緊急時の対応を要する場合を，**表12**に示す．

表12　在宅で生じやすい緊急時の対応を要する場合と対応

緊急時	対応
発熱	褥瘡局所の感染による発熱や褥瘡以外の原因と思われる発熱がある．主治医に報告・相談のうえ，在宅での管理が可能かを含め対応を検討する
介護の継続が困難（介護者もしくは療養者の健康状態が変化した場合）	ケアマネジャーと連携し，状態によって，病院か介護施設か，療養環境を検討する
停電時の対応[8]	電動でセルの圧切替をしているエアマットレスでは，停電時に空気が抜けてしまうことがある．送風チューブを折り曲げ，その際の対応を図に示す．各社，対応が異なるため，導入時に確認しておけば安心である．停電時に，セルの空気漏れを自動で遮断し，内圧を14日間保持できる超高機能エアマットレスも開発されている （写真提供：株式会社モルテン） （写真提供：株式会社ケープ）

引用・参考文献
1）一般社団法人日本褥瘡学会編：褥瘡ガイドブック-第2版　褥瘡予防・管理ガイドライン（第4版）準拠, p.8, 114～125, 照林社, 2015.
2）田中マキ子著：ガイドラインに基づく　まるわかり褥瘡ケア, p.5, 照林社, 2016.
3）一般社団法人日本褥瘡学会編：在宅褥瘡予防・治療ガイドブック-第3版　褥瘡予防・管理ガイドライン（第4版）準拠, p.40, 41～50, p.55, p.66～68, p.77～84, 照林社, 2015.
4）一般社団法人日本褥瘡学会編：ベストプラクティス　医療関連機器圧迫創傷の予防と管理, p.5～15, 照林社, 2016.
5）日本褥瘡学会編：在宅褥瘡予防・治療ガイドブック, p.35, p.46～48, p.24, 照林社, 2008.
6）宮地良樹・溝上祐子編：エキスパートナース・ガイド　褥瘡治療・ケアトータルガイド, p.57, p.105, p.131～132, 照林社, 2009.
7）真田弘美・市岡滋・溝上祐子：進化を続ける！褥瘡・創傷治療ケア　アップデート, p.90, 照林社, 2016.
8）舘正弘監修：褥瘡治療・ケアの「こんなときどうする？」, p.26～27, p.46, p.66～71, p.91～101, 照林社, 2015.
9）真田弘美・須釜淳子監修：実践に基づく最新褥瘡看護技術, p.63, p.20～22, 照林社, 2013.
10）日本褥瘡学会・在宅ケア推進協会編：床ずれケアナビ全面改訂版　在宅・介護施設における褥瘡対策実践ガイド, p.167～171, p.215, 中央法規出版, 2019.
11）宮地良樹・真田弘美編：現場の疑問に答える褥瘡診療Q&A, p.12, p.80～98, p.86～98, 中外医学社, 2008.
12）高水勝：WOCナースの在宅での活動に関わる診療報酬等. WOC Nursing, 6（6）：7～22, 2018.
13）東口髙志：JJNスペシャル「治る力」を引き出す実践臨床栄養, p.129～135, 医学書院, 2010.
14）石川環：Q&Aで疑問を解決！栄養管理編, ナース専科, 35（7）, 2105.
15）宮地良樹・真田弘美編著：よくわかって役に立つ　新・褥瘡のすべて, p.176～177, 永井書店, 2006.
16）大浦武彦・田中マキ子編：TIMEの視点による褥瘡ケア　創傷環境調整理論に基づくアプローチ, p.8～15, 2004.
17）一般社団法人日本創傷・オストミー・失禁管理学会編：ベストプラクティス　スキン-テア（皮膚裂傷）の予防と管理, p.6, 照林社, 2015.
18）森口隆彦・真田弘美編著：褥瘡ポケットマニュアル, p.190, 医歯薬出版, 2008.

コラム：在宅での褥瘡ケアにおける3つの制度

（1）退院後訪問指導料

平成28年度の診療報酬で新設された．条件に適合する在宅療養者（患者）に退院後5回まで医療保険で算定できる．また，訪問看護ステーション等と同行して実施した場合はさらに加算となる．

（2）緩和ケア認定看護師又は皮膚・排泄ケア認定看護師による同行訪問看護

平成24年度に新設され，その後，対象患者が拡大した．緩和ケア認定看護師又は皮膚・排泄ケア認定看護師が，悪性腫瘍の鎮痛療法若しくは化学療法を行っている患者，真皮を越える褥瘡の状態にある患者，人工肛門若しくは人工膀胱周囲の皮膚にびらん等の皮膚障害が継続若しくは反復して生じている状態にある患者，人工肛門若しくは人工膀胱のその他の合併症を有する患者に対して，通常の訪問看護に同行訪問看護をしたときに医療保険で算定する．

（3）在宅患者訪問褥瘡管理指導料

・平成26年度の診療報酬改定で新設され，その後，規定が改訂された．「在宅褥瘡対策チーム」（①常勤医師，②保健師，助産師，看護師，准看護師のいずれか，③管理栄養士の3職種で構成され，そのうちの一人が「在宅褥瘡管理者」の資格をみたしていること）が，条件に適合する在宅の患者に対してチーム医療を実施した場合に医療保険で算定する．令和2年度の診療報酬改定で，下記の通りさらに活用しやすい運用に改訂があった．

―管理栄養士は，医療機関の所属でなくてもよくなった．（注：公益社団法人日本栄養士会若しくは都道府県栄養士会が設置し，運営する「栄養ケア・ステーション」又は他の保険医療機関に限る．）

―初回の3職種の合同カンファレンス時も算定可能となり，合計3回まで算定可能となった．

―3職種の合同カンファレンスについては，ICTを使った遠隔カンファレンスの実施条件から「やむを得ない事情の場合」の規定がなくなり，必要な場合には実施できることになった．

	退院後訪問指導料	緩和ケア認定看護師又は皮膚・排泄ケア認定看護師による同行訪問看護	在宅患者訪問褥瘡管理指導料
点数	●580点（1日） 退院後1か月以内に限り，5回を限度として算定する． ●20点（一回のみ） 在宅療養を担う訪問看護ステーション又は他の保険医療機関の看護師等と同行し，指導を行った場合には，訪問看護同行加算として，退院後1回に限り，所定点数に加算する．	●1285点（月一回） 緩和ケア認定看護師（正確には，研修の修了生）又は，皮膚・排泄ケア認定看護師（正確には，研修の修了生）を訪問させて，他の保険医療機関の看護師・准看護師又は訪問看護ステーションの看護師・准看護師と共同して同一日に看護又は療養上必要な指導を行った場合に算定する．	●750点（一回） 当該患者1人について6月以内に限り，カンファレンスを実施した場合に3回を限度に所定点数を算定することができる．なお，当該指導料を算定した場合，初回訪問から1年以内は当該指導料を算定することはできない．
算定患者	別表第8の患者 （例） ・真皮を超える褥瘡の状態にある者 ・人工肛門又は人工膀胱を設置している状態にある者 （その他，認知症高齢者自立度判定Ⅲ以上も対象）	・悪性腫瘍の鎮痛療法若しくは化学療法を行っている患者 ・真皮を越える褥瘡の状態にある患者（在宅患者訪問褥瘡管理指導料を算定する場合にあっては真皮までの状態の患者） ・人工肛門若しくは人工膀胱周囲の皮膚にびらん等の皮膚障害が継続若しくは反復して生じている状態にある患者 ・人工肛門若しくは人工膀胱のその他の合併症を有する患者	ベッド上安静であって，既にDESIGN-Rによる深さの評価がd2以上の褥瘡を有する者であって，かつ，次に掲げるアからオのいずれかを有する者 ア重度の末梢循環不全のもの イ麻薬等の鎮痛・鎮静剤の持続的な使用が必要であるもの ウ強度の下痢が続く状態であるもの エ極度の皮膚脆弱であるもの オ皮膚に密着させる医療関連機器の長期かつ持続的な使用が必要であるもの
看護師等の条件	医師・保健師・助産師・看護師であれば特別な資格は不要	・緩和ケア認定看護師（正確には，研修の修了生） ・皮膚・排泄ケア認定看護師（正確には，研修の修了生）	＜在宅褥瘡対策チームの構成員＞ ・常勤医師 ・保健師，助産師，看護師，又は，准看護師 ・管理栄養士 上記のうち，医師又は看護師等（准看護師を除く）のいずれか1名以上は在宅褥瘡管理者であること．
算定の条件	入院保険医療機関の医師又は当該医師の指示を受けた当該保険医療機関の保健師，助産師又は看護師が患家，介護保険施設又は指定障害者支援施設等において患者又はその家族等の患者の看護に当たる者に対して，在宅での療養上必要な指導を行った場合に算定する．ただし，介護老人保健施設に入所中又は医療機関に入院中の患者は算定の対象としない．	緩和ケア認定看護師（正確には，研修の修了生）又は，皮膚・排泄ケア認定看護師（正確には，研修の修了生）が通常の訪問看護師等と同一日に訪問する．（同一日に行けば，一緒でなくてもよい）	ア 初回訪問時に，在宅褥瘡管理者を含む在宅褥瘡対策チームの構成員の他，必要に応じて当該患者の診療を行う医療関係職種が患家に一堂に会し，褥瘡の重症度やリスク因子についてのアセスメントを行い，褥瘡の指導管理方針について，カンファレンス（以下「初回カンファレンス」という．）を実施し，在宅褥瘡診療計画を立案する． イ 初回カンファレンス実施後，評価のためのカンファレンスの実施までの間，在宅褥瘡対策チームの各構成員は，月1回以上，計画に基づき，適切な指導管理を行い，その結果について情報共有する． ウ 初回訪問後3月以内に，褥瘡の改善状況，在宅褥瘡診療計画に基づく指導管理の評価及び必要に応じて見直し（以下「評価等」という．）のためのカンファレンスを行う．2回目のカンファレンスにおいて評価等の結果，更に継続して指導管理が必要な場合に限り，初回カンファレンスの後4月以上6月以内の期間に3回目のカンファレンスにおいて評価等を実施することができる．なお，3回目のカンファレンスでの評価等は，2回目のカンファレンスの評価日から起算して3月以内に実施しなければならない．（その他，遠隔カンファレンスの規定あり．）

高水勝氏（スリーエム ジャパン株式会社）の資料を許諾転載

15 インスリン療法

越部恵美

インスリン療法とは

目的

　糖尿病症状が出現しないためには, 継続してインスリン療法を行っていく必要がある. インスリン療法適応の1型および2型糖尿病療養者とその家族が, 在宅にて自己管理で正確にインスリン注射を行い, 不足しているインスリンを補い, インスリンの作用を正常に保つ.

概要

　糖尿病は1型, 2型ともに在宅でのインスリン療法の対象となる. 1型糖尿病では, インスリン療法に加えて食事療法, 運動療法, また必要に応じて薬物療法 (経口血糖降下薬, インスリン自己注射) を行う.

適応

　インスリン療法は絶対的適応と相対的適応があり, それぞれの適応条件は以下のとおりである.

1. インスリン療法の絶対的適応
   ①インスリン依存状態
   ②高血糖性の昏睡 (糖尿病ケトアシドーシス, 高浸透圧高血糖状態)
   ③重症の肝障害, 腎障害を合併しているとき
   ④重症感染症, 外傷, 中等度以上の外科手術 (全身麻酔施行例など) のとき
   ⑤糖尿病合併妊婦 (妊娠糖尿病で, 食事療法だけでは良好な血糖コントロールが得られない場合も含む)
   ⑥静脈栄養時の血糖コントロール
2. インスリン療法の相対的適応
   ①インスリン非依存状態の例でも、著名な高血糖 (たとえば, 空腹時血糖値250mg/dL以上, 随時血糖値350mg/dL以上) を認める場合
   ②経口薬療法のみでは良好な血糖コントロールが得られない場合
   ③やせ型で栄養状態が低下している場合
   ④ステロイド治療時に高血糖を認める場合

⑤糖毒性を積極的に解毒する場合

インスリン療法の指導ポイント

インスリン注射器の種類

インスリン注射にはペン型の注射器が用いられており，カートリッジタイプものと，使い捨てが可能なタイプ（ディスポーザブル）がある（**図1**）.

また，ペン型注射器のほかに，持続注入ポンプを用いた，持続皮下インスリン注入療法がある.

図1　インスリン注射器

イノレットR注

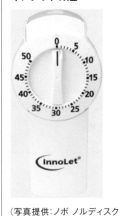

（写真提供:ノボ ノルディスク
ファーマ株式会社）

ランタス®注ソロスター®

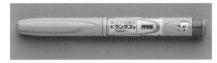

（写真提供:サノフィ株式会社）

ランタス®XR注ソロスター®

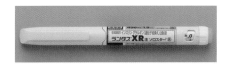

（写真提供:サノフィ株式会社）

ノボラピッドペンフィル

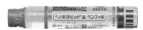

（写真提供:ノボ ノルディスク ファーマ株式会社）

ノボリンR注フレックスペン

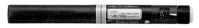

（写真提供:ノボ ノルディスク ファーマ株式会社）

インスリン製剤の作用時間と注射時間

インスリン製剤には，作用時間が異なる超速効型，速効型，中間型，混合型，持効型溶解，配合溶解インスリンに分類される（**表1**）.

超速効型インスリンと速効型インスリン，および持効型溶解インスリンは無色透明だが，中間型インスリン，混合型インスリン白濁している.

注射する時間もインスリンの種類によって異なるので，注意が必要である.

超速攻型は食直前，速効型は食事の30分前に注射する.

中間型および持効型溶解は食事のタイミングにかかわらず，1日1回決まった時間に注射する.

混合型，配合溶解型は，超速攻型インスリン製剤が入っているなら食直前，速効型インスリン製剤なら食事30分前に注射する.

表1 インスリン製剤の作用時間

種類	作用発現時間	最大作用時間	作用持続時間
超速効型	10～20分	1時間	3～5時間
速効型	約30分～1時間	1～3時間	5～8時間
中間型	約1～3時間	4～12時間	18～24時間
持効型	1～2時間	明らかなピークなし	約24～42時間
配合溶解	10～20分	1～3時間	42時間超

※必ずそれぞれの製品の特性を確認する.

インスリンの保存方法

　インスリンは未開封時は2～8℃の冷暗所で保管する. 冷蔵庫で保管する場合は, 扉の棚など直接冷気があたらない場所に置く. 凍結するとインスリンの効果が変化してしまうため, 絶対に冷凍庫で保管してはいけない.

　ペン型の注射器に取り付けている使用中のインスリンは, 冷蔵庫への出し入れを繰り返すことによって注射器が故障することを防ぐため, そのまま常温で保存する.

　室温30℃以下で, 直射日光を避けて保管する. 外出時, 旅行時などはとくに気をつける. 飛行機では機内持ち込みの手荷物に保管する.

インスリン自己注射の方法

　インスリン自己注射が行えるよう, 療養者に合わせたチェックリストを作成するとよい. 最初はチェックリストを用いながらデモンストレーションを行い, 一つひとつ確認しながら説明していく.

　手技を覚えたら, 実際に療養者自身で注射してもらう. 療養者に自信がつくまで看護師がそばに付き添い, 見守ることが大切である.

　血糖自己測定（SMBG）も療養者自身で行えるよう指導が必要である. インスリン自己注射と同時に指導すると療養者に負担がかかってしまうため, まずはSMBGの手技を習得してから自己注射について指導するようにするとよい.

SMBG:
self-monitoring of blood glucose
血糖自己測定

インスリンの注射部位

　在宅では, 一般的に皮下注射が基本となる. 自己注射では, 腹部や大腿部などの療養者自身の手が届く部位に注射する. 介護者や家族が実施する際は, 上腕外側や殿部など療養者の手が届かない部位に注射するようにするとよい（図2）.

　また, 前回と同じ部位に注射しないよう, 前回注射した部位から3cm（2横指程度）離す. 注射後はもまないように注意する.

　インスリンの吸収速度は, 注射部位や温度, 血流などによって変わってく

る（**表2**）．そのため，注意点などを主治医に確認しておく．

　注射後は，注射部位に発赤はないか，硬結していないかを観察する．

図2　インスリンの注射部位

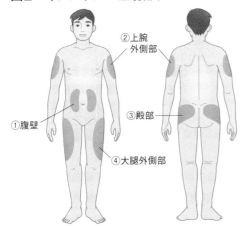

表2　インスリン吸収速度に変化をきたす因子

因子	速度
注射部位	腹壁⇒上腕部⇒殿部⇒大腿部の順に吸収が速い
温度	注射部位の温度が高いほど吸収が速い
血流	血流の増加（マッサージ，入浴，運動など）は吸収を速める

インスリン注射の実施と管理

▌必要物品

① ペン型注射器（カートリッジ式，または使い捨て），②注射針，③インスリンのカートリッジ（必要時），④アルコール綿，⑤インスリンの種類と量が記載されている手帳および指示書（注射の打ち間違え防止のため）

▌手順

①手を洗う

②SMBGを行う（必要時）

・SMBGを行うタイミングは，あらかじめ主治医に確認しておく．

・また，スライディングスケールでインスリンの量が変動する場合や，シックデイ（病気になったとき）で食欲が低下しているときなどは必ず測定する．

・測定した値は必ず記録する（**参考**）．

③インスリンを混和する（図3）

・白濁している種類のインスリンは，必ずよく振って薬液が均一に白濁するように混ぜる．

・カートリッジの内部にはガラス球が入っているので，ガラス球を振動させるように上下に往復10回ほど振るとよい．

〈参考〉測定値の記載例

インスリン量の変動やシックデイなどに測定した値は必ずノートに記録する．

退院前の訪問看護導入時には，療養者本人のほかに家族などの介護者のインスリン療法に関する知識や技術のレベルを把握し，必要があれば再教育する．

可能であれば事前に病棟を訪問し，実際の注射場面を見せてもらうなど，事前に療養者や家族とコミュニケーションをとるとよい．

療養者が独居で自己管理が難しい場合は，複数の訪問看護ステーションがかかわることもある．事業所間での連携を図ることが重要である．

在宅におけるケアと援助

インスリン注射以外の指導と援助

インスリン療法を行っている糖尿病患者には，インスリン療法の指導だけではなく，食事療法や運動療法など，糖尿病治療の包括的な指導が必要である．

食事療法

主治医から指示されている1日のエネルギー摂取量に従って食事指導を行う．

食事は，療養者にとって毎日のことである．そのため，エネルギー量だけに注意するのではなく，食品交換表を用いるなどして栄養バランスにも配慮した献立になるよう指導するとよい．

また，食事療法が療養者のストレスにならないよう，1日1食は療養者の好物を取り入れた献立にする，間食（80kcal程度）を設定するなどの工夫をする（基本的には，低血糖予防など補食が必要な場合を除き，間食はしないことが望ましい）．

短期間で体重が増加したり，食事量のコントロールが困難なときには，療養者だけでなく家族など介護者も一緒に栄養指導を受けてもらい，協力してもらうようにする．また，可能であれば，療養者に合った食事療法が行えるように，管理栄養士と連携して進めるとよい．

運動療法

糖尿病患者では，糖代謝の改善や血糖の降下，動脈硬化の予防のために運動療法を行う．

しかし，合併症の発症やADL低下が考えられるため，運動療法の実施に際しては主治医とよく相談し決定する．

運動は，食後1〜2時間のあいだに行うのが最適である．早朝や夜間は低血糖になるおそれがあるので避けるようにする．また，1回の運動時間は15〜20分とし，継続して行うことが重要である．運動負荷の目安は，運動後に脈拍が120回/分（10秒に17〜20回）程度となるもので，運動中に療養者が「身体が楽である」と感じ，充実感を得られる程度が最適である．運

インスリン量

運動量の増加や食事量など，さまざまな要因でSMGB値は変動する．その場合も，自己判断で勝手にインスリン量を増減してはいけない．主治医に相談し，決められた量を確実に注射するようにする．

スライディングスケールを採用した場合は，SMBG値に応じたインスリン注射をスケールから判断して行う．

動方法や運動量が療養者に適しているか確認できるよう，訪問した際は療養者と一緒に運動療法を行うようにする．

また，運動時は必ず砂糖を携帯するように指導し，体調がすぐれないときは無理をせずに休むように伝える．療養者が楽しんで運動療法を続けられるよう，家族や介護者とともに行うなどプログラムの工夫も必要である．

糖尿病合併症の予防

糖尿病はさまざまな合併症を引き起こし，療養者の生活に支障をきたすことがある．主な合併症としては，神経障害や網膜症，腎症，動脈硬化などがあげられる．

糖尿病神経障害

糖尿病神経障害には，感覚・運動神経障害，自律神経障害，単神経障害がみられる．

感覚・運動神経障害で最も高頻度にみられるのは，末梢神経の多発神経障害である．足先，足底から対称性，上行性に侵され，しびれ感や異常知覚，痛みなどの症状がみられる．

自律神経障害では多彩な症状がみられる．主な症状は，無自覚性低血糖や発汗異常，起立性低血糖，便秘，下痢，無力性膀胱，排尿障害，勃起障害，食道・胃の蠕動低下による悪心・嘔吐，無痛性心筋梗塞などがあげられる．

単神経障害では，複視や四肢の麻痺，筋萎縮などの症状がみられる．

療養者には継続して正しい血糖コントロールを行うことを指導するとともに，異常を感じたときは早期に受診することを指導する．

糖尿病神経障害に対しては，薬物療法や対症療法（温寒療法，フットケア，軽い運動を促す）などの治療が行われる．療養者によっては抑うつや不安が強くなることがあるので，精神的な援助も必要である．

糖尿病網膜症

糖尿病網膜症の病期は①正常，②単純（病変が網膜内に限局），③増殖前（網膜表層に広がる），④増殖（硝子体内に増殖組織が侵入）の4期に分類される．

視力が低下することによって，療養者自身でインスリン注射やSMBGを行うことが困難になるので，家族や介護者が代わりに行えるように指導が必要である．

視力障害によって生活に著しく支障をきたす場合は，障害者手帳を取得し，福祉サービスの利用を勧める．

また，糖尿病網膜症が進行していても視力の低下が起きないこともある．早期発見のために定期的な眼科受診が必要である．

糖尿病腎症

糖尿病腎症の病期は第1期〜第5期に分類される．早期では自覚症状はないが，糖尿病罹患歴が5年以上になると症状が出現する可能性が高い（**表3**）．異常を感じたら早期に受診し，検査を受けるよう指導する．

　糖尿病腎症では，血糖のコントロールに加え，腎管理（血圧，体重，むくみ），糖尿病食から腎臓病食への変更，塩分の制限，運動の制限が必要となる．

　ストレスによって療養者が過食になる場合があるので精神的な援助も必要である．

表3　腎症に由来する自覚症状

病期	自覚症状	要因
第1期　第2期	とくになし	
第3期	浮腫（全身または下肢）	高度蛋白尿による低蛋白血症のため
	体動時の息苦しさや胸苦しさ	胸腔や心嚢への水分貯留のため
	食欲不振や腹満感	腹水貯留や消化管浮腫のため
第4期　第5期	顔色不良と易疲労感	貧血のため
	悪心・嘔吐	消化管尿毒症のため
	筋肉の強直や疼痛	低カルシウム血症のため
	骨の疼痛	二次性副甲状腺機能亢進症などによる腎性骨異栄養症のため
	手のしびれや痛み	手根管症候群のため
	腹痛と発熱	CAPD症例における急性腹膜炎のため
糖尿病腎症の各病期に共通	脱力感や易疲労感	各種の代謝異常のため
	口渇, 多飲, 多尿	高血糖のため
	四肢, とくに下肢のしびれや痛み	糖尿病末梢神経障害のため
	勃起障害（ED）, 便秘, 下痢など	糖尿病自律神経障害のため
	視力低下	糖尿病網膜症あるいは白内障のため
	胸内苦悶, めまい, 間歇性跛行など	冠動脈, 頸動脈, その他動脈硬化のため
	各種感染症状の反復	易感染症のため

緊急時の対応

低血糖

　高血糖時に血糖値が100mg/dL以下に急激に低下したり，通常時に50mg/dL（全血）以下に低下すると低血糖の状態になり，さまざまな症状が出現する．

　低血糖が軽度の場合は交感神経症状（冷汗，頻脈，動悸，手指振戦など）が出現する．また，低血糖の徴候として空腹時に生あくびや脱力感などの副交感神経症状がみられることもある．

　低血糖が進行すると中枢神経症状（頭痛，眼のかすみ，集中力の低下，動

作緩慢など）が出現し，さらに進行した場合は意識障害や痙攣，昏睡などに至る.

　低血糖となる原因は，インスリンや経口血糖降下薬の過剰投与，食事摂取量の減少や食事時間の遅れ，嘔吐・下痢などによる栄養状態の低下，空腹時の激しい運動や過剰な労働量，インスリン抵抗性の改善，アルコールの大量摂取などが考えられる.

　低血糖症状が出現した場合は，すぐにSMBGを行い血糖値を把握する．そして，食事前であればすぐに食事を摂取する．食間の場合はブドウ糖（処方可能），または砂糖10g（角砂糖2個が目安，スティックシュガーの場合はグラム表示を確認）を摂取し，安静にする．10〜15分間様子を観察し，症状が改善されない場合は再度SMBGを行い，上述の処置を繰り返す.

　療養者が胃瘻や経管栄養の場合は，ブドウ糖または砂糖を少量の水に溶かして注入する.

　意識障害などで経口摂取が困難な場合は，救急受診にて静脈注射を行う必要がある．迅速にSMBGを行い，主治医に連絡する．緊急時の連携方法についてはあらかじめ確認しておく.

　また，外出先で低血糖が起こる場合に備えて，常に糖尿病手帳とブドウ糖または砂糖を携帯するように指導する.

▌シックデイ

　シックデイとは，普段は良好な血糖コントロールがほかの病気でコントロールが乱れることをいう．急性感染や消化器障害，外傷，ストレスなどによって代謝異常をきたすことによって起こる.

　シックデイへの対応の遅れや誤った対処法は危険な状態につながるおそれがあるため，療養者がきちんと理解できるように指導しなければならない．シックデイへの基本的な対応方法（シックデイルール）を表4に示す.

　食事がまったくとれない，下痢・嘔吐が続く，38℃以上の高熱が続く，高血糖（350mg/dL）が続く，などの場合は早めに主治医を受診する．また，判断に困る場合はすぐに訪問看護ステーションに相談するように伝える.

　インスリン療法を勝手に中断することによってもシックデイは起こるため，決められたインスリン療法をきちんと守るよう指導する.

　また，日々のSMBGで高血糖や低血糖がみられるときは訪問看護師や主治医に報告するように伝える.

表4　シックデイルール

① 安静にして,体力の消耗を防ぎ,早めに主治医または医療機関に連絡する
② 療養者の状態,病状をチェックする
　血糖値,体温,食事量,自覚症状(口渇,多飲,多尿,悪心・嘔吐,腹痛)の有無
③ 水分,食事,電解質を摂取する
　茶,スポーツドリンク,粥,うどんなど
④ 主治医の指示のもとでの服薬量の調整を行う

急性合併症

高度のインスリン作用不足により,急性代謝失調を来たす状態として,糖尿病ケトアシドーシスと,ケトン体産生量が比較的少ない高浸透圧高血糖状態がある.いずれも種々の程度の意識障害を来たし,重度の場合は昏睡に陥る.

急性合併症が起きた場合は,すぐに治療する必要がある.また,高血糖を起こさないよう,日ごろの糖尿病治療が大切である.

引用・参考文献
1) 日本糖尿病療養指導士認定機構編:糖尿病療養指導ガイドブック2012―糖尿病療養指導士の学習目標と課題. メディカルレビュー社, 2012.
2) 数間恵子, 川越博美編:在宅療養支援のための医療処理管理看護プロトコール. 第2版. 川村佐和子監, 日本看護協会出版会, 2010.
3) 林道夫, 渋谷祐子編:糖尿病・代謝・栄養疾患ビジュアルブック. 落合慈之監, 学研メディカル秀潤社, 2010.
4) 日本糖尿病療養指導士認定機構編:糖尿病療養指導ガイドブック2015―糖尿病療養指導士の学習目標と課題. メディカルレビュー社, 2015.
5) 桝田出編:糖尿病に強くなる!―療養指導へのエキスパートを目指して. 医学書院, 2015.
6) 桝田出著:糖尿病の薬がわかる本. 医学書院, 2015.
7) 日本糖尿病学会編:糖尿病治療ガイド2018-2019. 第1版. P61-62. 文光堂, 2018

16 持続携行式腹膜透析（CAPD）

中島由美子

持続携行式腹膜透析（CAPD）とは

目的

慢性腎臓病の患者は，病状が進行して尿毒症症状をきたすようになると，患者自身の腎臓機能では生命維持ができなくなる．その治療法としては，血液透析，持続携行式腹膜透析（CAPD）などの腎代替療法や，腎移植がある．

CAPDは，体外循環を行わず腹腔内に透析液を貯留して24時間連続して透析を行う療法である．そのため体液の恒常性を持続して保てる，心機能や血管系への影響が少ない，血液透析療法と比べると残腎機能が比較的長期に維持できるなどの医学的利点がある．

2009年4月に日本透析医学会より刊行された『腹膜透析ガイドライン』では，CAPDを慢性腎臓病のステージ5の患者に対する包括的腎代替療法の初期治療（PDファースト）と示している[1]．また，通院不要の在宅環境での治療である血液透析と比べて食事制限が緩やかである等の理由から，成長期の小児がCAPDを選択することが多い．

概要

CAPDは，自身の腹膜を透析膜として利用する．腹腔内に埋め込まれた

ケアのポイント

① 症例が少ない治療法（2018年12月31日時点で9445人[2]）であるためCAPDケアの経験がない状況で訪問依頼が来る場合もある．病院のスタッフや自動接続器・透析液バッグの製造メーカーからのレクチャーを受けるなどして，手順やケアの注意点を学んで対応しよう．

② 患者はバッグ交換やPDカテーテルケアを日常的に行わなくてはならない．清潔操作などが惰性的に自己流でなっていないか注意するとともに，ケアの大変さや心理的負担に配慮していく．

③ カテーテル感染症や腹膜炎，カテーテルトラブルなどの発生時は緊急の対応が必要となる．普段から主治医との連携を密にとり，いつでも連絡や受診ができるように関係を構築しておく．

CAPD：continuous ambulatory peritoneal dialysis
持続携行式腹膜透析

表1　慢性腎臓病（CKD）の病期（ステージ）の分類表

病期（ステージ）	重症度の説明	進行度による分類 GFR（mL／分／1.73m²）	
1	腎障害は存在するが，GFRは正常または増加	90以上	
2	腎障害が存在し，GFRは軽度低下	60〜89	
3	GFRは中程度低下	30〜59	慢性腎臓病
4	GFRは高度低下	15〜29	
5	腎不全	15未満	

慢性腎臓病は，糸球体濾過量（GFR：glomerular filtration rate）により進行度がStage分類されている

図1　PDカテーテルの留置部位と留置例

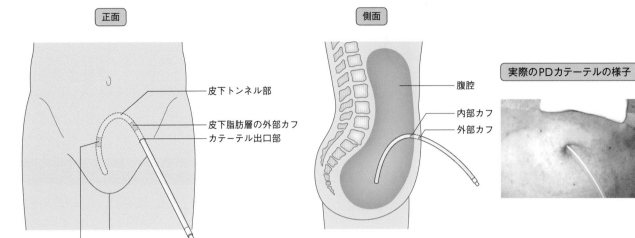

正面　　　　側面　　　　実際のPDカテーテルの様子

皮下トンネル部
皮下脂肪層の外部カフ
カテーテル出口部
腹膜に固定された内部カフ

腹腔
内部カフ
外部カフ

腹膜カテーテルは，皮下脂肪層の外部カフと，
腹膜上部の内部カフによって固定されている．

カテーテル先端は，腹腔内で浮遊し，一定時間
貯留後，老廃液を含んだ透析液を排除する．

図2　CAPDバック交換の様子

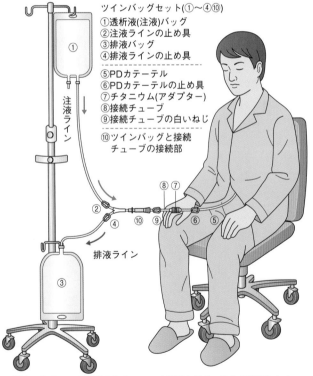

ツインバッグセット（①〜④⑩）
①透析液（注液）バッグ
②注液ラインの止め具
③排液バッグ
④排液ラインの止め具
⎯⎯⎯⎯⎯⎯⎯⎯⎯⎯
⑤PDカテーテル
⑥PDカテーテルの止め具
⑦チタニウム（アダプター）
⑧接続チューブ
⑨接続チューブの白いねじ
⎯⎯⎯⎯⎯⎯⎯⎯⎯⎯
⑩ツインバッグと接続
　チューブの接続部

注液ライン

排液ライン

排液を終了し，透析液を注入している場面を示す．注入が終了したら，
ツインバッグと接続チューブを切り離す．

図3　腹膜透析における物質移動の原理

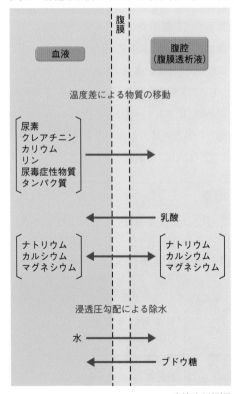

腹膜

血液　　　腹腔
　　　　　（腹膜透析液）

温度差による物質の移動

尿素
クレアチニン
カリウム
リン
尿毒症性物質
タンパク質

乳酸

ナトリウム
カルシウム
マグネシウム

ナトリウム
カルシウム
マグネシウム

浸透圧勾配による除水

水

ブドウ糖

文献3）より引用

腹膜透析カテーテル（以下，PDカテーテル）を介して，腹腔内へ透析液の注
入と排液を行う（**図1，2**）．注入された透析液は4時間程度腹腔内に貯留し
そのあいだに，腹膜を介して透析液と血液のあいだで溶質除去（電解質・尿

毒素などが濃度差によって移動）と徐水（浸透圧勾配による水の移動）が行われる（**図3**）.

透析後の排液と新しい透析液の注入作業をバッグ交換という．1回のバッグ交換には30分程度要し，1日に4〜5回交換する．病院に通院せずに在宅や職場，学校でも交換できるため，患者のライフスタイルを維持することができる．

自動腹膜還流装置（APD）

自動腹膜還流装置（APD）を利用して，夜間など余裕がある時間帯や就寝中に集中して透析液の交換を行い，日中の交換回数を減らすことが可能である．2010年の日本透析医学会の統計調査では，CAPD：59.9%，APD：40.1%の治療状況であった[4].

CAPDとHD（血液透析）併用療法

CAPDによる治療期間が長期になると，残存腎機能の低下や腹膜機能の劣化によると推測される「溶質除去不足」や「水分除去量の減少」が出現する．このような症例に対しては，CAPD単独ではなく，PDとHD（血液透析）併用療法による補完が必要になる．CAPDの合間に定期的に1週もしくは2週に一度HDを実施する．

日本透析医学会における調査では2018年度の慢性透析療法を受けた患者のうちHD97.2%，PDは2.8%でその内PDとHD併用療法は0.5%であった[2].

適応・条件

以下の場合にCAPDの適応となる．
・慢性腎臓病のステージ5患者で腹膜透析が可能である．
・血液透析中に血圧の安定が維持できない場合．
・血管がもろく，内シャントが造設できない場合．
・高齢のため通院が困難である場合．
以下を満たすことが条件となる．
・十分な情報提供のもと患者及び家族がCAPD療法を選択している．
・処置時の清潔操作などの厳しい自己管理を患者・家族が行うことが可能である．

注意点と禁忌

腹部の手術歴などで腹腔内容積が小さい，腹壁ヘルニア，横隔膜欠損，人工肛門保持，高度の腰痛症などを有する患者では禁忌である．また，バッグ交換やカテーテルケアなどの手技が獲得できない患者にも注意が必要である．

MEMO

ツインバッグ

透析液の入った注液バッグと排液用の空の排液バッグが一体化したシステム

図4　自動接続機器
つなぐ

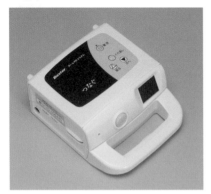

（写真提供：バクスター株式会社）

紫外線（UV）殺菌操作方法によるCAPDシステム.

マイホームぴこ

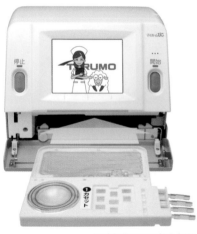

（写真提供：テルモ株式会社）

画面や音声の指示に従って簡単に操作できる,
対話式APD装置.

在宅における実施と管理

CAPD療法では，日常的に透析液バッグを行う必要がある．PDカテーテルの先端には接続チューブとの接続のためのアダプターがあり，接続チューブを介して透析液バッグ（ツインバッグ）と接続して腹腔内への透析液の注入と排液を行う．接続チューブと透析液バッグの接続や切り離しは，手動で接続する方法と自動接続機器を用いて行う方法がある．

自動接続機器による接続は，作業に伴う感染を軽減するという利点がある．主な接続機器としては，バクスター社の「つなぐ」（図4）や「クリーンフラッシュ」テルモ社の「ムキンエース」などがあげられる．ここでは「つなぐ」を例に用いて説明する.

必要物品

①机，②背もたれのついた椅子，③時計，④記録ノート，⑤バッグ加温器で37℃に温めた透析液バッグ（注液バッグおよび排液バッグ），⑥はかり（バネばかり，または台ばかり），⑦透析液バッグを吊り下げるためのスタンド，⑧キャップキット（マスク，透析終了後に接続チューブに装着するキャップなどが入っている），⑨保温カバー，⑩自動接続機器（「つなぐ」など），⑪排液確認用下敷

透析液バッグ交換の手順

①透析液バッグとキャップキットを準備する

②自動接続機器の準備をする

・自動接続機器のコンセントを差し込み，電源を「ON」にする．以降表示される画面と音声に従い操作する.

③手を洗う

・手や指の装飾品（時計や指輪）を外し，石けんを用いてよく手洗いを行う.

・清潔なタオルで手を乾燥させたあとは，ほかのものに触れないように注意する.

④マスクを着用する

・キャップキットを開封し，マスクを着用する．このとき，一緒に取り出したキャップは開封せず清潔に保つ.

⑤透析液バッグを準備する

・加温器の中から取り出した透析液バッグの種類，ブドウ糖濃度，容量（mL）や使用期限を確認する.

・透析液バッグのふたの外れや，液漏れがないかを確認する.

・外袋を開封し透析液の隔壁を開通し混合する.

・その後，透析液バッグを保温カバーの中に入れ，机の上に置いて準備しておく．このとき,注液ラインと排液ラインの止め具はクランプしておく.

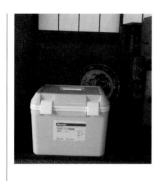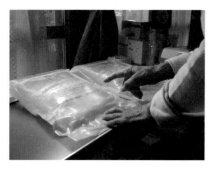

⑥接続チューブと透析液バッグを接続する

・接続チューブと透析液バッグの接続部を自動接続機器の中にはめ込み，紫外線照射による殺菌接続をする．

⑦排液バッグをお腹より低いところに置く

・高低差を利用した自然排液を行うため，排液バッグはスタンドの下部に掛ける．

⑧排液を開始する

・接続チューブのネジと排液ラインの止め具を開放し，排液を開始する．スタート時間を確認しておき，療養者は椅子に座りリラックスして過ごしてもらう．

⑨排液を終了する

・排液終了後，接続チューブのネジと排液ラインの止め具をクランプし，排液時間を測定する．

⑩プライミング操作に移る

・注液バッグを保温カバーから出し，机の上に置いたまま注液ラインと排液ラインの止め具を開放して，ゆっくりと透析液で満たしエア抜きと回路内の洗浄を行う．

・排液ラインの止め具まで満たされていることを確認してから，次に注液ラインと排液ラインの止め具をクランプする．

⑪透析液の注入を開始する

・注液バッグをお腹より高いところに掛け（坐位の頭部より若干高い位置に掛ける），注液ラインの止め具と接続チューブのネジを開放し，透析液の注入を開始する．

⑫透析液注入終了後，止め具をクランプする

・透析液の注入が終了したら，接続チューブのネジをクランプする．次に注液ラインの止め具をクランプする．

⑬接続チューブと透析液バッグを切り離し，接続チューブに新しいキャップを接続する

・新しいキャップと接続チューブおよび透析液バッグの接続部を自動接続機器にはめ込み，切り離しとキャップの接続を同時に行う

記録ノートの例

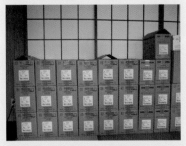

腹膜透析の記録は毎日忘れないよう欠かさずつける．透析関連製品のメーカーが支給しているものもあり，記入項目が整理されているため使いやすい．

透析液バッグの保管

透析液バッグは直射日光が当たらない，清潔で湿気のない場所で保管する．

⑭排液を確認する

・排液確認用下敷きを用いて，排液の性状を確認し，排液量を測定する．

⑮ノートに記録する

・交換時刻，排液時間，使用した透析液量と濃度，排液量から注液量を引いた徐水量，排液の性状を記録ノートに記入する．

⑯排液，透析液バッグを破棄する

・排液はトイレに流して処理する．空になった透析液バッグは，市区町村のごみの破棄方法に準じて破棄する．

環境整備

清潔な環境でのバッグ交換ができるように環境を整備する．CAPDに適した環境を**表2**に示す．

表2　CAPDに適した環境

①手洗いを行う場所から近い部屋が望ましい
②照明を設置し，明るい環境を整える
③交換する場所は丁寧に清掃する．とくに作業する机の上は清潔に保つ
④作業する部屋にペットや子どもを出入りさせない
⑤戸や窓は閉める．エアコン，扇風機など，風が直接当たるような空調機器の使用は避ける
⑥自宅以外の職場や学校での交換時にも，同様に清潔な環境を維持できるよう指導する（職場の上司や学校の関係者などに事前に説明し，理解と協力が得られるようにする）
⑦透析液バッグや器材類は月に1度のペースで配送されてくるため，畳1〜2畳分の収納スペースが必要となる．直射日光が当たらず，清潔で湿り気のない場所に保管する．凍結するとバッグを破損するおそれがあるため注意する

日常ケアの指導と援助

CAPD導入を受ける患者は，入院中に訓練を受けて十分な知識と技術を習得して退院してくる．しかし，バッグ交換や入浴の方法，カテーテルのケアなどは日常的な処置となるために惰性的になり，自己流で行ってしまっている場合がある．そのため，正しい方法で行えているかを確認する．とくに感染症を繰り返している療養者の場合には，清潔面での手技に注意する．

ボディイメージの変化を受け入れられない場合や，社会生活への復帰が順調に進まない場合もある．心理的・社会的な面でもフォローが必要である．

1）カテーテルケア

PDカテーテルと出口部を観察するとともに，感染予防を目的に，自己管理のもとで毎日カテーテルケアを行う必要がある．療養者にとってはバッグ交換とともに重要な日常のケアの1つになる．

観察のポイント

①PDカテーテルの異常，接続チューブの損傷や接続部のゆるみなどの有無

を確認する.

②PDカテーテル出口部の発赤や腫脹，液漏れ，出血，排膿，滲出液の有無を確認する.

③皮下トンネル部を軽く出口に向かって押してみて，痛みや滲出液の有無を確認する．カフが一定の位置にあるか，腫脹の有無も同様に確認する.

④PDカテーテルの出口部は腹部にあるため，療養者自身では観察しにくい場合がある．手鏡を使って見る，家族の協力を得るなどして確実に観察できるように指導する.

■ ケアの実際

観察が終了したら，腹膜カテーテル出口部周囲を洗浄する.

①液体弱酸性石鹸をよく泡立てて，PDカテーテル周囲の皮膚をていねいに洗い，シャワーで十分に洗い流す.

②清潔なタオルで水分を拭き取り，乾燥させる.

③PDカテーテル出口部周囲を消毒液で消毒し，PDカテーテルを直接皮膚に固定してガーゼで保護する．出口部周囲が完全に皮膚の一部となり安定している場合には，消毒を実施しない場合もある.

④PDカテーテルの向きに注意して，緩やかなカーブをつけて固定する.

⑤PDカテーテルと接続チューブがブラブラしないよう，腹帯やポシェットなどを利用してカテーテルをしまっておく（**図5**）.

2）毎日の測定と記録

体調管理と異常時の早期発見のために，毎日一定の条件で体重，血圧，脈拍，体温の測定と，1日の飲水量，除水量，尿量，便量を記録するよう指導する．これは毎日の作業となるため，習慣化するまで根気よく必要性を説明し，続けられるように促していく.

長期間CAPDを行っている療養者は，腹膜の変化（劣化や石灰化など）をきたす可能性が高くなる．除水量の低下は腹膜機能の低下の目安となるため，気づいたらすぐにかかりつけの医師または看護師に報告するよう説明しておく.

3）水分と栄養の管理

■ CAPD患者の水分制限

以下に示した内容は療養者の状況により相違がある．医師の指示にもとづき指導する.

①飲水可能量は除水量や尿量により変更する.

②身体に大きな変化がなく安定している状況では，水分出納表を目安とする．一般的な水分出納表を**図6**に示す.

図5　腹帯での固定方法

①

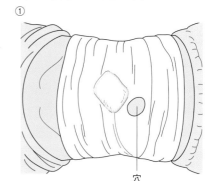

穴

やわらかい弾力性のある長めの腹帯を準備し，PDカテーテル出口部から少しずらした位置に穴を開ける.

②

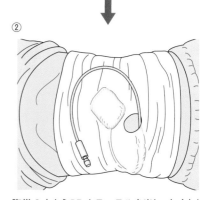

腹帯の穴からPDカテーテルを出し，丸く束ねる．折り曲げないように注意する.

③

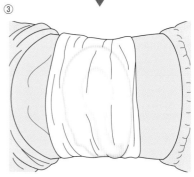

腹帯を折り，PDカテーテルを包み込み，動かないように固定する.

図6　水分出納表

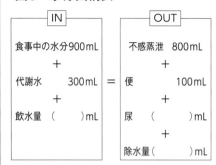

IN		OUT
食事中の水分 900mL		不感蒸泄　800mL
＋		＋
代謝水　　300mL	＝	便　　　　100mL
＋		＋
飲水量（　　）mL		尿　　（　　）mL
		＋
		除水量（　　）mL

▶ CAPD患者の食事の注意点 ◀

　CAPDは，血液透析療法と比較すると水分や食事の制限は緩やかである．しかし，適正な栄養状態を保つ必要はある．以下に示した内容は療養者の状況により相違がある．医師や管理栄養士からの指示にもとづいて指導する．

　食事療法については，療養者とともに食事を用意する家族にも相談，指導する．

①総エネルギー

　透析液中にはブドウ糖が含まれており，その濃度によって含有量は異なる．透析液の濃度別エネルギー表を用いて腹膜から体内に吸収されるエネルギー量を把握し，療養者の1日に摂取可能な総エネルギー量を照らし合わせる．必要に応じてエネルギー制限の指導も必要である．

　総摂取エネルギー量（食事摂取エネルギー量＋腹膜吸収エネルギー量）を算定する場合には，BMI（body mass index）が22となることを基本とする．標準体重当たり30〜35kcal/kg/日を目安にする．

②タンパク質

　排液中に10g/日程度のタンパク質の喪失がある．医師から血液データをもとに指示を受け，低タンパクに陥らないように摂取コントロールを行う．適正なエネルギー摂取を前提とした場合，0.9〜1.2g/kg/日を目標とする．

③塩分

　除水量（排液量から注液量を引いた量）1,000mLに対し約7.5g，尿量100mLに対し約0.5gが摂取可能な塩分量となる．除水量や尿量が減少している場合は，塩分制限が必要となる．

④カリウム

　カリウムもタンパク質と同様に排液中に除去されやすいため，カリウム制限は必要ない場合が多い．しかし，低カリウム，高カリウムそれぞれに重篤な症状を併発する血液データを把握しておく必要がある．

▌運動

　透析液を腹部に貯留している状況でも運動は可能である．療養者の体力や体調により運動制限もあるので，医師の指示のもとに指導する必要がある．

MEMO

BMIの算定方法

BMI＝体重（kg）÷{身長（m）×身長（m）}

例：体重70kgで身長170cm（1.7m）の人の場合
　BMI＝70÷1.7^2＝70÷2.89＝24.2

表3　CAPDの主な合併症

合併症	特徴・原因	症状	対処法
PDカテーテル出口部,トンネル部の感染（カテーテル感染症）	特徴： PDカテーテル出口部を不潔にすると細菌が繁殖し,トンネル部位にまで侵入する 原因： 主な起炎菌は黄色ブドウ球菌と緑膿菌である	PDカテーテル出口部の発赤・腫脹・熱感・痛み・排膿・出血・肉芽の出現など,トンネル部の発赤・腫脹・圧迫時の痛みや排膿	病院受診,抗菌薬投与,出口部の洗浄および消毒
CAPD腹膜炎	特徴： CAPD腹膜炎はできるだけ早く治療を開始する必要がある.重篤な場合にはPDカテーテルの抜去,CAPD中止（血液透析への完全移行）が必要になったり,死に至るおそれもある 原因： カテーテル感染症からの併発やバッグ交換時の不潔操作など	排液の混濁,腹痛（腹部全体の圧痛）,発熱,悪寒,悪心,下痢など	混濁した排液を持って病院受診（入院加療が必要になる場合が多い）,抗菌薬投与,難治性の場合はカテーテル抜去が必要
被嚢性腹膜硬化症（encapsulating peritoneal sclerosis：EPS）	特徴： CAPD患者の0.9～2.4％で発症している.CAPDによる治療期間が長い,腹膜炎を繰り返すなどにより腹膜が劣化し,被膜が生じて腸管どうしを癒着してしまう.進行すると腸閉塞症状が出現する重篤な合併症である.EPSの発症を防ぐことが最も重要である.そのため,腹膜劣化を検査する腹膜平衡試験を定期的に行い,EPSの危険性がある場合にはCAPDの中止を検討する	悪心,嘔吐,腹痛,便通異常,食欲不振,体重の低下,発熱	病院受診,絶食,腹腔内洗浄,CAPDの中止,外科的癒着剥離術

十分な睡眠や休息を保ちながら，適度な運動で筋力の維持やストレスの解消を得ることが必要である.

　ただし，以下のような運動には注意が必要である.

・腹圧がかかるような運動は避ける.

・PDカテーテルが引っ張られる可能性が考えられる場合は，確実に固定してから行う.

・発汗後はすみやかにカテーテルケアを行う.

・腹部に2,000mLの透析液が貯留されることにより，脊椎が影響を受け，腰痛を訴える療養者もいる.医師と相談のうえで腰痛体操なども指導する.

▌入浴

　PDカテーテル出口部にとくに問題がない場合は，カバー入浴およびオープンシャワーが可能である.PDカテーテル留置手術後約1ヶ月でシャワー浴が可能になる.入浴は手術後2から3ヶ月後に出口部と皮下トンネルの部位が治癒すれば可能となるが，医師の許可が必要となる.

・カバー入浴は，PDカテーテル出口部を入浴パック（**参考**）やフィルムドレッシング材（ストマ用パウチでもよい）などでカバーして浴槽に入る.

〈**参考**〉入浴用パック

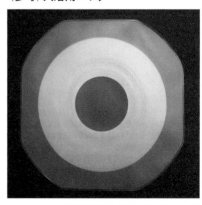

（写真提供：株式会社バクスメディカル）

227

17 在宅がん化学療法

濵本千春

ケアのポイント

1 抗がん薬の副作用とその対応方法についてきちんと知っておく.

2 抗がん薬の使用方法や副作用対策などについて，療養者や家族，介護者へ指導する.

3 療養者や家族，介護者への精神的なサポートを行う.

知っておこう！

高腹水濾過濃縮再静注法（CART）

近年，腹水濾過濃縮再静注法（CART）を実施できる病院が増えている.「腹水外来」という名称の施設もある.

通常，月2回程度までが保険適用である難治性の腹水の場合，抗がん剤を投与することもある（タキソール）.

その場合，実施後に数日間腹痛を伴うことがある. 状況によってはオピオイド増量が必要である.

CART：cell-free and concentrated ascites reinfusion therapy
腹水濾過濃縮再静注法

在宅がん化学療法とは

目的

がん治療の主流は入院ではなく外来へと移行しており，外来通院医療が主軸となる抗がん薬の点滴や内服が増えている. そのため，副作用対策・異常の早期発見・セルフケアなどが重要である.

在宅ケアが主軸となるがん化学療法中の療養者の多くは，根治というよりも延命や緩和を目的に実施される. たとえば，すでに病状が進んでいるために第一選択が化学療法である，手術や放射線などによる根治術を終えて予防的な意味合いで化学療法が選択されている，などの場合がある.

いずれにしても，外来および在宅での化学療法では，入院での化学療法のように集中的な経過観察やクリーンルームなどを必要とせず，在宅（自宅）で患者以外に曝露しても安全面に問題ないと判断された薬剤や生活環境に配慮した薬剤が選択されている.

概要

近年では臓器別だけでなく，遺伝子の異常の発見によって診断や治療方法が異なる.

ここでは，在宅でよく出会う「外来化学療法」「自宅で自己管理する注射薬による化学療法」「内服による化学療法」について記す.

外来化学療法

外来通院による化学療法は，疾患によって治療はさまざまである. 従来からある抗がん薬や分子標的薬などを組み合わせ，疾患や遺伝子異常ごとに関連したレジメン，実施時間，副作用，費用負担（3割負担の場合，1回当たり7,000〜17,000円前後）は異なる. 最近では，免疫チェックポイント阻害薬を使用する場合，①外来通院できることが条件であること，②がんとは関係ない副作用が現れることがある.

胸水・腹水の管理を目的とした化学療法もある. ドレナージの後に抗悪性腫瘍溶連菌製剤（OK-432）や抗がん薬による癒着療法や大量腹水の場合は腹水濾過濃縮再静注法（CART）などを行う. これらは療養者の身体状況と

病院の設備によって対応が異なる.

骨転移が明らかな場合，上記の加療の経過でビスホスホネート製剤である
ゾメタ®を使用することがある．その際は，低カルシウム血症，顎骨壊死な
どに留意する必要がある．とくに顎骨壊死の対策として，投与前に歯科治療
を終えておくこと，または投与直前から投与終了後6か月程度は抜歯などの
治療を避ける必要がある．また，在宅でもゾメタ®等の投与は可能であるが，
その際は往診医か訪問看護師によって行われる．最近はデノスマブ製剤（ラ
ンマーク®，プラリア®），ラジウム223（ゾーフィゴ注®）を選択することも
ある．

自宅で自己管理する注射薬による化学療法

FOLFOX4療法（オキサリプラチン）やFOLFIRI療法（イリノテカン塩
酸塩水和物）に類似したレジメンや，サイトカイン療法（インターフェロン
製剤），ホルモン療法などの場面で療養者および家族が自己注射を管理する
ことがある．

安全に外来化学療法を遂行するために，リザーバーを埋め込んで血管を確
保していることが多い．例えば，大腸がんのFOLFOX4療法などの場合は，
分子標的薬の点滴後にディスポーザブルのポンプに充填された抗がん薬を
48時間持続注入する．多くの療養者が外来にて点滴を開始し，持続注入終
了後，自宅で療養者自身がリザーバーより自己抜針する．

また，皮下注射による注入も療養者自身が実施することもある．例えば，
腎がんでは，サイトカイン療法として療養者自身がインターフェロン製剤の
皮下または筋肉注射を行う．悪性リンパ腫の局所再発に対して直接腫瘍周辺
へインターフェロン製剤を皮下注入することもある．

ほかにも，乳がんや前立腺がんなどでホルモン療法を行う場合は，外来で
月1回など定期的に実施される．最近では災害時や緊急事態宣言が出され，
受診ができない場合には在宅で実施することもある.

内服による化学療法

従来からある内服による化学療法としては，テガフール・ギメラシル・オ
テラシルカリウム配合（TS-1®），フルオロウラシル（5-FU®），カペシタビ
ン（ゼローダ®）などの内服のみや，外来にて抗がん薬の点滴を実施しながら
自宅で低用量の抗がん薬を内服する場合もある．例えば，膵臓がんでは注射
薬でゲムシタビン塩酸塩（ジェムザール®）を，内服でテガフール・ギメラシ
ル・オテラシルカリウム配合を使用するケースがある．

次に，ゲフィチニブ（イレッサ®）やエルロチニブ塩酸塩（タルセバ®），ス
ニチニブリンゴ酸塩（スーテント®）などの分子標的薬は，遺伝子診断にて適
合する場合のみ有効である．有効な場合は，日から週単位で判定が可能であ
る．一方で，無効な場合は重篤な副作用の出現もある．

また，最近では適用拡大も進んでいるため，さまざまながんへの使用が認
可されているが，薬剤が高価であるため（3割負担で5,500〜200,000円

知っておこう！

最近の骨転移治療薬剤

ゾメタは多くの骨転移に有効でありメジャーであるが，2012年にデノスマブ（ランマーク）が承認された.
4週間に1回の皮下注射で，腎機能への負担は少ない.

MEMO

FOLFOX療法

ロイコボリンカルシウム（LV），フルオロウラシル持続静注の2週間ごと投与にオキサリプラチンを組み合わせた併用療法のこと.

MEMO

FOLFIRI療法

ロイコボリンカルシウム（LV），フルオロウラシルにイリノテカン塩酸塩水和物を組み合わせた併用療法のこと.
FOLFOX療法もFOLFIRI療法もカテーテルの留置が必須である.

知っておこう！

高額療養費制度

2012年4月より高額療養費制度が改定された．これまでは，入院のみが対象だったが，今後は外来・在宅（訪問診療，訪問看護）も対象となった．利用する際には事前の手続きが必要となる．ただし，年齢や非課税世帯によって手続きが異なる．手続きをすると「認定証」が発行され，窓口支払いが一定上限額となる.

表1　がん患者の全身状態の指標（がん化学療法効果判定基準）

がん患者の全身状態を見る際に用いる指標. この指標でグレード2までであることが化学療法の適応の条件となる.

グレード	一般状態（PS：Performance status）＜ECOG基準＞
0	無症状で社会活動ができ, 制限を受けることなく発症前と同等にふるまえる
1	軽度の症状があり, 肉体労働は制限を受けるが, 歩行, 軽労動や座業はできる
2	歩行や身の回りのことができるが, ときに少し介助が必要なこともある. 軽労動はできないが, 日中の50％以上は起居している
3	身の回りのある程度のことはできるが, しばしば介助が必要で, 日中の50％以上は就床している
4	身の回りのことができず, 常に介助が必要で, 終日就床を必要としている

注：この基準は全身状態の指標であり, 局所症状のために活動性が制限されている場合は, 臨床的に判断する
（ECOG：Eastern Cooperative Oncology Group）

以上), 費用対効果と副作用との兼ね合いから使用を疑問視されるケースもある.

分子標的薬はこれまでの経口抗がん薬と作用方法が異なるため, 副作用の出方も異なる. 副作用には, 高血圧, タンパク尿, 出血, 穿孔, 血栓症, 創傷治癒遅延, 間質性肺炎, 爪・皮膚への皮膚障害などがある.

適応

基本的に化学療法が実施できるのはPS2までのADLである場合に適応となる（表1）. 具体的には, 他者の介助なく, 独歩で外来通院ができるレベルである. しかし, 最近では症状緩和を目的に寝たきりの状態でも外来化学療法や内服による化学療法を継続するケースがある.

いずれにしても, 病状, 治療の目的, 経過のなかで今後予測される問題と実施する化学療法との相関など, 十分に患者に説明する必要がある.

注意点と禁忌

がんの種類によって治療も異なり, 副作用の出現も異なる. 一般的に, 抗がん薬は正常な細胞のなかでも細胞分裂が盛んな骨髄細胞, 消化管細胞, 毛母細胞に影響を及ぼしやすい.

がん治療は日々変化しているので, 患者自身に投与されている抗がん薬の種類, 投与量, 定期的な採血や画像診断によって得られる検査データなどの読み込みと確認が必要である.

また, 最近では初回の抗がん剤治療が"外来"ということもあり, つまり最初の副作用の出現が"在宅"である. そのため使用する薬剤について要確

認である．例えば，ベバシズマブ（アバスチン®）は創傷治癒遅延を起こすため，リザーバーや治療が必要なドレーン挿入部，または瘻孔形成等の傷部では，創傷が破綻し，生命の危機に直結することもある．治癒過程では，できれば4週以上あけてからの投与がのぞましい．中には12週経過後にベバシズマムを使用して胃瘻の肉芽が崩壊して，直径2～3cm大の瘻孔となった例もある．

■ 副作用対策

悪心・嘔吐

がん化学療法後の24時間以内に発生する急性のものと，24時間以降に抗がん薬の代謝産物や精神的因子が関連して発生する遅延性のものがある．悪心・嘔吐の回数，程度，時間，使用する薬剤の内容や制吐薬の効果の有無，原因の鑑別，脱水，日常生活の変化やその影響などを観察する．

しかし，嘔吐が長期化する場合には，副腎皮質ステロイド，胃腸機能調整薬（ドンペリドン）などを使用するが，頭蓋内圧亢進や消化管閉塞など，悪心の原因が他にないかについては検索が必要である．

対応としては，食事量を減らす，氷など冷たいものを口に含む，室内を換気する，苦手な臭いを避ける，ウエスト周りがゆったりとした衣類を選ぶ，嘔吐時は服を緩め左側臥位で安静にする，などがある．

倦怠感

倦怠感出現の正確なメカニズムは明らかにはなっていない．しかし，倦怠感を悪化させる要因として，感染症，高カルシウム血症などが挙げられる．倦怠感軽減には，睡眠を含めた休息の確保（必要があれば睡眠導入薬や抗不安・抗精神薬などを使用する），少量のステロイド投与，貧血の改善（輸血など），電解質の補正などが有効な場合がある．

下痢

抗がん薬の種類によるが，投与から約1週間程度で出現する場合が多い．1日4回以上起こる場合や症状が長期化する場合は，早めに医師に相談をする．

下痢が出現した場合は，できるだけ水分摂取を進め，スポーツドリンクなど電解質が補給できるものを選択する．また，食事を数回に分けて少量ずつ摂取する，消化のよいものを選ぶ，カリウムの食品を摂取する，肛門周囲を清潔に保つなどの対処も必要である．

口腔粘膜炎

メトトレキサート，エトポシド，パクリタキセル（タキソール®），フルオロウラシル（5-FU®），シクロホスファミド水和物（エンドキサン®）などの投与により出現する．また，頭頸部周辺の疾患で放射線療法を併用していることで増悪することが多い．骨髄抑制による局所感染にて生じる場合もある．

主な症状としては，痛みやしみる感じ，歯肉の腫脹，びらん，出血，舌の

MEMO

主な副作用の発現時期

［治療から1週間目］
吐気，食欲不振，倦怠感，下痢
［1週～3週目ぐらい］
口腔粘膜炎，下痢，倦怠感，肝・腎機能障害（とくに2週目くらいをピークに骨髄抑制が出現する）
［3週目以降～］
脱毛，手足のしびれ，耳なり
［1か月以上］
色素沈着，爪の変形や皮膚の角質硬化など

MEMO

主な制吐薬

制吐薬にはグラニセトロン塩酸塩，アザセトロン塩酸塩，オンダンセトロン塩酸塩水和物などが使用される．

第Ⅰ章 在宅看護の基礎知識

第Ⅱ章 状況別・在宅看護 援助のスキル

第Ⅲ章 処置別・在宅看護 援助のスキル

第Ⅳ章 事例による在宅看護の 看護過程の展開

異常などがある.

　ケアとしては，口腔内の観察，保清（こまめなうがいと歯磨き），保湿，疼痛コントロールなどが重要である．また，食事の温度をぬるめにする，のど越しのよいものを選ぶ，柑橘系の果物類や塩分・酸味・香料の強いものを避け水分摂取（スポーツドリンクなどはしみにくい）を勧める，などの食事を工夫する．タバコは避けるように指導する．できれば，歯科医と連携することが望ましい.

造血機能低下

好中球減少症

　投与後，1〜2週間で出現する症状である．1,000/mm^{3}以下になると易感染，500/mm^{3}以下は重症感染の危険がある．発熱，痛み（咽頭，歯，肛門，腹部，排尿時），おりものの変化，などの観察を行い，清潔保持（手洗い，スキンケア，爪のケア），排便コントロール，口腔ケアなどに努める.

赤血球減少

　貧血症状やそれに伴う全身倦怠感などが出現する．十分な休息の確保，動き出し時の転倒などへの注意，タンパク質やビタミンB$_{12}$を多く含む食品の摂取などを勧める.

血小板減少

　投薬後，1週間目以降〜2週間目に出現することが多い．鼻・歯肉からの出血などで発見されることがある．身に覚えのない内出血や血便が出現した場合は，早めに医師に報告する.

手足症候群などのスキントラブル

　シクロホスファミド水和物，フルオロウラシル，ブレオマイシン，ドキソルビシン塩酸塩，パクリタキセルなどの従来からある薬剤では手足症候群が起きる．その症状は，紅斑・腫脹，びらん・潰瘍，色素沈着，爪の変化，水疱形成や出血などである．また，分子標的薬ではEGFR系阻害薬の約80％で，座瘡様皮疹（毛孔に一致した丘疹や膿疱），脂漏性皮疹，爪囲炎，乾皮症などが多く発生する.

　清潔保持，刺激物の除去（日光，着衣や靴の圧迫を除去，化粧を避けるなど），保湿と感染予防などの対応を行う．場合によっては，治療薬を減量することもある．また，症状によってスキントラブルへ投与する薬剤は異なるため，異常を発見したらすみやかに医師への相談が必要である.

脱毛

　抗がん薬投与開始から2〜3週間で起こる．原因となる薬剤にはパクリタキセル，イリノテカン塩酸塩水和物，エトポシド，シクロホスファミド水和物，ドセタキセルなどがある．毛母細胞のダメージによって起こるため，頭，眉，鼻，陰部など脱毛は場所を選ばない．できるだけ清潔保持に努めることが大切である.

　部位別の対応としては，頭髪は短めにカットし，シャンプーは弱酸性のも

MEMO

EGFR

上皮成長因子受容体（epidermal growth factor receptor）.

正常上皮細胞の増殖因子の受容体であり，上皮系がん細胞の増殖因子の受容体でもある．がん細胞表面に存在し，非小細胞肺がんや大腸がん，乳がんなどに発現している.

のを選択する．毛根が脆弱になっているためパーマやヘアカラーをすると脱毛が悪化したり，毛がはえてこない場合もあるため避けたほうがよい．鼻毛の脱毛では，鼻水や乾燥の影響があるため，マスクを着用する．陰部の脱毛に対しては，排泄時にペーパーで陰部を保護しながら実施すると尿が飛び散らない．

末梢神経障害

末梢神経障害は，パクリタキセル，オキサリプラチン，ドセタキセル，ボルテゾミブ，ビンクリスチン硫酸塩などで多くみられる．

症状としては手や足，口周囲の痺れや痛み，深部腱反射消失などがある．冷気や冷たいものに触れると悪化するため，それらを避けながら保温に努める．転倒などによる二次障害に対しても予防対策が必要である．

目の症状

見えにくい，涙が止まらないなどの目の症状が出現することがある．症状が出現しやすい抗がん薬は，テガフール・ギメラシル・オテラシルカリウム配合，フルオロウラシル，パクリタキセル，ゲフィチニブ，エルロチニブ塩酸塩，セツキシマブ，シスプラチンなどがある．

便秘

イリノテカン塩酸塩水和物，パクリタキセル，ビノレルビン酒石酸塩などの副作用によって出現する．また，化学療法の副作用対策としての制吐薬や，がん性疼痛緩和のためのオピオイドの副作用としても便秘は発症する．

下剤や整腸薬の使用，十分な水分摂取や食物繊維を含む食事の摂取，腹部マッサージ，排泄時間を一定にする，適度な運動などの対応を行う．元来の生活習慣が影響することもあるので，これまでの対処方法を含めてアセスメントをする．

食欲不振，味覚異常

食欲不振や味覚異常は身体的な要因に加え，精神的な要因でも発症する．

食事の工夫や食に関する環境の整備，口腔ケアなどを行いながら，食べられるものを少量ずつ摂取することを勧める．状況によっては，点滴や高カロリー輸液などを検討する．

心毒性

状態としては不整脈，心筋炎，心膜炎，心不全などがあり，息切れや胸痛，下肢浮腫，頸静脈の怒張，頻脈などの症状が出現する．

心毒性のメカニズムは解明されていないが，ドキソルビシン塩酸塩などのアントラサイクリン系抗がん薬の総投与量が一定以上である，高血圧，胸部（とくに心部近く）への放射線療法，小児や高齢者，パクリタキセルの併用などの患者はとくに注意して観察する必要がある．

腎毒性

腎毒性は，抗がん薬によって糸球体の濾過作用や尿細管の再吸収，分泌作用が障害されることによって起こると考えられている．腫瘍崩壊症候群によ

MEMO

目の症状

テガフール・ギメラシル・オテラシルカリウム配合，フルオロウラシル：流涙

パクリタキセル：視力低下，変視症

ゲフィニチブ，エルロチニブ塩酸塩，セツキシマブ：まつげが長くなったり不揃いになり，逆まつげになる

シスプラチン：球後視神経炎による目のかすみ

MEMO

便秘への対応

最近はルビプロストン（アミティーザ®）を使用するケースも多い．

これまでの下剤と異なり，腸内に水分を分泌し，便をやわらかくして腸内の輸送能力を改善し，腸の粘膜組織を修復する機能を持っている．

従来の下剤で効果がない場合，期待される．

MEMO

食欲不振や味覚異常の要因

〈身体的要因〉

味覚障害，口内炎，イレウス，消化吸収障害，嚥下障害，排便障害

〈精神的要因〉

不安，うつ，活動性の低下，適応障害など

SIADH：syndrome of inappropriate
secretion of antidiuretic hormone
抗利尿ホルモン不適応分泌症候群

る腎機能低下，抗利尿ホルモン不適応分泌症候群（SIADH）による水分排泄障害などが起こる．

悪心・嘔吐，下肢浮腫，体液過剰，不整脈，痙攣などの症状が出現する．腎不全や心不全への移行が早期に起こる可能性があるため，異常が認められたらすみやかに医師へ報告し，対処を急ぐ必要がある．

日常生活上の注意点

上述の副作用に留意しながら，予測される症状出現の観察，対処，状態にあった食事摂取による栄養状態の確保，口腔や陰部の清潔保持，爪やスキントラブルへの対応，確実な内服の実施が必要である．

また，化学療法を行いながら仕事などの社会生活を行う場合は，職場からの十分な理解を得て，定期的な受診や内服が継続できるよう環境を調整する．

健康食品やほかの市販薬の服用は禁忌の場合が多いため，とくに注意が必要である．飲み合わせによる薬剤の効果や副作用についてはまだ判明していないことも多いため，利用を控えるか，利用の是非について医師と相談するように説明する．

在宅におけるがん化学療法の実際と管理

ここでは，注射によるがん化学療法時の抜針の対応と経口抗がん薬の管理について述べる．

抜針の管理

リザーバーから抜針する場合

① ルートをクリップする

抗がん薬の投与終了後，ヘパリンまたは生理食塩水をルート内に充填させながら，ルートの一部をクリップする．このとき，シリンジで押しながらクリップするとリザーバーのルートの先端に血液が入り込まないため，逆血によるルート先端の凝固の予防ができる．

②抜針する

針の翼をしっかりと持ち，リザーバー面に垂直に針を持ち上げて抜針する．このとき，息を吐きながら抜くと痛みが少ない（ちなみに，穿刺するときも同様に息を吐きながら実施すると痛みが少ない）．

③ 抜針面を圧迫止血する

通常は，皮膚表面の切開部分はすこしの圧迫ですぐに止血される．しかし，圧迫しないと周辺への内出血があり，次回に穿刺部位が見えにくかったり，患者が痛みを訴える場合もある．

MEMO

抜針しない場合

埋め込み式のリザーバーでのルート確保ではなく，内頸や上腕部から静脈確保し，刺入したまま在宅へ戻るケースも増えている．
理由としては，以下の3点である．
①感染症
②手術などの場の確保や準備に時間がかからない
③短時間の在宅だから

経口抗がん薬の管理

基本的に，経口抗がん薬は医師から処方された量・剤形を守り，所定の時間に内服する．また，内服介助を行う介護者（ヘルパーを含む）にも，薬剤の説明や内服方法を伝えておく．

内服忘れが頻繁に起きたり，所定の時間以外に内服するなど，正しく内服されていない場合は，お薬カレンダーに入れて管理したり，タイマーをかけて内服時間を一定にするなどの工夫を行う．

患者にとって内服しにくい剤形であるからといって勝手に粉砕したり，カプセルを外したりしてはいけない．内服しやすい薬に変更するなど，医師に相談するようにする．

緊急時の対応

出血

ベバシズマブ，ソラフェニブトシル酸塩などの分子標的薬を内服している場合に，腫瘍周辺の出血や穿孔などがある．出血時には痛み，バイタルサインの変動，意識レベルの低下などが予測されるため，すみやかに治療している医療機関へ搬送する．その際には，がん化学療法中であること，出血・穿孔の危険性があることを伝える．

腫瘍崩壊症候群

リンパ腫，白血病，多発性骨髄腫など血液がんの化学療法後やパクリタキセル，インターフェロン製剤，リツキシマブ，ステロイドなどの薬剤投与後に数時間～数日で発症する．

腫瘍が崩壊することで大量のカリウムやリンが放出されて代謝異常をきたし，代謝物が腎へ付着することで，二次的に腎障害を引き起こす．腎障害と類似した症状を発見した場合は，すみやかに血液透析を含めた救急対応が必要である．

呼吸障害

間質性肺炎や感染による肺炎などに留意が必要である．とくに，間質性肺炎は突然の呼吸困難感の増悪，著しい酸素飽和度の低下などがあるため，安静時でも呼吸困難感がある場合は早めの受診が必要である．

分子標的薬の内服後の呼吸障害は早期より出現するため，内服開始から2週間は注意して観察する必要がある．

上気道感染や消化管・膀胱に起因する感染に伴う発熱による呼吸症状の場合は，抗菌薬や解熱薬の投与，酸素療法，IN-OUTバランスの調整を行うことで改善することが多い．

> **MEMO**
>
> **緊急時の搬送方法の確認**
>
> 患者のかかりつけの医療機関の緊急時の搬送方法について，あらかじめ確認しておくことが重要である．最近では，救命救急センターを併設していない医療機関もあり，診断が遅れる可能性がある．

18 エンゼルケア

角田直枝

ケアのポイント

① 生前のケアの延長線として療養者と家族（遺族）の尊厳を保つ.

② 家族（遺族）の参加により，療養者への感謝と労いの気持ちを確認する場とする.

③ 整容や更衣は生前の面影や家族（遺族）の希望をできるだけ尊重する.

エンゼルケアとは

目的

看護師が緩和ケアの一環として，在宅療養者の死亡後，療養者の尊厳を守るとともに，遺族が死亡確認直後から数時間のあいだに体験する苦痛を軽減することで，死別の悲嘆からの回復を促す.

概要

死亡した療養者に対し，遺族やケアにかかわった人たちと，清潔，排泄，更衣，整容などの援助を行うことを通して，療養者の生前の面影や意向を尊重する. また，遺族やケアにかかわった人たちが，これらのケアに参加することにより，療養者の死を受け入れることを促す. さらに，遺族らがこの時期にできるケアを実施することで，療養者への感謝や労いの気持ちを確認する.

以前は，遺体に対する看護は「死後の処置」とされ，創傷処置や漏液防止などの処置や消毒液による清拭などを行っていた. しかし，エンゼルケアでは，療養者の生前からかかわった人々へのグリーフケアの意味合いが強く，しかも訪問看護師が行う場合は，死亡の直後の数時間という限定された時期のケアとなる. この時期は他職種が関与しにくいうえに，遺族の状況からみても非常に専門性が高いケアだといえる.

適応

以下の場合に適応となる.
- 在宅で療養を継続し，おおむね予測されたプロセスを辿って死亡した.
- 療養者の死亡診断は，主治医により療養してきた場所で実施される.
- 死が近づいたとき，あるいは死後，家族たちが看護師のエンゼルケアを希望する.
- 在宅でエンゼルケアを行える場所や時間，ケア参加者などが確保できる.

在宅における実施と管理

必要物品

清潔・排泄ケア関連
①タオル，②シャンプー・リンス，③洗髪器（ケリーパッド），④ヘアブラシ，⑤ピッチャー（必要時），⑥紙オムツ，⑦尿とりパッド，⑧エンゼルケア用品（青梅綿，綿棒，ゼリー剤など）

更衣・整容関連
①綿棒，②タオル，③ティッシュまたはコットン，④オリーブオイルやクレンジングクリームなど（必要時），⑤リップクリーム，⑥ファンデーション，⑦ほお紅，⑧口紅　など

〈参考〉セーフティセット

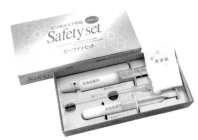

（写真提供：株式会社ヒュー・メックス）

手順

エンゼルケアの相談

療養者の生前の家族，死後であれば遺族と，エンゼルケアの実施について相談する．ケアの目的や内容，所要時間，費用などについて説明し，衣類やヘアメイクなどに対して遺族らの希望がないかを聞き，ケア方法の詳細について話し合う．

生前，死期が近いことが予測された療養者の場合は，事前にエンゼルケアについて家族と相談しておくと，死後，落ち着いてケアに移行できる．

洗髪・頭皮マッサージ（図1）

①頭皮を適温の湯で十分温める

②髪の汚れを落としながら，頭皮全体を軽く動かす

手指を卵を包むような形にして，頭皮をマッサージする．頭皮全体を鼻の方向に動かすイメージで，小さな円を描くように行う．

③泡を湯で洗い流し，水分を拭き取る

必要があればドライヤーを用いて乾かす．

顔の各部位の清潔ケア

目▶

眼脂が付着している場合は綿棒，ティッシュ，タオルなどで拭き取る．ただし，眼脂が乾燥した塊になって付着している場合は，そのまま除去しようとすると周囲の皮膚や粘膜を傷つけることがある．その場合は，適温の湯を含ませたティッシュやコットンをしばらく目の上からかぶせて，眼脂を柔らかくしてから除去する．

鼻▶

鼻腔内に鼻汁が乾燥して付着している場合は，綿棒やティッシュを用いて除去する．鼻の周囲に皮脂が浮き出て固まったようになっている場合は，オリーブオイルなどをティッシュかコットンに浸みこませ，それを上からそっ

239

長期に寝たきりとなった
高齢終末期の療養者

患者プロフィール

患者……………A氏, 97歳, 女性
診断名…………老衰, 胃がん術後（90歳のとき）
要介護等認定…要介護5
家族構成………長女夫婦と同居
主介護者………長女（75歳）は持病があり,
　　　　　　　　時々通院している

長く離れて生活していたが, 親
子関係は良好だった
生活歴…………東北地方の農家で産まれ育ち,
　　　　　　　　88歳まで地方で生活. 夫の死
　　　　　　　　で独居となり, 東京の長女宅に
　　　　　　　　同居するために上京

病状の経過

1　90歳のときに胃がんで手術を受け, その
　ころより下肢の筋力低下と軽度の認知症が出
　現し, 要介護状態になった.
2　96歳のとき, デイサービスで意識消失し
　て緊急入院. 経口摂取量が少ないためCVポ
　ートを造設した.
3　退院にあたり, 全身状態の観察, CVポー
　ト管理, 褥瘡ケア, 緊急時の対応, 介護相談・
　指導目的でケアマネジャーより依頼があり,
　訪問看護が開始となった.

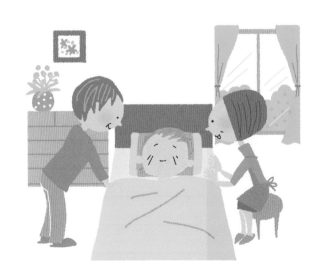

近年，日本では高齢化が進んでおり，2019年9月15日時点での高齢化率（65歳以上の高齢者が総人口に占める割合）は，28.4％と過去最高になった[1]．訪問看護の利用者もほとんどが高齢者であり，今後もさらに増えることが予測される．

がんと比較すると，高齢者の終末期を判断することは難しい．老衰や認知症により介護が長期化したり，反対に誤嚥性肺炎などで急激に全身状態が悪化するといったケースもあるため，予後予測が困難であることが背景にある．しかし訪問看護師は高齢者に対し，いずれ訪れる看取りを常に視野に入れ，終末期を見据えた支援を行うことが必要である．

本事例は，老衰で在宅死を迎えたケースである．介護者である長女も高齢で持病があり，長期化する介護に複雑な思いを抱えていた．訪問看護師は本人へのケアはもちろん，他職種と連携しながら，長女が最期まで介護ができるよう支援した．このケースから，高齢終末期療養者に対する訪問看護師の役割について明らかにしたい．

在宅でのかかわり

初回訪問時

A氏には難聴があったが大きな声で話しかけると，笑顔で単語程度の発語がみられた．寝たきり度はC2，認知症の状態はⅣ（p.50「高齢者・認知症患者への対応」参照）で便意尿意ははっきりせず，排泄はオムツを使用していた．

退院前のカンファレンスでは，自宅で間欠的にCVポートから輸液を行う予定になっていたが，自宅に帰ると入院中よりも経口摂取量が増えたため，在宅医と長女が相談し，輸液を行わずに経過をみることとなった．

利用サービス

- 訪問診療
- 訪問看護
- デイサービス（入浴）
- 福祉用具レンタル

訪問看護の経過

訪問看護は週1回，60分未満の訪問を行った．訪問時には陰部洗浄や清拭，更衣といった清潔ケアを行い，声をかけるとA氏は笑顔で「ありがとう」と話していた．経口摂取はむせ込みもなく，摂取量も比較的安定して保たれていたため,CVポートは使用しなかった．

その後，全身状態が安定しているため，週に2回デイサービスでの入浴とした．それ以外の日も長女が必要時に清潔ケアを行っていたため長女と相談し，訪問看護の時間を短縮（30分未満に）し，全身状態の観察と介護相談，指導を行った．

訪問看護開始から3か月後

突然38℃台の発熱があった．一時的にはクーリングで解熱するが，夜になると37.5℃前後の発熱が続いていた．

発熱に伴い徐々に経口摂取量が減少し，眠っている時間が多くなった．また車椅子で座位を取ることが困難となり，デイサービスに行くことができなくなった．そして

在宅医より「胃がんが原因ではなく，老衰の状態である」と長女に説明があり，長女は在宅での看取りを希望した．そのため長女とケアマネジャーと相談し，訪問看護の時間を60分未満，回数を週2回に増やし，看取りの支援を行った．

長女は，訪問看護以外のサービス利用（とくにヘルパー）を拒んでいたが，徐々に利用するようになっていった．

▶**訪問看護開始から11か月後**

寝たきりになってから8か月後（訪問看護開始から11か月後），家族に見守られ自宅で永眠された．

本事例の看護過程の展開

看護診断と看護目標

看護診断		看護目標	
#1	全身の衰弱による症状で，苦痛が生じる可能性がある	1	A氏の苦痛が最小限となる
#2	褥瘡がある	2	褥瘡を悪化させない
#3	長女の介護負担	3	介護負担が増強せず，長女のペースで自宅での介護を続けることができる
#4	長女の不安と予期悲嘆	4	最小限の不安で，予期悲嘆を経験しながら長女が望む看取りができる

OP observation plan：観察計画　　TP therapeutic plan：治療計画　　EP educational plan：教育計画

看護計画 #1
全身の衰弱による症状で，苦痛が生じる可能性がある

アセスメント

● 90代後半という高齢であり，在宅医からの説明にもあるようにA氏は老衰の過程にある．つまり加齢に伴い全身の機能が衰えている状態にあり，高齢者の終末期であるといえる．

● 老衰は比較的穏やかな経過をたどるといわれているが，今後，全身状態が悪化することは避けられず，それに伴った苦痛が生じる可能性がある．

● A氏の苦痛は，本人の生活の質（QOL）を低下させるだけでなく，介護をする長女にとっても精神的な負担が大きく，在宅療養を続けることが困難になる可能性がある．そのため，全身状態の変化を早期に発見し対応することで，できるだけ苦痛なく過ごせるよう支援する必要がある．

対策

(OP)

❶バイタルサイン
❷意識レベル
❸表情・姿勢
❹経口摂取量・内容

❺排泄状況
❻皮膚トラブルの有無
❼長女からの情報（とくに訪問時以外の様子）

(TP)

❶全身状態の観察を行い，身体状況を把握する
❷皮膚トラブルは疼痛や発熱につながるため，早期に対処する（＃2参照）
❸長女から普段の様子を聴き，苦痛の徴候を確認し，

長女の考えも取り入れながら，苦痛緩和に努める
❹薬剤の使用などの必要があれば，在宅医に連絡して指示を受ける

(EP)

❶つらそうな様子があれば，訪問看護師に相談するよう説明する

❷A氏にとって，苦痛の少ない介護方法を説明する

看護の実際

●訪問看護を開始したころは，訪問看護師の「つらいところは？」の問いに「ないです」と笑顔で答え，穏やかに生活していた．しかし，発熱を期に発語や笑顔が少なくなっていった．
●A氏からの訴えはないものの，オムツ交換や体位変換時には眉間にしわを寄せたり，かすかにうなり声を出すことがあった．そのため長女は「動かすとどこか痛いのかしら」「あまり動かさないほうがいいのでしょうか」という言葉が開かれた．
●訪問看護師は，褥瘡や肺炎などの二次的な合併症予防のための体位変換や，清潔ケアの必要性を長女に説明し，具体的にどのような状況でA氏が表情を変化さ

せるのかを長女から情報を得た．
●その情報から枕を使った体位変換やケアを短時間で終わらせる工夫を一緒に考えて行い，長女一人でケアをするときにも試してもらった．すると「オムツ交換のとき，つらそうな様子がなくてホッとしました」「この枕を使ったらどうかしら」と，長女自身がさらに工夫して訪問看護師にも提案する様子がみられた．
●看取り間近にも，長女は「母はこの体勢が楽なのよ」と言い，A氏の様子を見ながら体位を整え，A氏は最期まで穏やかな表情で過ごされた．長女も「苦しそうな様子がなくてよかった」と話した．

 #2 褥瘡がある

アセスメント

●もともと痩せ型であったため，経口摂取量の減少でさらにるい痩が進み，仙骨部や背部に発赤がみられた．
●全身状態を考えると，A氏は終末期を迎えており，KTU※であるといえる．
●そのため，治癒やサイズ縮小は困難であると推測され，発生した褥瘡に対して，感染などの合併症やケアによる苦痛がこれ以上生じないようにすることが優先となる．
●介護不足による褥瘡ではないことを長女にも伝え，ケア方法を一緒に考えるなど長女が望むケアを取り入れていくことも看取りをしていく上で重要となる．

※KTU：Kennedy terminal ulcer
　終末期を迎えた患者に発生する，ケアを行っていても避けることが難しい褥瘡．全身の血流不全が生じ，低循環，低酸素血症，多臓器不全などによって，皮膚にも必要な酸素や栄養素が不足し，最終的に虚血や組織のダメージを起こしやすくなる．そのため，適切な耐圧分散器具を使用したり，ポジショニングを実施しても褥瘡を発生してしまうことがある．死が差し迫った状態で突然発生し，急速に進行する褥瘡である．清潔に保ち体位変換等を行うことが必要だが，苦痛を伴う場合もあり，患者の希望を最優先にしたケアを提供することが重要となる．積極的な創傷治癒や縮小ではなく，創傷に関する問題や症状をコントロールし，QOL向上を目指す．

対策

OP
❶褥瘡の有無
❷バイタルサイン
❸経口摂取量・内容
❹血液データ
❺エアマットの底付き

❻排泄状況
❼介護状況（長女の気持ち）
❽褥瘡があった場合：部位，大きさ，感染の有無，痛み（A氏の表情）など
❾ケア中のA氏の様子（表情やうなり声などの有無）

TP
❶褥瘡の観察を行い，あった場合には全身状態をみながらケアを選択する
❷部分浴（弱酸性洗剤を泡にして優しく洗浄），保湿剤を塗布する

❸定期的な底付きの確認を行い，エアマットの内圧調整を行う
❹長女の介護をねぎらい，望む方法を一緒に考え行う

EP
❶除圧について説明する
❷皮膚トラブルがあった場合には，訪問看護師に報

告するよう説明する
❸長女ができる範囲で，褥瘡の対応について説明する

看護の実際

●退院前カンファレンスの時点で，病棟看護師から仙骨部に発赤があるという情報があった．そのためケアマネジャーに依頼し，退院後すぐエアマットが利用できるよう調整した．
●少ないながらも自宅では経口摂取量が増え，デイサービスに通うなど離床している時間が多かったため，入院中にあった仙骨部の発赤は改善した．
●発熱後に寝たきりの状態になると，仙骨部，背部や踵まで発赤が出現したため，ポリウレタンフィルムで保護．ケアについて長女と相談した．
●「身体がずり落ちてしまってお尻が痛そうだけど，上げられない」と長女から訴えがあったためスライディングシートを紹介し，介護負担と摩擦の軽減に努めた．

●陰部や仙骨部の皮膚の洗浄には，長女が希望する洗浄剤を使用し，A氏が昔から使用していたという市販の皮膚保護剤を塗布するなど，長女の「床ずれの手当ても今までの生活の延長にしたい」という気持ちを叶えられるように行った．
●訪問以外の日に長女が皮膚の発赤に気づくことがあったため，ポリウレタンフィルムの貼り方を説明し，早期に対応できるよう指導し実施してもらった
●亡くなるまでの間に腸骨，足指，膝などにも発赤が出現したが，ステージⅠ以上の褥瘡はみられずに経過した．また，長女も「床ずれができて，最初はショックだったけど，私のせいじゃないって教えてもらえて良かった．できる限りのことができた」と話していた．

看護計画 #3 # 長女の介護負担

アセスメント

●主介護者である長女は75歳で持病があるが，同居している夫に対して「（A氏は）自分の母親だから夫に負担をかけたくない」と言っている．
●長女は以前より介護サービス（とくにヘルパー）の介入を拒んでいた，とケアマネジャーより情報があった．
●老衰には比較的ゆっくり全身の機能が低下して死に至るという特徴があり，介護が長期化する可能性があ

る．それに加えて典型的な老老介護の状態であり，介護負担が大きくなることが予測される．
●介護負担の増強は，長女が望む在宅看取りができなくなることにもつながる．そのため，長女の介護状況を見極め，長女ができる範囲内，方法を提示するとともに，サービスを利用したくないという思いを尊重しつつ，ケアマネジャーと連携して介護負担の軽減に努める必要がある．

対策

OP
❶介護状況
❷長女の健康状態
❸長女の表情，言動
❹長女の困っていること

❺介護に対する思い
❻サービス利用についての思い
❼A氏の全身状態

TP
❶訪問時，長女とゆっくり会話できる時間をつくり，長女の思いを把握する
❷長女ができている部分を認め，労うなど言葉にして伝える
❸介護方法について，長女ができる方法を一緒に考え，提案する
❹ケアマネジャーと連携し，タイミングをみて介護サービスについて情報提供やアドバイスをする

EP
❶困りごとや負担になっていることがあれば，訪問看護師に話すよう説明する
❷長女の身体に負担の少ない介護方法を具体的に説明する
❸介護サービスの利用について説明する

看護の実際

●長女には持病による腰痛があり，A氏が寝たきりになってから悪化してしまった．そのためスライディングシート（＃2参照）を紹介し，少ない力でA氏の体位を整えることができるよう指導した．その後，長女は「とっても楽になりました」と言い，A氏の看取りまで腰痛が悪化することはなかった．
●寝たきりになり3か月が経過したころ，それまで介護についてあまり弱音を吐かない長女だったが，「いつまで続くのか」「まだ長生きしてほしいと思うけど，私の身体がもつかどうか……」と訪問看護師に話した．
●具体的な困りごとを聴くと「時間に縛られている感じがして，自分の時間がない」「母を1人にするのが心配でゆっくりスーパーにも行けない」ということだった．訪問看護師は「今までずっとおひとりで一生懸命介護されていましたものね」と長女の言葉を認め，労った．
●A氏は徐々に衰弱していたものの，まだ最終的な看取りの段階ではなく，長期化が予測される状態であると訪問看護師は判断し，ヘルパーの利用が必要であると考えた．
●ヘルパーを利用したくない理由を長女に尋ねると「何をお願いしていいのかわからない」「きちんとやってくれるのか心配」という返事だった．長女の了解を得て，その内容を担当のケアマネジャーに連絡し，ヘルパー利用について長女に詳しく説明してもらった．その結果，週1回のヘルパーを利用することとなった．
●当初はヘルパーの滞在中，長女はA氏のベッドサイドで介護方法を説明したり，実際にやってみせたりと落ち着かない様子だったが，1か月後にはヘルパーと入れ違いに外出するようになった．そして訪問看護師に「この前，時間を忘れて遅くなって，ヘルパーさん心配させちゃった」と笑顔で話すようになった．
●A氏の全身状態が悪化してくると，ケアマネジャーから「状態が悪そうで，どうしたらいいかわからないとヘルパーが言っている」と訪問看護ステーションに連絡があった．ケアマネジャーに時間調整を依頼し，直接ヘルパーと会って具体的な疑問や不安を聴き，解消に努めた．
●ヘルパーの希望もあり，訪問看護師の滞在中にヘルパーに同席してもらい，長女と一緒に行うケアを見学してもらった．
●看取りが近くなると，ヘルパー滞在時に長女が外出することは少なくなっていたが，「ヘルパーさんと2人で（ケアを）すれば，母も私も楽です！」と，長女は言っていた．

看護 計画 #4 # 長女の不安と予期悲嘆

アセスメント

●在宅看取りを希望した長女だったが，A氏の衰弱が進むにつれ，さまざまな不安が出現してきた．
●看取りをする長女の不安は，長女の心身に悪影響を及ぼし，長女が望む在宅看取りができなくなる可能性がある．しかし，その不安は予期悲嘆でもあり，長女が母親の死を受け入れるために必要なプロセスであるともいえる．
●看取りをする長女の不安をすべて解消することは困難であるため，最小限の不安で適切な予期悲嘆が経験でき，最終的には長女が望む在宅看取りができるよう支援する必要がある．

対策

OP
❶介護状況
❷長女の生活状況および健康状態
❸看取りに対する思い
❹A氏の全身状態
❺具体的な不安の内容
❻医師からの説明の受け止め方

TP
❶訪問ごとに長女の言葉を傾聴し，不安の内容を把握する
❷不安の内容についてアセスメントし，必要な介入を行う．すぐに看護師が解消すべき内容については，その都度説明するなど不安の軽減に努めるが，長女自身の自己決定や解決が必要なことについては，長女の言葉を反復して伝えたり，考え方の手掛かりを伝えるようにする
❸長女の介護や決定に対して肯定的な態度で接し，労いの言葉をかける
❹訪問看護ステーション内で，A氏の状態や家族の思いについての情報を共有し，緊急時には誰でも対応できるよう準備する
❺上記のようなステーション内での対応を伝え，ステーション全体で長女を支えていることを示す
❻医師やケアマネジャーとも情報を共有し，適切な支援ができるよう調整する

EP
❶A氏の全身状態，今後予測される変化と対処方法について長女に説明する
❷疑問や不安があれば，いつでも訪問看護ステーションに連絡するよう説明する
❸24時間体制であるため，緊急時の連絡先や連絡方法を説明する

看護の実際

●発熱に伴って経口摂取量が少なくなると，長女はCVポートからの輸液について悩んでいた．「（CVポートがあるため）簡単に点滴ができるのに，私がしないって決めていいのでしょうか」「点滴をしないと，母の命を縮めてしまうみたいで，母は私を恨むんじゃないかしら」と涙ながらに訴えることがあった．

●訪問看護師は長女の言葉を傾聴し，親を看取るうえで当然の感情であることを伝え，共感した．

●A氏には認知症があり，老衰に伴って意思の疎通がさらに困難となっていたため，長女自身が考え，決定する必要があると訪問看護師は考えた．そのため，在宅医の方針（基本的に輸液はしないが，長女が希望するなら行う）を確認したうえで，輸液のメリット・デメリットについて長女に情報提供した．

●「今すぐに結論を出す状態ではないが，お母様は○○さん（長女）が決めたことなら，きっと納得すると思う」と伝えたところ，数日後に長女は「十分に長生きしたし，老衰は自然なこと」「針を刺したり，痛いことはしたくない」と輸液を行わないことを決めた．その長女の選択に対して訪問看護師は肯定し，また気持ちが揺らいだり，点滴を希望するのであれば医師と相談し対応するため，いつでも相談するよう伝えた．

●A氏は徐々に開眼することがなくなり，無呼吸や血圧低下，チアノーゼが出現するようになった．A氏の看取りが近いと判断した訪問看護師は，長女に思いを聴くと「先生から，そろそろだよって言われました．これからどうなるのか，知りたいです」と落ち着いて答えた．

●死亡するまでの身体の変化について説明し，葬儀や最期に着させたい服を準備すること，そして一緒に看取りたい人がいれば連絡するよう伝えた．その1週間後，長女夫婦や孫，ひ孫に見守られ，A氏は自宅で永眠された．

●エンゼルケアのために訪問すると，長女は「呼吸が止まるまで，看護師さんに教えてもらったとおりだったから，しっかりお別れができました」「いろいろ悩んだけど，自宅で看取ることができてよかった」と言い，そばにいた家族全員でエンゼルケアを行った．

MEMO

予期悲嘆

患者の死が確実に避けられない状況になったときに，家族が喪失感を抱き，嘆き悲しむという心理状態をいう．

家族の予期（的）悲嘆の体験は，死という現実を時間をかけて受け入れることを可能にする効果がある．また，死が現実になったときの衝撃や悲嘆を軽くするとともに，悲嘆からの立ち直りを早めることがあるといわれている．

考察

　高齢者の看取りを支援する訪問看護師の役割を，大きく分けて4点にまとめる.

苦痛の緩和

　老衰にかぎらず，終末期にはさまざまな身体症状が出現する.全身状態が悪化したことによる不可避的な症状には，医師と連絡を取って早期に対応し，できるだけ安楽な生活を送ることができるよう支援することが重要である.また，皮膚トラブルなどによる二次的な苦痛が起こらないよう予防に努め，起きてしまった場合にはそれ以上悪化させないためのケアが必要である.

　本人の苦痛は，介護している家族の不安を増強させ，双方のQOL低下につながる.そのため，できるかぎりの苦痛緩和に努め，在宅で最期の時間を穏やかに過ごすことができるよう，支援する必要がある.

介護負担の軽減

　高齢者（とくに老衰）の場合，比較的ゆっくり全身状態が低下するという特徴があり，介護が長期化するケースも多い.介護の長期化は介護者にとっては心身ともに負担となり，在宅療養が継続困難になる可能性がある.

　訪問看護師は，家族（介護者）の介護力を見極めたうえで負担の軽減を図る必要がある.

　家族の希望や価値観を損なわず，どのようにしたら介護負担の軽減につながるか，家族とともに考えることも重要である.

他職種（多職種）連携

　先にも述べた介護負担の軽減や，療養者および家族のQOL向上のためには，訪問看護以外のサービスが必要となる.医師とは同じ医療職という立場で連携することになるが，家族やほかの介護職員と医師との橋渡しこそが，訪問看護師にとって重要な役割である.そして，看取りに慣れていない他職種の不安を軽減するとともに，チームで看取りまで支援するという目標を共有し，またその姿勢を見せることは，家族の安心感にもつながるといえる.

　介護保険下ではケアマネジャーが中心となりケアプラン作成を行うが，看取りのプロセスを知った訪問看護師だからこそ，家族のニーズや必要なサービスをアセスメントし，他職種（多職種）との連携に配慮しなければならない.

家族の心理面への支援

　看取りをする家族は，必ず何かしらの不安をもっている.その内容はさまざまであり，不安をすべて解消することは困難であるといっても過言ではない.

　訪問看護師は家族の心理状態を理解し，状況に合った支援を行う必要がある.説明が必要なことに対しては，家族の理解度や心理状態に合った方法，内容を考慮したう

えで説明する．しかし，家族の自己決定が必要なことや，死を受け入れるまでに必要な予期悲嘆である場合，介入には注意が必要である．

　看取りをするのは，あくまでも家族である．そのため家族が自ら考え，その人らしい方法が選択できるよう訪問看護師はかかわらなければならない．また，無理に受容を促すのではなく，家族だからこそ感じる思いに寄り添い，家族なりに悲嘆のプロセスを経験できるよう支援することが必要である．

おわりに

　A氏の事例で最も学んだことの1つに，「自己決定を支える訪問看護師の役割」がある．通常は本人の自己決定が最優先となるが，A氏のように意思表示ができない高齢者の場合，その判断のすべてが家族に委ねられることになる．家族は，本人の生活だけでなく，看取りの場所や，延命を行うか否かといった生命に直結するような重大な決断を迫られる．また介護が長期化することで，決心が揺らいだり自責の念にかられることもあり，その負担は計り知れない．

　訪問看護師は，本人の全身状態を見極め，安楽な生活を送ることができるようケアすることはもちろん，常に家族の心身に配慮し，家族自身が，家族のペースで自己決定できるよう支援する必要がある．そうすることで，家族本来の力を引き出すことにつながり，家族が望む看取りができるのではないだろうか．

（渡邊由美）

参考・引用文献
1）総務省統計局：高齢者の人口
　https://www.stat.go.jp/data/topics/topi1211.
　html　より2020年4月10日検索
2）川越博美, 山崎摩耶, 佐藤美穂子編：最新 訪問看護研
　修テキスト ステップ1. 日本看護協会出版会, 2005.
3）川越博美, 山崎摩耶, 佐藤美穂子総編集, 角田直枝責
　任編集：最新 訪問看護研修テキスト ステップ2-1. 緩
　和ケア. 日本看護協会出版会, 2005.
4）渡辺裕子：終末期における家族への向き合い方ナース
　がまず考えたいこと. コミュニティケア, 13（3）：
　32〜34. 2011.
5）平原佐斗司, 桑田美代子：認知症の緩和ケア, 南山堂,
　2019

人工呼吸器を装着した難病の療養者
（寝たきりの多系統萎縮症患者の病院から在宅への支援）

患者プロフィール

患者……………B氏，60代前半，女性
診断名…………多系統萎縮症，気管切開後人工呼吸器装着，経鼻チューブ挿入中，膀胱留置カテーテル挿入中，意識レベルⅡ－200
要介護等認定……要介護5
家族構成…………60代の夫と30代の長男との3人家族．30代の長女は結婚して車で1時間のところに住んでおり，0歳の子どもがいる．夫は定年退職しており在宅，長男は会社員で日中は不在．多忙のため帰宅できないことも多い

医療機関…………T専門病院神経内科医とかかりつけ医のK医師（往診医）がフォローしている緊急時にはT専門病院が利用できるようになっている．訪問看護は医療保険で利用している
介護者……………主介護者は夫．休みの日には長男が手伝ってくれる．長女は必要時には協力してくれる．
職歴・生活歴……発病前までは保険の外交員として活躍
性格………………明るく家族を大切にする人．旅行好き

発病から人工呼吸器装着までの経過

■1 50代前半に尿失禁を起こす．その4年後より立ちくらみ，意識消失発作を繰り返し，翌年にはふらつきが強くなる．T専門病院に入院し，多系統萎縮症と確定診断された．同時に頸椎・腰椎ヘルニアとの診断を受けた．

■2 その後も症状の進行が止まらず，つかまり立ちと伝い歩き，車椅子使用で過ごしていたが，診断の翌年頃から起立困難，むせ込みがみられるようになった．四肢の振戦，残尿がみられ，導尿が必要となる．

■3 同年，春より睡眠時無呼吸が認められるようになったため，検査・治療目的で夏にT専門病院に入院となった．翌月に閉塞性呼吸のために気管挿管され，翌月には気管切開となり，その後肺炎を繰り返していた．

■4 入院中にギランバレー症候群を併発．免疫グロブリン療法の治療効果はなく，四肢脱力状態で寝たきりとなり，経鼻カテーテル留置による経管栄養も開始された．

■5 入院から1年3か月後，病状が安定し退院となる．しかし，その2週間後に呼吸状態の悪化により再入院し，人工呼吸器装着となった．入院中に人工呼吸器の管理方法などについての指導を受ける．人工呼吸器装着より2か月後に退院し，在宅療養開始となった．

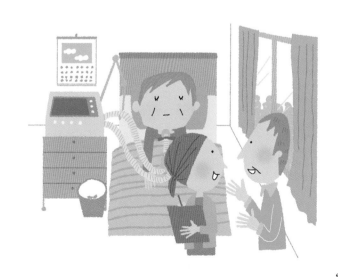

OPCA:
olivo-ponto-cerebellar atrophy
オリーブ橋小脳変性症

SDS:Shy-Drager syndrome
シャイ・ドレーガー症候群

SND:
Striatonigral degeneration
線条体黒質変性症

ALS:
amyotrophic lateral sclerosis
筋萎縮性側索硬化症

多系統委縮症とは，錐体路，小脳および自律神経の機能不全を起こす，原因不明の進行する神経変性疾患である．最近までは小脳失調症を呈するオリーブ橋小脳変性症（OPCA），自律神経症状を主とするシャイ・ドレーガー症候群（SDS），パーキンソニズムを主とする線条体黒質変性症（SND）は今まで別々の疾患として報告されていたが，それらは症状の現れ方の違いであることがわかり，統一された疾患である．

症状の現れ方はさまざまだが，ゆっくりと進行する．歩行時のふらつきや手の震え，字が書きづらい，呂律が回りにくい，眼振といった小脳失調症状に加え，筋肉のこわばり，話しづらい，歩行が困難になるなどのパーキンソニズムや排尿困難，起立性低血圧などの自律神経症状が見られる．症状が進行すると，呼吸や嚥下障害，便秘や失神発作，夜間のいびき，睡眠時無呼吸などの症状がみられ，突然死の可能性もあるとされている．

それらの予防のため，気管切開や人工呼吸器装着の適応となる患者もいる．近年，筋萎縮性側索硬化症（ALS）で人工呼吸器を装着した重症者の在宅療養が増加してきているが，多系統萎縮症で人工呼吸器を装着した療養者・家族の抱える問題も同様にさまざまで，介護内容も重く，介護者自身の生活にも大きな影響を与える．

本事例は，多系統萎縮症で夜間の閉塞性呼吸出現により入院した療養者である．入院後に，ギランバレー症候群を発症し，気管切開後に人工呼吸器装着となったが，家族の強い希望があり，退院となった．

人工呼吸器装着の療養者とその家族は，生命予後に直結する危険と不安を常に感じ，大きなストレスにさらされた生活を送っている．私たち訪問看護師は，療養者の状態の安定を図りつつ，患者・家族の抱える苦悩や問題への理解を示し，在宅療養継続のためにタイミングよく必要なケアを提供していかなければならない．

退院決定から退院準備

B氏は入院から1年3か月後より症状が安定し，呼吸管理ができるならば在宅療養が可能と説明された．家族の強い希望もあり，気管切開，在宅酸素療法を受けた状態で退院となった．

主介護者は夫である．長男が同居しているが，日中は仕事のために不在で帰宅も深夜であるため，補助者となることは難しかった．夫より「家に連れて帰ってもいいと言われたけれども，連れて帰っても大丈夫だろうか？　連れて帰りたいがどうすればいいか？　受け入れ可能か？」との相談があった．訪問看護ステーションより受け入れ可能との返事後，吸引や吸入の方法，バッグ・バルブ・マスク（BVM），ネブライザーの使用方法や，経管栄養法，胃チューブの交換方法などの指導が開始され，退院に向けての準備がなされた．また，ケアマネジャーを決め退院後の療養支援体制づくりの検討も始まった．

ベッドサイドにおいて毎日，主に夫に対して退院に向けての介護技術の指導がなされた．とくに呼吸の管理・観察は重要であるため，BVMやネブライザーの使用方法について重点的に指導された．

また，気管カニューレからの吸引や経管栄養，体位変換，陰部洗浄やオムツ交換，

図1　退院時共同指導票

退院時共同指導（1回目）

　　　　　　　　　　　　　　　　　　　　　　　　　年　月　日

患者氏名：B氏　　　　　性別：女性　　　　年齢：60代前半

指導場所：T専門病院会議室

指導時間：15：00～16：30

出席者：主治医, 地域担当医師, 受け持ち看護師, H市難病担当保健師, 担当看護師
　　　　訪問看護師, ケアマネジャー

主治医より病状説明：

　　50代前半で自律神経失調症

　　●年脊髄小脳変性症と診断

　　●年閉塞性呼吸にて気管挿管

　　同年　気管切開術施行, 四肢弛緩性麻痺出現

　　　　　膀胱留置カテーテル挿入

　　　　　起立性低血圧症状なし, 食後の低血圧なし, ベッドアップは禁止

　　　　　車椅子乗車禁止

受け持ち看護師より説明：

　　痰の粘稠性が高く, アンビューバッグを接続したネブライザーで広げて吸引を実施

　　排便のコントロールは, 朝カマグを内服して実施

　　褥瘡処置は, 洗浄後カテリープを貼付（1cm×1cm）

　　体位変換は2～3時間ごと

　　SpO$_2$は90％台を保つこと, 90％以下になったらバッグ・バルブ・マスクで押す

　　バッグ・バルブ・マスクを30分やっても呼吸を回復しないときは, 救急車にてT病院へ

往診医：H病院のS医師

貸与看護師：木／毎週の午後訪問

褥瘡処置はカテリープ貼付が効果的にて続行

MRSA[*1]は検査にて確認中

*1　MRSA（メチシリン耐性黄色ブドウ球菌：Methicillin-Resistant Staphylococcus Aureus）

褥瘡処置の手技などの日々のケアの方法と意義についても細かく説明・指導された. さらに24時間介護体験として, 2回にわたって病院に泊まり込んでの指導も行われた.

　夫に対して知識確認のためのテストが実施され, 在宅療養リスク（もし呼吸トラブルが生じた場合には死に直結することもあること）について再度説明がなされ, それらをとおし, 在宅療養の意思を再確認している.

図2 療養支援検討会議資料

療養支援検討会議資料

病棟名:7B　　　　プライマリーナース:O氏　　　　記入日:　　　年　　　月　　　日

患者氏名　性別	B氏　女性		生年月日	●年●月●日（60代前半）	
住所	H市	身障手帳	無・㈲（級）	介護保険	要介護5

家族構成（同居家族を囲む）　　　　　　　　　　　　　　　　主介護者:夫　　　60代

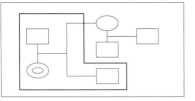

介護体制および介護意思:
●退院が決定したらベッドなどリースの依頼をしたい
●工夫をして快適な生活を送らせてあげたい
●ほかに家族のなかで介護力となりそうな人:長男は仕事が忙しく帰宅しない
　日もある

入院中の患者の状態
①移動
　ベッド上の動作（全介助:自力ではまったく動けない）
②清潔援助内容と介助方法
　全介助　　　週1回特殊浴槽介助
　　　　　　　週1回ベッドバス　　　実施
③食事（経管・経口）:経管
　食事形態:エンシュア250mLと白湯100mLを6時, 12時, 18時, 21時に注入. 白湯300mLを10時, 15時に注入
　食事の姿勢・介助方法:ベッドアップ15〜30°の側臥位で注入する
④排泄の介助方法
　排尿:膀胱留置カテーテル挿入中（16Fr）週に1回交換. 尿量は約1,500mL／日
　排便:オムツ使用（1回／日排便あり）朝カマグを0.5〜1g注入し, 毎日排便あり
⑤コミュニケーション
　意識レベルⅢ-200　快・不快の表情はあり, 声掛けに対して笑顔がみられる, ときに発声, 名前を言うことあり
⑥ケア上で気をつけること
　呼吸管理:O$_2$3Lインスピロン使用中, ネブライザー1日5回実施
　　　　　　吸引前にはバッグ・バルブ・マスクで10回加圧し吸引を行う, 排痰は十分に行う
　褥瘡処置:（仙骨部のポケット形成最大4cm）微温湯洗浄後カテリープ保護（1回／日）
　エアマット使用し, 体位変換は2〜3時間ごとに実施

退院後の意向
　本人:家族の面会時の表情がとてもよい
　家族（夫）:在宅看護サービスを利用して自宅で介護を希望
　プライマリーナースの見解:呼吸管理ができれば在宅で過ごせる
　体位変換・注入・吸引・褥瘡ケア・オムツの交換があり, 夫の負担が強いと思われる

退院指導の進行状況:在宅へ向けての指導は説明しました. 2回に分け24時間の介護体験を行い, 面会時には処置を実施しています. 吸引, 注入, 体位変換, 口腔ケア, 特殊浴槽介助, オムツ交換, 陰部洗浄, 褥瘡ケア, ネブライザー, バッグ・バルブ・マスクの使用方法など

退院後の支援体制:退院すると, ほぼすべての介護が夫にかかってくることを考え, 介護負担の軽減のため訪問介護や訪問入浴等のサービス導入の検討. 吸引や経管栄養注入などの特定行為を実施してくれる訪問介護事業所を捜して入ってもらえるようにする. 福祉用具（褥瘡予防マットレス, 自動体交ベッド）等導入の検討

図3　在宅療養支援体制

B氏在宅療養支援体制

●年●月

	関係機関名	役割・内容
医療	H病院：K医師 H市○○町○○番地 Tel：○○○-○○○○ Fax：○○○-○○○○	訪問診療 気管カニューレ交換 処方 緊急時対応
	T専門病院：K医師，O保健師 F市○○町○-○番地 平日8：30〜17：45地域療養支援室 Tel：○○○-○○○-○○○○ Fax：○○○-○○○-○○○○ 夜間・休日Tel：○○○-○○○-○○○○ 『在宅診療を受けているBです．神経内科の当直医をお願いします』と言って用件をお話し下さい．	病床確保 緊急時対応 往診 人工呼吸器管理
訪問看護	M訪問看護ステーション 所長：A看護師，　　ケアマネ：Y看護師 H市○○町○○丁目○○番地 Tel：○○○-○○○-○○○○ Fax：○○○-○○○-○○○○	訪問看護 月〜土曜日の毎日 ケアプラン作成
保健所	H市保健所，T保健師 H市○○町○○番地○○号 Tel：○○○-○○○-○○○○ Fax：○○○-○○○-○○○○	全体調整 吸引器貸与 緊急一時入院制度 訪問看護（木曜の午後）
訪問介護	（株）Aヘルパーステーション，M氏 H市○○町○○番地○○号 Tel：○○○-○○○-○○○○ Fax：○○○-○○○-○○○○	訪問介護
人工呼吸器会社	（株）FR社　TN支店F営業所 H市○○町○○番地○○号 平日・日中：○○○-○○○-○○○○ 夜間・休日：○○○-○○○-○○○○	人工呼吸器保守・管理 トラブル対応

退院を機に，それまでの主治医が往診対応不可能なため，往診可能な医師に主治医が変更となった．退院後の支援体制が在宅療法の正否，療養者や家族の生活の質を決めるため，退院前に在宅療養関係者を集め，T専門病院にて退院時カンファレンスが実施された．家族，ケアマネジャー，訪問看護師，訪問介護士，福祉用具・訪問入浴などのサービス提供者や地域主治医，地域の難病担当の保健師などが参加し，在宅療養体制について最終的な打ち合わせが行われた（**図1，2**）．

退院時カンファレンスでは，T専門病院の主治医から入院中の経過や病状，今後の療養上の注意点などが説明された．また担当看護師からは現在のケアや処置内容，退院後のケアの留意点，夫への退院指導の内容などについて説明があった．また，この場で緊急時の対応方法（どのようなとき，何処に，どのように連絡するのか），急変時のT専門病院での受け入れ体制について確認した．さらに訪問介護事業所に対して吸引や経管栄養の注入等のヘルパーによる特定行為が提供できる体制を作っていくとの方針を確認した．病院・地域関係者の顔合わせも行われ，退院後の支援体制について最終調整を行い，その後気管切開で退院となった（**図3**）．

退院後の支援状態

退院に合わせて介護用ベッドや褥瘡悪化予防のためのエアマットが導入された．

訪問看護は日曜日を除く毎日，午前中90分で行った．訪問時には，夫の介護への思いや体調を知るため，睡眠や生活リズム，介護状況について話を聞いた．病状を観察し，褥瘡処置や保清はヘルパーと協力して実施した．さらに排痰ケアとして，吸引やBVMを接続したネブライザー，肺理学療法，週に2回の浣腸による排便コントロール，口腔ケアなどを実施した．

訪問入浴も週1回導入され，退院当初は訪問看護師も入り，入浴時の環境整備や夫のBVMの使用方法の確認，入浴中のB氏の観察や吸引などの支援を行った．

また，夫の介護負担軽減のためヘルパーと看護師の役割を調整し，分担を明確にした（**参考**）．

緊急時で主治医が対応できないときには，主治医からT専門病院へ連絡し対応を依頼することを再確認した．また，第三号研修（特定の者のための研修）実施に向けて情報を集め，研修実施のための体制づくりに取りかかった．

退院後のB氏の状態

退院翌日の午後，病状観察と支援体制の調整のために訪問した．午前中38.2℃の発熱が認められたが，訪問時には37.5℃に解熱傾向にあった．SpO_2も96～97％で経過しており，肺雑音は聴取せず呼吸状態は安定していた．無呼吸症状などに対する夫の対応も問題なかった．

その後，呼吸音の異常はなかったものの，体位変換時やBVMに接続したネブライザー施行時にSpO_2の低下がみられた．気管カニューレからの喀痰が粘稠となり，吸引できないこともあった．T専門病院からは1日5回のネブライザー指示が出ていたが，夫は痰が少ないとの理由で回数を減らしたり，吸引をしなかったため，退院後2週間で呼吸状態の悪化が認められた．無呼吸が出現しSpO_2も80％台に低下して

〈参考〉
ヘルパーと訪問看護師の分担例

ヘルパー

10時に尿量を測定し，尿を廃棄する．口腔ケア，陰部洗浄，オムツ交換，買い物，掃除，洗濯を行う．

訪問看護師

酸素，気管カニューレ，胃チューブ・バルーンカテーテルの管理，褥瘡処置，清拭，介護指導，吸引，呼吸リハビリテーションなどを行う．

BVMでも回復しなかったため，夫から往診医に連絡が入った．看護師が緊急訪問した結果，T専門病院に再入院となった．

呼吸状態悪化による再入院

再入院時，血液ガス分析の結果二酸化炭素の貯留が認められたため，人工呼吸器装着となった．気管支ファイバー検査では痰の貯留はみられないもののSpO_2が改善せずICU入室となった．

その後は順調な回復がみられたため，夫に病状や在宅療養のリスクを説明し，在宅療養継続の意思を確認した．人工呼吸器の管理，カフアシストの使用方法を中心に再度退院指導を行い，技術や知識ともに問題なく習得しているとして，2か月後に退院となった．

退院前に再度カンファレンスを実施し，支援体制の再調整を行った．入院中に病院で行われた人工呼吸器やカフアシストに関する勉強会に訪問看護ステーションの看護師やケアマネジャー，ヘルパーが参加し，人工呼吸器の機能や人工呼吸器装着患者のケアについて学んだ．訪問看護ステーションでも，参加できなかった看護師に対して人工呼吸器メーカーの担当者を招いて勉強会を実施し，B氏の受け入れ体制を整えた．

再退院後の支援

再退院直後は，T専門病院の在宅療養支援室から週1回看護師が訪問し，B氏の病状の観察や回路の交換など人工呼吸器の管理を行った．このとき，訪問看護ステーションの看護師が数回にわたって同行し，人工呼吸器の管理やカフアシストの使用方法について指導を受けた．その後，T専門病院からの訪問は2週間に1回と減らされた．

入院中の朝・夕に痰の分泌が多いとの情報と前回の反省を踏まえ，看護師の訪問を午前と午後の1日2回とし，看護師による定期的な排痰ケアを実施していくこととした．午前中のケア内容は入院前と同様とし，新たに午後の訪問時に呼吸状態の安定と夫の介護負担の軽減のためにカフアシストを使用した排痰ケアに重点を置いた支援（病状観察，アンビューバッグに接続したネブライザーの実施，カフアシストを使用しての排痰ケア肺理学療法，吸引，体位変換など）を追加した．

夫は，褥瘡の処置を自分から行うなど積極的な面がみられた．しかし，処置後に褥瘡のポケットから水滴がこぼれたり，人工呼吸器回路内の水滴の除去が不十分でウォータートラップ内や回路内（蛇腹）に水があふれそうになっていたり，加湿器が空炊きのときもあった．回路内の排水が不十分なときや加湿器に水が無いときは，そのつど夫に話をして注意を喚起した．また，ヘルパーの第三号研修（特定の者のための研修）が実施できるようステーション側として指導看護師を養成し体制を整えた．その後ヘルパー事業所からの要請を受け，ヘルパーへの実施研修を行い，吸引，経管栄養のできるヘルパーを増やしていき，家族の介護負担の軽減に努めた．ヘルパー事業所とは実施体制作り（吸引計画書や報告書等の作成やヘルパーへのフォローアップ）や維持のために連携に努めた．

介護者の状態

B氏の状態が安定して療養が長期化するにしたがい, 夫の介護疲労やストレスがみられるようになった. 前回の退院時に「外出したい」との希望が出ていたことから, 訪問看護師が訪問中の90分間は自由に外出できるよう配慮した.

ときに外出できる時間を2時間に延長して対応した結果, 毎日のように買い物や散歩などに出かけ, 気分転換が図れているようであった. 出かけないときには, 別室で横になるなどの休息をとるように勧めた.

再退院後のB氏の状態

退院翌年に微熱の持続や膿様痰の増加がみられ, 肺炎のために入院となったが, 2週間の入院で退院となっている.

療養生活に慣れて生活サイクルが確立されてくるにしたがい, 呼吸状態も安定した. 再入院の翌年以降は年に1度, 1か月のレスパイト入院を定期的に利用することで在宅療養が順調に送れるようになっている.

現在, B氏の状態は安定しているが, 夫の健康問題のために在宅療養の継続が不可能となり, T専門病院に入院中である.

本事例の看護過程の展開

看護診断と看護目標

看護診断		看護目標	
#1	分泌物の貯留や喀痰喀出困難のために状態の悪化を引き起こし, 肺炎などの呼吸器感染を起こす危険性が高い	1	呼吸器感染の予防と異常の早期発見ができる
#2	仙骨部に皮膚統合性障害が認められる	2	仙骨部の褥瘡の早期治癒が図れる. 新たな褥瘡の発生を予防できる
#3	運動機能障害に関連したセルフケア不足がある	3	残存機能の低下を予防し, 良好な状態を維持できる 継続的に経管から栄養が摂取できる 皮膚の清潔が保て, 爽快感を感じられる 定期的な排便・排尿が確保できる 廃用症候群(筋力低下・関節の拘縮)の予防ができる
#4	非効果的家族治療計画管理	4	家族の抱える不安の軽減と介護ストレスの軽減が図れる
#5	呼吸器感染症や侵襲的ドレーン(気管カニューレ, 胃チューブ, 膀胱留置カテーテル)留置により感染の危険性が高い 各種ドレーンを安全に管理し, 合併症を予防できる	5	人工呼吸器を安全に管理し, 呼吸器感染症を予防できる
#6	疾患の性質, 予後, 役割障害に関連した家族プロセスの変調	6	家族が思いを表出することができ, 在宅療養の継続が図れる

OP observation plan:観察計画　　TP therapeutic plan:治療計画　　EP educational plan:教育計画

看護計画 #1 ｜ 分泌物の貯留や喀痰喀出困難のために状態の悪化を引き起こし，肺炎などの呼吸器感染を起こす危険性が高い

対策

OP
❶バイタルサインの測定（酸素飽和度，意識レベル）
❷呼吸音の聴取（左右の肺へのエア入りの確認，気管狭窄音・肺ラ音の有無）
❸呼吸困難感の有無・顔色（チアノーゼ・浮腫の有無，胸郭の動きの観察，自力咳嗽の有無，酸素流量の観察，カフ圧の観察）
❹痰の性状観察（口・鼻・気管カニューレ内での痰の貯留の有無，色，量，粘稠性など）
❺気管カニューレ周囲の皮膚状態の観察（発赤・びらんの有無）
❻検査データの確認
❼尿量，排便の有無，水分出納の観察

TP
❶吸引の観察（吸引手技・タイミング・回数の確認，吸引用チューブや引き水が清潔に保たれているかの確認）
❷吸引器・吸入器の整備と作動確認，必要物品の配置や予備備品の確認
❸気管カニューレ挿入部位の消毒，Yガーゼの交換，カフ圧の調整
❹必要に合わせてタッピング，体位ドレナージ，吸引の実施
❺呼吸リハビリテーション，排痰ケアの実施
❻体位変換
❼1日4回の吸入，必要時に加湿器の使用
❽酸素吸入　O₂ 3.5L
❾水分摂取の確保
❿安心させるために処置時には声掛けをする
⓫急変時にはBVMにて呼吸を確保する
⓬急変時の対応・連絡体制を確保する
⓭口腔ケアの実施

EP
❶呼吸リハビリテーションについて説明する
❷呼吸困難出現時の症状と対処方法について説明する
❸呼吸困難時には早期に報告するように説明する
❹BVMの使用方法について説明する

看護の実際
●T専門病院の看護師の訪問に，訪問看護ステーションの看護師が数回にわたって同行し，人工呼吸器の管理や呼吸器ケアについて指導を受けた．
●看護師の訪問を午前と午後の1日2回とし，看護師による定期的な排痰ケアを実施した．
●訪問時，夫の人工呼吸器の取り扱い手技やアラームへの対処方法をチェックした．
●人工呼吸器の数値のチェック，回路・蛇管・ウォータートラップの状態を確認し（人工呼吸器作動点検表を作成し，活用），余分な水分を除去した．

看護計画 #2 ｜ 仙骨部に皮膚統合性障害が認められる

対策

OP
❶褥瘡部の観察（褥瘡の病期，状態，大きさ，深さ・滲出液の量・色・臭い，ポケットの有無）
❷栄養状態の把握
❸検査データのチェック
❹褥瘡好発部位の皮膚の観察（発赤，骨突出，浸潤・乾燥，圧迫・摩擦の有無）

TP
❶リスクアセスメントツールを用いた危険因子の除去
❷2～3時間ごとの体位変換の実施（同一部位への圧迫を除圧する）
❸褥瘡予防用マットレスの使用
❹栄養状態の改善，経管栄養の実施
❺皮膚の清潔（清拭，訪問入浴の利用）
❻褥瘡部の処置（石けん洗浄後，水分を十分に拭き取り，ドレッシング材を貼付し保護する）
❼状態の悪化時は主治医に報告（薬剤や処置方法の検討・変更）

EP	❶皮膚の観察の必要性を説明する（褥瘡好発部位，予防方法を家族に指導する）	❷家族の負担が大きい場合は介護支援の導入を進め調整を図る

看護の実際	●退院に合わせて介護用ベッドや褥瘡悪化予防のためのエアマットを導入した． ●褥瘡処置は，全身清拭を行う際にヘルパーと協力して実施した．石けんで洗浄し，拭き取り後にドレッシング材を貼付した．週に1回褥瘡の程度を測定した．	●訪問入浴，全身清拭，体位変換を行った．シーツや衣類のしわに気をつけ，同一部位への圧迫や摩擦を減らし，褥瘡発生の予防に努めた． ●夫の褥瘡処置の手技を確認．

看護計画 #3 運動機能障害に関連したセルフケア不足がある

対策 OP	❶残存機能・各セルフケア能力（ADL）の評価 ❷意識レベルの観察 ❸知覚障害や視力障害の有無と程度の観察 ❹筋力低下・関節拘縮の有無と程度の観察 ❺家族の認識状態の把握（患者の現状，疾患，治療についてどの程度認識し理解しているか） ❻療養状況の把握と家族の介護状況の観察（介護ストレスの有無と程度の把握） ❼経管栄養の観察（経腸栄養剤・水分量・内服薬の把握，水分出納のチェック）	❽排便の有無・便の性状・量の観察，腹部状態（張り）・腸音の聴取 ❾皮膚状態の観察（骨突出部，褥瘡好発部位，浸潤・乾燥・発赤・冷感・チアノーゼの有無） ❿経鼻カテーテル固定部の皮膚の観察 ⓫胃チューブ留置位置の確認（55cm固定） ⓬膀胱留置カテーテルからの尿の量・性状・浮遊物の観察 ⓭気管切開周辺部の皮膚の観察（周辺部からの痰の噴出，サイドチューブ・口腔・鼻腔からの吸引の観察）
TP	❶経管栄養の管理（2週間に1回の胃チューブ交換，55cm固定） ❷栄養剤・水分の確実な投与，注入前の留置位置確認 ❸定期的な栄養状態の評価 ❹排便コントロール ❺訪問入浴，清拭，洗髪・陰部洗浄など清潔ケアの実施 ❻衣類やシーツによる体温調整，居室の環境調整と	整備 ❼膀胱留置カテーテルの管理（2週間に1回のカテーテル交換，固定水5mL管理） ❽1日4回の吸入の実施，吸引による気道分泌物の確実な除去 ❾体位変換 ❿関節の拘縮・筋力の低下の予防，排痰ケアのためのリハビリテーション実施
EP	❶社会的資源の活用方法を紹介する ❷状態に応じた療養環境の整備の必要性について説	明し，指導する

看護の実際	●下剤の調整と週に2回，浣腸による排便コントロールを実施した． ●訪問入浴も週1回導入した．退院当初は訪問看護師も入り，入浴時の環境整備や夫のBVMの使用方法を確認した．また，B氏の入浴中の様子を観察し，吸引などの支援を行った．入浴日以外は，ヘルパーと連携して全身清拭を実施した．	●胃チューブの挿入は看護師が行い，胃チューブの留置位置を確認した．経管栄養剤の注入は夫が実施し，注入量も指示どおり入っていた． ●ベッドはダイニングルームに設置されており，家族の集まる場所となっていた．吸引器や吸入器はベッドサイドに設置し，夫の動線に配慮した．

看護計画 #4 ## 非効果的家族治療計画管理

対策

OP
❶疾患や治療に対する家族の認識・理解力の観察（気管切開, 経鼻栄養, 膀胱留置カテーテルの管理に対する理解度）
❷家族の生活様式・住環境の把握
❸キーパーソンの有無, 主介護者・介護協力者の有無の把握
❹在宅療養に対する不安や希望, 困難と感じていることの把握
❺異常時の対処方法の理解度の確認
❻検査データのチェック

TP
❶家族との信頼関係の構築
❷家族の理解度・生活様式に合わせた指導
❸管理内容についての説明と改善
❹病院との連携による指導内容の確認
❺急変時の対応方法, 急変徴候の見分け方の指導

EP
❶家族に介護方法を説明する
❷キーパーソンを中心に統一した説明や対応を行う

看護の実際

●訪問時に夫の介護への思いや体調を知るため, 睡眠や生活リズム, 介護状況について話を聴いた.
●夫の介護負担の軽減のためにヘルパーと看護師の役割を調整し, 分担を明確化した.
●緊急時で主治医が対応できないときは, 主治医からT専門病院へ連絡して対応を依頼することを再確認した.
●図3の在宅療養支援体制の表を電話近くに掲示した.

看護計画 #5 ## 呼吸器感染症や侵襲的ドレーン（気管カニューレ, 胃チューブ, 膀胱留置カテーテル）留置により感染の危険性が高い

対策

OP
❶バイタルサイン, SpO_2の測定
❷呼吸音の聴取（左右の肺へのエア入りの確認, 気管狭窄音・肺ラ音の有無, 人工呼吸器との同調性の確認）
❸気管切開部・サイドチューブからの喀痰の量・性状の観察, カフ圧の確認
❹気管切開周辺部の観察（腫張, 発赤, 出血, 挿入部周辺からの分泌物の有無）
❺経鼻チューブからの注入状況の観察（経腸栄養剤・水分量の把握, 水分出納のチェック）
❻尿の量・色・浮遊物の有無の観察, 尿漏れの有無の観察,
❼検査データの確認
❽全身の皮膚の状態（チアノーゼ・四肢冷感・末梢浮腫の有無）

TP
❶人工呼吸器, 吸入器, 吸引器の整備と作動状態の確認, 各種ドレーンの留置状態の確認
❷呼吸リハビリテーションおよび吸入, カフアシストを使用しての排痰ケア吸引の実施
❸人工呼吸器回路・ウォータートラップ内の水の除去
❹口腔ケア

EP
❶人工呼吸器との違和感や同調性の変化など, 異常徴候の見分け方や, どのようなときに連絡するのかを指導する
❷おかしいと感じたときにはすみやかに医師や看護師に連絡するよう指導する
❸家族への技術指導を行う
・人工呼吸器の取り扱い方法（各種アラームの意味, 対処方法）
・BVMの使い方　カフアシストの使い方
・蛇管内の水滴の除去方法
❹口腔ケアの重要性・必要性の説明とケア方法の指導を行う

看護の実際

● 訪問時にバイタルサインや全身状態，排便・排尿などの量や性状をチェックした．また，吸引の頻度や痰の量・性状等の観察を行い，感染徴候の早期発見に努めた．異常徴候出現時には，主治医に報告し指示を受けた．

● 人工呼吸器の作動状態（呼吸器の設定値や数値など）の確認，呼吸回路のチェック，アラームの出現状況のチェックを行った．吸引器や吸入器の定期的な作動点検・整備を行った．カフアシストを使用し排痰ケアを実施．

● 胃チューブ・バルーンチューブの定期的な交換と留置状態の確認に努めた．

● 気管切開部の皮膚の清潔に努め，カフ圧の確認を行い，痰の垂れ込みや，噴出による皮膚異常の予防に努めた．また，必要時には，軟膏の指示を受け，早期対応に努めた．

● 異常徴候を家族に教え，異常の見分け方・対処方法を説明し，連絡先を一覧にして電話の近くに貼りだした．また，対処方法が実際に行えるか，手技等を確認した．

#6 疾患の性質，予後，役割障害に関連した家族プロセスの変調

対策

OP
❶ 家族の不安，思い，負担，欲求の把握
❷ 家族の役割，キーパーソン，主介護者，介護協力者の有無の確認
❸ 家族間の関係，協力体制の確認
❹ 家族のストレスに対する適応能力の把握
❺ 家族の健康状態，疲労度の把握
❻ 社会資源に対する知識の確認

TP
❶ 必要に応じた社会資源の活用および情報提供
❷ 他の関係機関との連携
❸ 家族の話や不安を傾聴し，よりよい方法の検討
❹ 家族間の良好なコミュニケーションのための関係調整
❺ 家族の疲労に対して，早目の休養が取れるようなはたらきかけ

EP
❶ 家族間でよいコミュニケーションが取れるような方法を提案する
❷ 家族に介護方法を指導する
❸ キーパーソンを中心に統一した説明を行う

看護の実際

● 訪問時に家族の不安や思いを知るため，夫や次男の生活スタイル・生活リズムの変化や家族の役割分担，看護状況，健康状態について話を聞いた．

● 看護師の訪問を月曜日〜土曜日の毎日，1日2回とし，午前中の訪問を90分，午後の訪問を60分とした．ときに午前中の訪問時間を120分に延長した．

● 午前の訪問時には，保清，褥瘡処置，排便コントロール（2回/週）をヘルパーと協力して実施した．また，4回/1日の排痰ケアの指示のうち，2回をカフアシストを使用して訪問看護師が実施するようにした．

● 「外出したい」という夫の希望があり，看護師訪問時に外出してもらったり，別室で横になってもらうなどの時間を作った．夫に携帯電話を用意してもらい，外出時の連絡に使用．

● 家族の希望にそって，定期的にレスパイト入院が取れるよう，主治医や保健師に働きかけた．

● ヘルパーに経管栄養の注入や口・鼻腔，カニューレ部からの吸引が実施できるよう事業所の体制づくりに協力し，ヘルパーへの第三号研修（特定の者のための研修）の実施研修を行った．その後も体制の維持のため連携に努めた．

考察

■ 人工呼吸器装着者を在宅で支える家族に寄り添う

　2か月の入院期間中に，在宅療法で必要となる人工呼吸器装着に関連した知識や手技については指導を受けている．しかし，実際に退院して24時間の看護・介護を行うことは，介護者に大きな不安やストレスを与える．

　退院指導の大きな目的は，日々のケアや人工呼吸器などの医療機器についての知識や技術を介護者が取得できるように指導することである．加えて，介護者の思いや介護に対する姿勢，能力，健康状態は在宅療養成功のカギとなるため，情報の収集も重要である．

　退院後，家族は病院で指導されたケアを実施・継続し，B氏の在宅生活をうまくスタートさせようと精一杯頑張っていた．夫は看護・介護の専門家ではなく，スタートしたばかりのアマチュアである．B氏が病院で過ごしていたと同じように生活できるよう，課題を一生懸命こなそうと緊張して，ほかの事柄に目を向けたり，応用力を働かせる余裕はなかった．病院で教えられたとおりに実施することが夫にとって唯一正しい介護法であったが，退院して自宅に帰ると夫には夫の生活があり，妻の介護だけに集中することはできない．夫がしなければならないことが増えた状態である．

　再退院後には訪問回数を増やすことで夫の介護負担を軽減し，時間的・精神的に夫に余裕を与えることができた．また，夫が正しくケアができているか，何かアクシデントがあった場合の対処方法に間違いはないかを訪問看護師の立場でチェックした．

　夫のケア技術やアクシデント発生時の対応はほぼ問題なく，訪問看護師の肯定的な励ましや支持的言葉かけで，次第に自信や余裕がもてるようになった．また「すべて私がやらないとダメ」と夫は考えていたが，「無理なときには看護師にやってもらってもいいのだ」と思え，「介護を抱え込んでしまうこと」を予防し，「自分でできないところは他者との連携のもとで助けてもらい療養生活を継続していく」という意識を持つことができるようになり，長期在宅療養，介護継続のうえで重要な転機となった．

■ 退院時カンファレンスをとおして他職種の連携を深める

　介護者である夫の健康に問題はなく，理解力も高かったため，介護についての対応力も非常に高かった．加えて，カンファレンスの場や電話などを利用して夫の技術取得状況や，患者の状態，退院後の患者・家族の生活や居住環境などの情報を共有することによって，退院に向けて一貫した指導やケアを提供することができた．そうした対応は，不必要な不安や混乱から患者や介護者を守ることにつながった．

　本事例は，ケア不足による状態悪化のために再入院している．その経験を踏まえて訪問看護師の訪問を1日2回に増やしているが，午前と午後の2回，訪問看護師が排痰ケアを実施することで再退院後は呼吸状態の安定に努めた．確実に2回のカフアシスト使用による排痰ケアと呼吸リハビリテーションを実施することで，スムーズに排痰できるようになった．また，訪問回数の増加により病状の変化に早期に対応でき，悪化を予防することができた．

　また，退院前に病院で開催した退院時カンファレンスも非常に重要であった．互いの顔を見て直接問題を調整することができ，退院後のケア提供時に非常に役立った．また，それ以上に互いの顔を知っていることで連絡が取りやすくなり，どこを相談先にしたらよいかわからないことが多い訪問看護師にとってはとても有効であった．

災害に備えたかかわり

　近年，大雨や洪水，地震などの大災害が各地で発生し，大きな被害を与えている．このようなニュースが流れる度に，人工呼吸器装着などの医療依存度の強い，寝たきりに近い状態の方やそのご家族は大きな不安に襲われていると思われる．東日本大震災後，人工呼吸器装着者に対して，訪問看護ステーションと保健所との連携のもと個別支援計画を策定した．非常時に備えて，備蓄用品の見直し，どのようなときにどこへ避難するか，関連機関への連絡方法や内服薬などの療養者に関する情報，各種医療機器の電源確保問題などについて家族とともに対応策を考えた．

　災害時に備えてこうした支援策を話し合い，たてておくことは非常に重要なことではあるが，計画の妥当性と実現性を判断するうえで年に1回でも，実際に人工呼吸器装着者を自宅から連れ出してみることを勧める．連れ出してみて何が避難の障害となり，人手は何人必要なのかがより明確になる．このような実践がより人工呼吸器装着者やその家族の安全・安心に繋がり，在宅療養継続に役立つと考える．

　最近の災害避難において障害者や子ども，認知症のある方などの専用避難所が設置されるようになったが，配慮されたはずの避難所においてもさまざまな問題が発生している．大雨や水害によって避難せざるを得なくなったとき，私には今まで避難場所に行きさえすれば問題は解決すると思っていた．しかし実際に避難した方の話などから医療機器の電源を求めて避難しても電源を必要とする人は他にもいて必要以上に周りに気をつかわなくてはならなかったり，バリアフリーといわれていても実際には非常に使用しにくかったりして，せっかく避難してもまた自宅に帰って生活するようにした人がいたと聞いた．

　また，昨今の大災害のようなとき，近隣住民の方の手助けが非常に大切になってくるといわれている．実際に東日本大震災発生時に一番の救いとなったのは近隣住民や近しい支援者からの助けだったという報告がある．私たちが支援計画を立てる際も最低2〜3日間は自力で対応できるようにと説明している．

　訪問看護師といえども災害時には自分や家族の身の安全を図ることが優先される．そのうえでの利用者様対応となり，災害発生直後に駆けつけることは事実上難しい．在宅療養者やその家族のなかには，近隣の方に療養者がいることを知られることを嫌がる方もいる．自分や自分の家族の命を守るためにも普段から隣近所や近しい支援者との良好な関係を築いておき，いざというときに救いの手が得られるようにしておく必要がある．

訪問看護ステーション全体で取り組む

　本事例のケアに際し，人工呼吸器の勉強会を病院だけでなく訪問看護ステーション

でも行った．勉強会では少人数で直接人工呼吸器に触れることができ，細かな疑問についても勉強できたことは，人工呼吸器装着の療養者のケアについての理解を深めるうえで有用であった．人工呼吸器のトラブルへの対応についても説明を聞くことができ，B氏や家族に自信をもって対応できるようになった．

おわりに

　私たち訪問看護師は，療養者・家族の状態や周辺に細かく目を配り，情報収集・アセスメントすることにより，療養者・家族が求めるケアや情報を提供する必要がある．人工呼吸器装着の療養者のトラブルは生命危機に直結し，家族の不安やストレスは計り知れない．人工呼吸器装着の療養者の在宅療養移行時期にかかわるとき，療養者の病状維持を図りつつ，病院で受けた指導の継続やその指導をもとにして療養者・家族が安心して療養を継続させることができる支援体制を作ることが重要である．そして，その支援体制にあった家族への負担の少ないものにできるかが重要になってくる．

　私たち訪問看護師が自信をもって家族の頑張りを認め支えることは，退院直後の療養者・家族には重要であり，療養者の状態安定や家族の介護意欲にも関係し，在宅療養継続にも大きな影響を与える．

　スマートベストなどの排痰補助機器や，専用の気管カニューレ（ネオブレスダブルサクション）と低圧持続吸引器（アモレSUI）を使用して気管内の吸引を持続的に行う方法などで人工呼吸器装着の療養者の状態安定を図るなど，家族の介護負担の軽減を目的とした．新しい医療機器の開発や，介護・看護の考え方，支援方法・支援制度などに，少しずつ変化がみられる．

　私たち訪問看護師が，そうした変化に対応するためには，情報をキャッチするための敏感なアンテナ（感性）をもち，療養者やその家族にとって有用なものであれば，主治医等医療関係者に提案する勇気と知識・技術をもち続ける必要がある．そのためには日々，研さんを積むことが大切である．

　その一方で，在宅療養を継続していくうえで，訪問看護師としてどこまで介入すればよいのか悩むこともある．家族によるケアの不足を補えばそれでよいともいえるが，家族ができることまで私たちは行ってしまう傾向がある．ケアを訪問看護師が行うことは，家族にとって楽な面もあり，また看護師にとっても自分たちで行ったほうが時間もかからず簡単であるが，それは「家族がやらなくても看護師がやってくれる」という考えに繋がり，「できるところは自分たちが行って，療養者を自分たちでみる」という家族の意欲を減退させることもある．私たち訪問看護師の役割は，療養者やその家族のもっている能力を引き出しうまく活かして在宅療養の継続を図れるサービスを提供することにある．

　在宅移行期を過ぎて安定期に入ったとき，療養者の状態に合わせて，日々のケアを訪問看護師がどこまでケアを担っていくか，家族の「療養者をみる」という意欲を継続させるためにどのようにかかわっていくか，常に考えかかわる必要がある．

（下岡三恵）

参考・引用文献
1）川口有美子・小長谷百絵　編著：在宅人工呼吸器ケア実践ガイド　ALS生活支援のための技術・制度・倫理．医歯薬出版株式会社．2017．
2）東京都保健福祉局：難病患者在宅人工呼吸器導入時における退院調整・地域連携ノートhttps://www.fukushihoken.metro.tokyo.lg.jp/smph/joho/soshiki/hoken/shippei/oshirase/taiintyousei_tiikirenkeinoto.html
3）東京都保健福祉局：喀痰吸引等（たんの吸引等）の制度についてhttps://www.fukushihoken.metro.tokyo.lg.jp/kourei/hoken/tankyuuin.html

痛みのコントロールが必要な がんの療養者

患者プロフィール

患者…………C氏，50代，女性
診断名…………左乳がん（未手術，局所進行がん）
家族構成………独身，独り暮らし
　　　　　　　両親は他界され，妹2人は同市内に在住してい

るが交流はほとんどない
生活歴…………化粧品の電話営業で生計を立てていたが，病状
　　　　　　　悪化に伴い休職中である
　　　　　　　生活を維持するために生活保護を申請している

訪問看護開始までの経過

1　2年ほど前より左乳房の痛みを自覚していた．その後左乳房内にしこりを確認したためA病院を受診し，浸潤性乳管がんと診断された．治療は自費で民間療法を受けていたが，経済的に厳しくなり，B病院を受診した．

2　B病院でも同様の診断だったが腫瘍が大きくなっており，すでに摘出術の適応はなく，抗がん薬治療，放射線療法を実施した．一時的に腫瘍はやや小さくなるも，進行を抑えるには抗がん薬治療の継続は必要であった．

3　腫瘍は自壊し，滲出液が多くなっており，カデックス軟膏を使用しての処置が毎日必要な状態であった．しかし，本人は創部に対する恐怖心が強く，自身の目で確認したり，触れ

たりできない状況であった．

4　局所のがん性疼痛に対しては，非ステロイド抗炎症薬のアセトアミノフェン（カロナール®）400mg×4回（1,600mg/日），モルフィン系オピオイドのオキシコドン塩酸塩水和物徐放剤（オキシコンチン®）80mg×2（160mg/日）を内服し，レスキューでオキシコドン塩酸塩水和物（オキノーム）10mg/包を1～2包/日でコントロール中であった．

5　抗がん薬の副作用による倦怠感やがん性疼痛によりセルフケアが困難であること，創部の処置が自分ではできないこと，今後の病状変化による不安の出現が考えられることから，訪問看護の導入が必須とB病院の外来看護師より依頼が入った．

治療経過についての説明と本人の理解

1.主治医の説明

1　がんの進行を抑えるには抗がん薬という選択しかない．今後も全身状態をみながら抗がん薬の使用を検討したい．

2　今の抗がん薬をもってしてもがんの勢いが止められないならば，別の薬剤の検討も必要である．

2.本人の理解

1　髪が抜ける薬は嫌です．

2　仕事がストレスだけど辞められない．

3　今の（腫瘍に対する）処置ができなくなったら仕事には行けない．

4　臭いのことを言われたら仕事場にいられない．

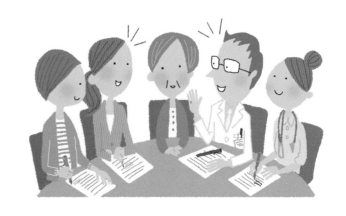

日本人の3人に1人はがんで亡くなる時代となり，がんの治療を受けながら自宅で生活する人が多くなっている．がん患者はがん自体の症状以外に，痛みや倦怠感などの身体的苦痛，不安や恐怖などの精神的苦痛を抱えている．その人の抱えるさまざまな苦痛が緩和され，その人らしく生活を送ることができるよう，私たちは支援することが大切である．

また，緩和ケアは終末期にだけ行われるのではなく，がんと診断されたときから提供されることが大切である．本事例も，抗がん薬治療を万全な状態で受けるためにも疼痛をはじめとした苦痛の緩和を必要としたケースであり全身状態が管理ともに緩和ケアを実施した．

訪問看護の導入に向けて

自壊した腫瘍の処置方法が特殊であったため，C氏の通院時間に合わせて病院を訪問し，カンファレンスを行った．カンファレンスの内容は以下のとおりである（**表1**，**2**）．

初回訪問時の様子

病院でのカンファレンスから3日後が初回訪問となった．当日は潰瘍部の処置日でもあり，全身状態をみせてもらいながら訪問看護に希望することを聞いた．

痛みがコントロールできないと何もやる気がしないこと，潰瘍部の処置が適切に行われないと臭いも気になり外出もできないことなどが話された．①疼痛コントロール，②適切な処置の実施，がC氏の生活の維持には必須であり，ケアの中心とすることをC氏と共有した（**表3**）．

表1　訪問看護導入に向けてのカンファレンス

参加者	●C氏，主治医，外来看護師長（乳がん看護認定看護師），外来看護師（皮膚・排泄看護認定看護師），ソーシャルワーカー，訪問看護師
主治医	●現在の病状の説明，予測される今後の状態
外来看護師長 乳がん看護認定看護師	●症状への対応方法，痛みのコントロール状態などの説明（表2）
外来看護師 皮膚・排泄看護認定看護師	●腫瘍部の処置方法についての説明 ▶左乳房部　70×65mm　中央部はポケットができており，深さ35mm程度あり． ▶滲出液が多いことからガーゼ保護をやめ，ストマパウチを使用し，パウチ内に吸収用のガーゼを挿入している．パウチの面板部分はフィルム剤でしっかり補強する． ▶ストマパウチの交換頻度は，滲出液の漏れ具合にもよるが，週2〜3回程度である．
ソーシャルワーカー	●経済状況と公的補助の導入予定についての説明 ●訪問看護の訪問頻度と通院予定について説明 ▶抗がん薬治療のため，週1回の通院が必要のため，訪問看護は月・水・金の週3回実施することを決めた．訪問看護での内容は病状管理・腫瘍部の処置，疼痛マネジメント，服薬管理，清潔ケア，療養相談とした．

表2　がん性疼痛記録

がん性疼痛記録

B病院外科外来

	●年11月1日	●年11月15日	●年12月8日	●年1月5日
疼痛部位と性質	①前胸部左側　ヒリヒリ・ズキズキ（限局）	①前胸部左側　ヒリヒリ・ズキズキ（限局）	①前胸部左側　ヒリヒリ・ズキズキ（限局）	①前胸部左側　ヒリヒリ・ズキズキ（限局）
安静時の疼痛スケール	NRS 0～2　/10	NRS 1～2　/10	NRS 3～4　/10	NRS 2～4　/10
体動時の疼痛スケール	NRS 0～2　/10	NRS 1～2　/10	NRS 3～4　/10	NRS 2～4　/10
定時使用薬剤	オキシコンチン120mg/日 ロキソニン180mg/日	オキシコンチン140mg/日 ロキソニン180mg/日	オキシコンチン150mg/日 ロキソニン180mg/日	オキシコンチン160mg/日 カロナール1,600mg/日
レスキュー	オキノーム10mg　1包 3包/日ほど，服用	オキノーム10mg　1包 3包/日ほど，服用	オキノーム10mg　1包 3包/日ほど，服用	オキノーム10mg　1.5包 3包/日ほど，服用
レスキュー使用前の疼痛スケール	NRS 4～6　/10	NRS 4～6　/10	NRS 5～8　/10	NRS 4～6　/10
レスキュー使用後の疼痛スケール	NRS 0～2　/10	NRS 0～2　/10	NRS 1～2　/10	NRS 1～2　/10
便秘 排便回数・性状 緩下薬の使用 薬品名・量・時間	無 1回/2日（硬） 使用なし	無 1回/2日（硬） 酸化マグネシウムを自己調整	無 1回/2日（硬） 酸化マグネシウムを自己調整	無 1回/2日（硬） 酸化マグネシウムを自己調整
嘔気・嘔吐 制吐薬の使用 薬品名・量・時間	無 無し	無 無し	無 無し	無 無し
日中の眠気	有　軽い	有　軽い	有　軽い	有　軽い
睡眠への影響 睡眠薬の使用 薬品名・量・時間	無 無	無 無	無 無	無 無
食事への影響	無	無	無	無
排泄時の痛み	無	無	無	無
体動時の痛み	無	無	無	無
緩和因子や安楽な体位	坐位	坐位　前屈	坐位　前屈	坐位　前屈
痛みへの思いや目標	前に比べて，痛みは気にならなくなった．全然痛くないわけじゃないけど．オキノームは痛みが強くなりそうな前に飲んでる．	なんとなく痛いなと思うことが多くなった．オキノームを飲むと痛みが消える．→ベースアップを提案．オキシコンチンを140mg/日増量へ	痛みがピタッと止まり調子がいいときと，しくしく痛いときとで波がある．→オキシコンチン150mg/日の増量	そのときどきによって痛みの強さは変わっている．電話でアドバイスをもらって，5mg 1錠を増やして朝晩飲んだら調子がよかった．→オキシコンチン160mg/日に増量

表3 初回訪問記録

訪問日時	●月●日（　）　　●：●〜●：●		訪問時の状態
担当看護師	A看護師		

訪問時の状態：

バイタルは異常なし.肺音クリアで呼吸状態も安定している.下肢の冷汗あり,浮腫が軽度あり.表情は穏やかで,訪問時痛みの訴えなし.左乳房部に限局した痛みがあり,レスキュードーズ（オキノーム）を1〜2回/日服用することがあるとのこと.受診時に,腫瘍部の処置をしてもらうと痛みは増強する（NRS 7〜8/10）とのこと.鎮痛薬による眠気が強いと日中もウトウトしてしまい,薬の飲み忘れがあるとのことで,残薬がたくさんある.腫瘍部は,ストマパウチを貼付し,滲出液を5時間くらいごとに廃棄しているとのこと.面板部分が溶けてくると漏れるため,2〜3日おきに貼り替えが必要な様子である.パウチの貼付部分に痒みあり.また潰瘍部からの出血もあり,創傷保護材のソーブサンを使用する.腫瘍特有の悪臭があり,とても気にしている様子あり.腫瘍が今後どうなっていくか不安と訴える.また,仕事や経済的なことについても不安を話す.

循環	血圧	102/58mmHg
	脈拍	84回/分　（整・不整）
	体温	36.7℃
呼吸	呼吸	20回/分
	SpO₂	97%
食事	食事量	2〜3食/日
	水分量	
排泄	排尿	6〜7回/日
	排便	1回/3日
睡眠状態		痛みで目が覚めたためやや不眠

身体状況

皮膚色　**普**
爪色
乾燥　**あり**
傷　**左胸部**
麻痺
しびれ
浮腫　**下肢**

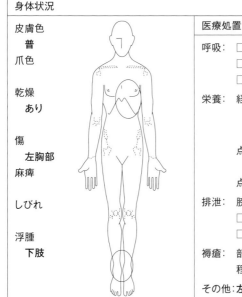

医療処置

呼吸：□人工呼吸器　（侵襲・非侵襲）
　　　□酸素療法（　　　　L）
　　　□気管カニューレ（　　　　）

栄養：経管栄養　　　□経鼻
　　　　　　　　　　□胃瘻
　　　　　　　　　　□経腸
　　　点滴（中心静脈）　□体内
　　　　　　　　　　　　□体外
　　　点滴（末梢）　　　（　　　）

排泄：膀胱留置カテーテル　（　　　Fr）
　　　□人工肛門
　　　□人工膀胱

褥瘡：部位（　　　）
　　　程度（　　　）

その他：左乳房に手拳大の潰瘍あり

ADL

食事	自立・部分介助・介助
排泄	自立・部分介助・介助
清潔	自立・部分介助・介助 腫瘍部潰瘍があり,介助が必要
更衣	自立・部分介助・介助 胸部に潰瘍があり,介助が必要
移動・動作	自立・部分介助・介助
コミュニケーション	（方法）　　言語で可能

IADL

食事の用意	自立・介助（　　弁当の購入が多い　　）
洗濯と整理	自立・介助（　　　　）
部屋の整理	自立・介助（痛みや眠気あり,できていない）
電話の利用	自立・介助（　　　　）
買い物	自立・介助（　重いものは持てない　）
交通手段の利用	自立・介助（　　　　）
安全の管理	自立・介助（　　　　）
金銭の管理	自立・介助（　　　　）
冷暖房の管理	自立・介助（　　　　）
服薬の管理	自立・介助（眠気が強いと服薬忘れがある）

本事例の看護過程の展開

看護診断と患者目標

看護診断		患者目標	
#1	がん性疼痛に関連した安楽の障害	1	疼痛が緩和され,安楽に在宅療養ができる
#2	がん性疼痛,鎮痛薬の副作用による眠気に関連したセルフケア不足:清潔	2	本人の負担のない方法で生活を継続できる
#3	抗がん薬治療による免疫力の低下,腫瘍部の自壊に関連した感染リスク状態	3	感染予防ができる
#4	1人での生活の維持(疼痛,ADLの変化,経済面など)に関連した不安	4	苦痛や苦悩,不安を表出することができる

OP observation plan:観察計画　　TP therapeutic plan:治療計画　　EP educational plan:教育計画

看護計画 #1 がん性疼痛に関連した安楽の障害

対策

OP
❶バイタルサイン,検査データ
❷疼痛の訴え,表情,言動,認識,理解
❸疼痛部位,程度,性質,神経症状(しびれなど)
❹誘発因子(体動,心的要因)軽減因子(体位,保温)
❺睡眠状態,精神状態
❻ADL,生活障害の有無
❼鎮痛薬に関する思い,認識
❽鎮痛薬の効果と副作用の有無

TP
❶薬の定期的な与薬とレスキュードーズを使用する
❷疼痛状況をアセスメントし,適宜主治医と検討する
❸腫瘍部の処置前にはレスキュードーズの服用を勧める
❹処置中に痛みが増強しないよう,ていねいに,短時間
❺起き上がり,立ち上がり時の安楽な方法を提案する
❻寝衣,寝具を調整する
❼リラクゼーションを工夫する(温浴,マッサージなど)

EP
❶痛みは我慢しないよう説明する
❷痛みの評価の必要性と方法について説明する
❸痛みの原因,増強について説明し,増強させない移動方法を説明する

診断の根拠

●左乳房部の腫瘍の潰瘍が深く肋骨にまで至る部分もあり,痛みは増強傾向にあった.痛みの増強は生活意欲の低下やセルフケア能力を低下させていた.介護者のいないC氏にとって,痛みをコントロールすることはセルフケア能力を高めるために介入が必要である.
●オピオイドの副作用である眠気が日によって強く,飲み忘れもあり,コントロール不良となる可能性が高いと考えられる.
●現在休職中であり,姉妹間の交流も少なく,病状の変化や経済的なことを1人で抱え込むといった精神的な苦痛も出現していた.

看護の実際	●訪問時，一緒に服薬カレンダーに薬を1週間分セットし，服薬が正確にできるよう支援した．そのうえで，痛みの評価表を作成し，レスキュードーズの使用状況を確認しながら，ベースのオピオイドの量を医師に相談し，コントロールに努めた． ●訪問開始後2日目にオキシコドン塩酸塩（オキシコンチン）160mg/日（朝・夕）からフェンタニル8.4mg/3日に変更となった．変更直後は，鎮痛効果を感じられず，レスキュードーズのオキノーム20mgを3～4回/日使用することが続いた．痛みの誘発因子の1つに気温の低下があり，湯たんぽやカイロを使用することで痛みを緩和することができ，徐々にレスキュードーズの使用は減った． ●1か月後には腫瘍部の潰瘍が大きくなり，腫瘍部自体の痛みが増強したうえに，右肋骨部の神経障害性疼痛も出現した．神経障害性疼痛は突発的で，とくに処置時や前傾姿勢になったときに出現した． ●フェンタニル16.8mg/3日に増量したが，電気が走るような痛みは緩和されず，夜間に痛みで目が覚め	ることが多くなり，再びレスキュードーズの使用が増えた． ●フェンタニル21mg/3日まで増量すると副作用である眠気が強くなり，日中も傾眠傾向となり食事も規則的に摂取できない日が続いた．主治医に相談し，鎮痛補助薬（プレガバリン：リリカ500mg/日）が処方され，その後は痛みがかなり緩和された．徐々にレスキュードーズの使用が減り，夜間も良眠できるようになり日中は活動（食事や家事など）ができるようになった． ●腫瘍部潰瘍の処置は痛みを増強させる因子であったため，処置前にレスキュードーズであるオキシコドン塩酸塩（オキノーム）20mgの服用を促した．そのため，処置中に痛みの訴えはほとんどなかった．そこから，C氏自身も外出前にはオキノーム20mgを服用するようになった． ●副作用は，主に眠気と便秘であった．便秘に対しては酸化マグネシウムとプルゼニド（センノシド）が処方されており，排便は1回/3日とコントロールされていた．

 #2

がん性疼痛，鎮痛薬の副作用による眠気に関連したセルフケア不足：清潔

対策	**OP** ❶ADLの状況 ❷せん妄・眠気の有無 ❸意欲，依存心，不安の有無 ❹生活習慣・生活様式
	TP ❶セルフケアが不足している原因をアセスメントする ❷居室，ベッド周囲の環境を整備する ❸本人の状態に合わせた清潔援助を行う（清拭，陰部洗浄，手・足浴など） ❹浴室の状況を確認し，シャワー浴が可能か検討する．また，腫瘍処置前にシャワー浴ができるよう，訪問調整と訪問時のケアの手順を検討する
	EP ❶訪問日以外での清潔保持のための方法（陰部洗浄など）を説明する

診断の根拠	●体動による疼痛の増強，眠気による意欲の低下によって入浴できていない状況であった．清潔を保持することは感染や皮膚トラブルを予防するだけでなく，また美容に関心の高いC氏にとって生活意欲の向上や気分転換を図るきっかけとなると考えられる．
看護の実際	●以前から浴槽につかる習慣がなく，冬でもシャワー浴であった．気温の低下や寒さによって痛みは増強されることから，入浴を希望することはなかった．そのため，訪問時に清拭，陰部洗浄，手浴，足浴を行った．訪問日以外は，陰部洗浄用のボトルを準備し（ペットボトル利用），トイレで陰部洗浄を行う方法を指導した． ●寒さで痛みが増強されるが温めることで痛みが緩和されるため，ホットタオルを長めに背部にあてると表情が和らぐことが多かった．また，足浴することで循環がよくなって身体全体が温まり痛みが緩和される，と自ら希望することが多かった．清潔ケアがリラクゼーション効果をもたらした．

看護計画 #3 抗がん薬治療による免疫力の低下，腫瘍部の自壊に関連した感染リスク状態

対策

OP
❶バイタルサイン，検査データ，感染徴候の有無
❷栄養状態（食事・水分摂取量，体重）
❸抗がん薬治療による副作用の有無
❹腫瘍部の皮膚の状態

TP
❶感染予防のため，外出時のマスク着用と帰宅時の手洗い・うがいを実施する
❷腫瘍部を適切に処置する
❸室温・湿度を調整をする（環境調整）
❹食欲低下時，栄養補助食品を紹介する
❺感染徴候がみられた際は，医師に報告し対応を検討する

EP
❶感染予防の必要性について説明する
❷自分で行える感染予防について説明する.

診断の根拠
●抗がん薬治療により免疫力低下と栄養状態悪化が起こっている. そのうえ，腫瘍部潰瘍が大きくなってきているため，感染のリスクが高い状況であった. 現在の治療をよりよい状態で受けるため，また今の生活を維持するために介入が必要である.

看護の実際
●週1回，外来にて抗がん薬の点滴治療を受けていた. 腫瘍部の潰瘍が小さくなることが期待されたが，なかなか効果は現れなかった. 幸いにも，倦怠感が一時的に強くなることはあったが，食欲は維持されていた.
●疼痛や寒さによって食事の準備が大変なときのことを考え栄養補助食品であるエンシュアリキッドを処方されていたため，1本／日摂取し，栄養状態が悪化することはなかった.
●通院や買い物などの外出時もマスクを着用していた. また，防寒のために下着の重ね着やカイロの使用を心がけていたが，訪問開始から2か月後，帯状疱疹に罹患し，入院となった.

看護計画 #4 1人での生活の維持（疼痛, ADLの変化, 経済面など）に関連した不安

対策

OP
❶活動意欲・食欲の有無
❷睡眠状況
❸表情やしぐさ，言動
❹気分転換の機会の有無

TP
❶原因を把握し，アセスメントする
❷共感的態度，受容的態度で対応し信頼関係を構築する
❸ゆっくりと話せる時間をつくり，思いを傾聴する
❹気分転換が図れるよう，香りやリラクゼーションマッサージの提案や実施を行う
❺症状コントロールを積極的に行う
❻不安が軽減できるよう必要な情報を提供する

EP
❶1人で抱え込まず，何でも相談してほしいことを伝える

診断の根拠	●独り暮らしであり，姉妹との交流も少ないため，今まで病気の進行，潰瘍部の臭気，ボディイメージの変化，経済面の不安などの問題を1人で抱えていた．今後もさまざまな苦痛が予想されるため，精神的なサポートが必要である．

看護の実際

●不安の中心は，鎮痛薬が増えても痛みが思うようにコントロールできないこと，腫瘍部の潰瘍が小さくならず抗がん薬の効果を期待できないことであった．

●疼痛コントロールについては，痛みの評価表を使用しながら，C氏と痛みの程度や鎮痛薬の効果について話し合った．その後医師へ報告し，鎮痛薬の増量時期を検討するようにした．

●痛みを軽減する足浴を積極的に行い，リラクゼーション効果を図りながら，落ち着いた雰囲気のなかで思いを傾聴するようにした．また，足浴後にはお気に入りのローションで下肢のマッサージを行い，気分転換を図った．

●訪問2か月後に抗がん薬の変更があり，腫瘍部の潰瘍に対して徐々に効果が出はじめた．潰瘍部の不良肉芽が縮小していったことで，不安は軽減された．

●休職中であり経済的な心配があったが，病院や地域のソーシャルワーカーと面接をした結果，一時的に生活保護申請することになった．そのことで医療面での心配が軽減され，治療や投薬を安心して受けられるようになった．

●訪問期間中に今後の治療の方向性を確認するため，病院側の提案で妹を交えてカンファレンスが行われた．C氏自身が自分の病状を親族に伝えていなかったため，妹は医師からの説明を受け，驚いた様子であった．

●妹が通院の付き添いや必要な物の買い物など，できる範囲での協力を約束してくれた．妹たちに迷惑をかけたくないと1人で頑張ってきたが，妹の言葉にほっとした表情をみせた．その後，訪問中に妹から電話が入り，買い物や書類の作成などをお願いする様子から，妹の存在が支えになっているように感じられた．

考察

訪問看護導入までのかかわり

　本事例では，訪問看護の依頼後の早い段階で，外来通院に合わせてカンファレンスをもつことができた．そのため，訪問前のC氏との顔合わせ，実際に処置の場面に立ち会っての申し送りができた．このことは，信頼関係を構築するうえでとても有効であった．処置方法が特殊なうえに処置に必要な物品が高価であったため，適切に処置できなければ経済的な負担が大きくなり，C氏の不安も大きくなったであろうと考える．

　また，主治医や外来看護師から病状や疼痛コントロールの状況などについて直接説明を受けることができ，多くの情報を得ることができ，適切なアセスメントにつながったと考えられる．訪問看護でのケア内容や訪問看護師の役割がC氏をはじめ，かかわるメンバー全員で共有できたことは，初めて訪問看護を利用するC氏も安心でき，スムーズな導入につながったと考える．

　現在は，多くの病院で退院連携室や医療相談室などが設置されており，退院後，訪問看護が必要なケースに対して退院カンファレンスが行われることが多くなった．スムーズな在宅ケアへの移行には，退院カンファレンスは重要である．

在宅での疼痛コントロールの重要性

C氏にとって疼痛は，不眠，食欲低下，活動低下，不安の増大など，日常生活に大きな影響を与えており，ADL，QOLを維持するためには早急に対応しなければならない問題である．痛みには個人差があり主観的なものであるため，訴えをしっかりと受け止めると同時に，スケール（**図1**）などを活用して客観的に評価する必要がある．そして，痛みの種類や部位，性状，鎮痛薬の効果をアセスメントして，鎮痛薬の選択やベースとなる鎮痛薬の増量時期を主治医と検討し，疼痛コントロールが適切に行われることが重要である．

本事例では，スケールを使った痛みの評価やレスキュードーズの使用状況をC氏自身で記入してもらった．気温の変化により痛みが誘発されることがわかったため積極的に保温に努めることや，服薬時間の調整ができるなど，自分なりにコントロールすることができるようになり，効果的であったと考える．

看看連携・他（多）職種との連携の必要性

本事例は，外来看護師が中心となって訪問看護導入前のカンファレンスが開かれた珍しいケースであった．C氏の病状が進行するにあたり，外来だけでなく在宅でも看護の提供が必要と判断され，訪問看護につながった．C氏にとっては訪問看護サービスの利用は初めてであり，経済的負担も増えることになるため，訪問看護を利用する目的，どのような看護を受けることができるかを理解するためにカンファレンスの開催はとても有効であった．

訪問看護師にとってもカンファレンスで主治医，外来看護師など病院関係者と訪問前より顔の見える関係性を築いたことで，訪問看護開始後の病状変化時，疼痛コントロールについて，腫瘍の処置方法の変更などタイムリーに相談しやすく，安心して訪問看護を提供できた．そのことは，C氏の病状や痛みの変化に対して迅速に対応でき，在宅療養の継続への安心につながったと考える．

また，C氏は一人暮らしで経済的な問題も抱えていたため，病院のソーシャルワーカーだけでなく地域の生活相談員とも連携し，C氏の現状にあった新たなサービス（訪問介護，通院介助等）の提案や経済面の相談ができ，社会的な不安の軽減につながったと考える．治療を継続しながらの生活を支えるためには，医療関係者だけでなく様々な職種がチームを組み，情報を共有しながら，同じ方向に向かって支援を行うことが大切である．

図1　疼痛の評価シート

疼痛の評価シート

氏名 ＿＿＿＿＿＿＿　ID ＿＿＿＿＿＿

記入日　　　　年　　月　　日
記入者　（　　　　　　　　　）

○ STAS-J

0: 症状なし　　1: 現在の治療に　　2: 時に悪い日も　　　3: しばしばひどい症状　　4: ひどい症状が
　　　　　　　　　満足している　　　　あり日常生活に　　　　があり日常生活に　　　　持続的にある
　　　　　　　　　　　　　　　　　　　支障をきたす　　　　　著しく支障をきたす

○ 症状パターン

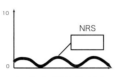
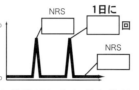
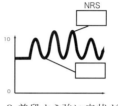
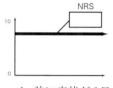

1.ほとんど症状がない　　2.普段はほとんど症状が　　3.普段から強い症状が　　4. 強い症状が,1日
　　　　　　　　　　　　　ないが1日に,何回か強い　　あり,1日の間に強くなっ　　中続く
　　　　　　　　　　　　　症状がある　　　　　　　　たり弱くなったりする

○生活への影響

疼痛が原因で	
睡眠	1. よく眠れる
	2. 時々起きるがだいたい眠れる
	3. 眠れない

○部位

（　　　　　　　）
1. 以前からの部位　2. 新しい部位

○性状

1. びりびり電気が走る、しびれる、じんじんする
2. ズキッとする
3. ズーンと重い
4. その他の表現（　　　　　　　　）

○増悪因子

1. 定期薬内服前
2. 夜間
3. 体動
4. 食事（前・後）
5. 排尿・排便
6. その他
（　　　　　　）

○軽快因子

1. 安静
2. 保温/温罨
3. 冷却
4. マッサージ
5. その他
（　　　　　　）

○総合評価

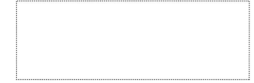

○治療の反応

●定期薬剤
1. なし
　あり ── 2. オピオイド（　　　　　　　　　　　）
　　　　　 3. NSAIDs　（　　　　　　　　　　　）

○副作用
・眠気　　　　1. なし
　　　　　　　2. あり(快)
　　　　　　　3. あり(不快)

・見当識障害　1. なし　　　2. あり
・便秘　　　　1. なし　　　2. あり
・嘔気　　　　1. なし
　　　　　　　2. あり(経口摂取可能)
　　　　　　　3. あり(経口摂取不可能)

●頓用薬(レスキュー)使用
1. なし
　あり ── 2. オピオイド（　　　　　　）
　　　　　　　○効果　　　（　　）回／日
　　　　　　　　1. 完全によくなった　◎
　　　　　　　　2. だいたいよくなった　○
　　　　　　　　3. 少しよくなった　　△
　　　　　　　　4. かわらない　　　　×
　　　　　　　○副作用
　　　　　　　　・眠気　1. なし
　　　　　　　　　　　　2. あり(快)
　　　　　　　　　　　　3. あり(不快)
　　　　　　　　・嘔気　1. なし
　　　　　　　　　　　　2. あり(経口摂取可能)
　　　　　　　　　　　　3. あり(経口摂取不可能)
　　　　 └ 3. NSAIDs　　（　　　　　　）
　　　　　　　○効果　　　（　　）回／日
　　　　　　　　1. 完全によくなった　◎
　　　　　　　　2. だいたいよくなった　○
　　　　　　　　3. 少しよくなった　　△
　　　　　　　　4. かわらない　　　　×

おわりに

　C氏は帯状疱疹が出現し，体調を崩し，生活を維持することが困難となり入院することになり，訪問看護は終了となった．抗がん薬治療による副作用とも向き合いながら，一人での生活を維持することは大変なことである．C氏の場合はさらに，がんによる痛み，がんの進行への不安，経済的な不安といったいくつもの苦痛を抱えており，その大変さは想像を超える．

　そのため，C氏への支援は，時に訪問看護の限界を感じることもあった．しかし，C氏の思いに真摯に向き合い，C氏の希望に添ったケアや方法を，専門性を持った外来看護師と相談しながら提案することができ，一体的な支援となり安心をもたらしたと考える．退院調整看護師が各病院に配置されるようになり，入院から在宅以降はかなりスムーズになったが，今後は外来看護師との連携も必要である．

　痛みは主観的であり，個別的なものである．その主観的な訴えをしっかりと受け止めつつ，客観的に評価し，適切な量の鎮痛薬が提案できること，また一方で，薬剤以外の緩和方法が提供できることも大切ではないかと考える．本事例での学びを生かし，今後も自己研鑽を重ねたい．

（高橋洋子）

参考・引用文献
1）川越博美, 山崎摩耶, 佐藤美穂子総編集, 角田直枝責任編集：最新 訪問看護研修テキスト ステップ2 1. 緩和ケア. p.25〜45, 日本看護協会出版会, 2005.
2）がん対策のための戦略研究『緩和ケア普及のための地域プロジェクト』. OPTIM study. http://www.gankanwa.jp/index.html

事例 4

慢性疾患を抱えて暮らす独居の療養者

患者プロフィール

患者…………D氏，70代，男性
診断名…………慢性腎臓病
既往歴…………60代前半から前立腺肥大
　　　　　　　60代前半に左乳房腫瘍にて摘出術
要介護等認定…要介護2
家族構成………独居

生活歴…………4人兄弟の三男として関東に生まれる
　　　　　　　高校を卒業後，大工見習いから工務店に勤務していた
　　　　　　　都内で結婚し2人の子どもがいるが，離婚後は子どもとの交流もない

訪問看護開始までの経過

1 50代半ばに健康診断で腎不全症候と診断された．自覚症状がなかったため，食事療法の必要性を受け入れられず，実践する意欲ももてなかった．さらに，このころにはすでに独居であったため，外食が多い生活であり，食事療法はまったくと言っていいほどできていなかった．

2 15年前に慢性腎臓病と診断された．診断から4年後に腹膜透析となり，入院して食事療法の指導を受けた．このころには食事制限の必要性も理解できるようになった．

3 9年前からは訪問介護，訪問看護を利用し，自他共に厳しく食事療法や衛生管理に努め腹膜透析を行っていた．

4 8年前からCAPDで治療している．主治医の病院には，5週間に1回の割合で通院していた．CAPD開始後に1度腹膜炎を発症しており，D氏はその原因を訪問介護員の掃除不足と判断し，訪問介護事業所を変更した経緯がある．以降は別の訪問介護事業所で週に3回の掃除のサービスを受けている．

5 D氏には腹膜透析の手技に独自のこだわりがあり，指導的な訪問看護師に不満を抱き，訪問看護の利用を中止したことがある．

6 近所の住民たちとは以前にトラブルを起こしたことがあり，支援者はいない．

7 2年前に物忘れや体調不良がときどき起こり，CAPD実施の負担や将来への不安を感じるようになった．その

ため，ケアマネジャーからの依頼で当訪問看護ステーションからの訪問看護を開始した．

8 訪問看護開始から2年，浮腫や倦怠感が増強．CAPD開始から9年目を迎えており腹膜機能の低下が考えられることから，HDへ移行する準備を開始することとなった．

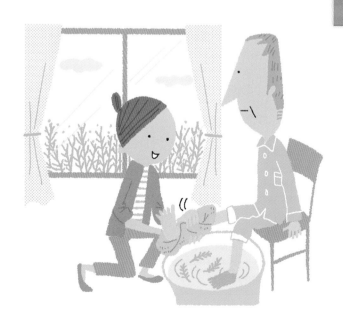

CKD：chronic kidney disease
慢性腎臓病

GFR：glomerular filtration rate
糸球体濾過値

CAPD：continuous ambulatory
peritoneal dialysis
持続携帯式腹膜透析

APD：Automated peritoneal
dialysis
自動腹膜透析

HHD：home hemodia lysis
在宅腹膜透析

HD：hemodialysis，血液透析

PD：peritoneal dialysis，腹膜透析

MEMO

透析

透析とは，機能が低下した腎臓の
代わりに人工的に水・電解質・老
廃物を除去する治療法である．
血液透析（HD）：腕の血管（シャン
ト）から血液を体外に取り出し，ダ
イアライザーという器械を用いて
血液を浄化し，再度体内に戻す．
週3回程度行う．
在宅血液透析（HHD）：医療機関
の指導のもと，在宅に透析装置を
無償で借りて設置し，利用者・家
族が穿刺から返血まで行う．
腹膜透析（PD）：在宅で行うこと
ができる．腹膜カテーテルを腹腔
内に留置し，腹腔内への透析液の
注入と排液を通して血液を浄化
する．
持続携帯式腹膜透析（CAPD）：
24時間連続して透析を行う．1日
4～6回行う．
自動腹膜透析療法（APD）：機械
を使って，寝ている間に自動的に
透析液の注入と排液を行う．夜間
のみで3～5回行う．

慢性腎臓病（CKD）は，腎機能が数か月～数年かけて徐々に低下した病態をいう．原因は慢性糸球体腎炎，糖尿病腎症，腎硬化症などである．増悪因子は，高血圧，糖尿病，脂質異常症，喫煙，感染，疲労などである．疾患の初期には自覚症状はないが，腎機能低下の進行に伴い，夜間多尿，倦怠感，脱力感，浮腫などが出現し，高血圧や貧血の症状が出てくる．

治療は，日本腎臓学会『エビデンスに基づくCKD診療ガイドライン2018』によれば，初期から食事療法，薬物療法が行われ，腎不全末期になると透析や腎移植が必要となる．透析には持続携帯式腹膜透析（CAPD），自動腹膜透析（APD），在宅腹膜透析（HHD），血液透析（HD）と腹膜透析（PD）の併用などの種類がある．

日本透析医学会の統計では，2018年末の透析患者は339,841名であり，そのうち腹膜透析患者は9,445名であった．そのうちPDで透析治療を新規導入した患者数は2,293名であった．2016年では，PD患者の19.7％に出口部感染，14.5％に腹膜炎の発症を認めた．

在宅でCAPDを行う場合，その手技は患者自身や家族が実施する場合が多い．CAPDは腹膜の劣化のために長期（10年）の治療が難しく，腹膜炎や被囊性腹膜硬化症などに罹患するリスクがある．そのため，CAPDからHDへの治療変換が必要となるケースでは，患者の生活転換や精神的負担の増加を余儀なくされる．**表1**にCAPDからHDに移行した患者の基本情報を示した．

ここでは，CAPD管理に訪問看護が介入した事例を通して，慢性疾患を抱えて暮らす療養者の看護における訪問看護師の役割を明らかにしたい．

図1　CAPD実施の様子

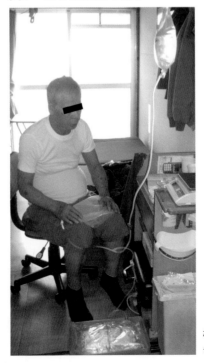

図2　CAPD物品の管理状況

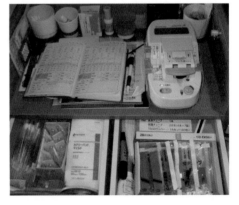

椅子に座ったままCAPDができるように工夫されている．

表1　フェイスシート（基本情報）

D氏	70代	男性	要介護2
主病	慢性腎臓病	主治医	大学病院　腎臓内科医
治療経過	50代半ばより，内服治療と食事療法を開始．8年前からCAPDを実施している．腹膜炎を1度発症．CAPD開始から8年，HDへ移行のため，5〜6月にシャント造設予定		
その他の疾患	アレルギー性鼻炎，慢性呼吸不全，胃潰瘍		
治療内容 【処方】	六君子湯No.43（2.5g）3回/日　食前 ビオフェルミンG（1g），アスパラカリウム（300mg）2錠　3回/日　食後 メチコバール（500μg），レグパラ（25mg/T），ボルタレン（25mg），ムコスタ（100mg）　各1錠　1回/日　朝食後 沈降炭酸カルシウム（500mg/T），サーカネッテン　各2錠 タケプロンOD（15mg），アタラックス（10mg）各1錠　朝夕食後 ホスレノールチュアブル（250mg），クラリチン（10mg/T）　各1錠　夕食後 マイスリー（5mg）2錠，リボトリール（1mg）　寝る前 アドフィード，インテバンクリーム　疼痛部 レスタミンコーワクリーム，ウレパールローション（10%）　瘙痒部		
【注射】	1回/5週　エポジン（Hb 9.6〜9.9mg/dL）		
【食事療法】	腎臓食（1,840kcal/日，タンパク質60g/日，塩分7g/日，カリウム2,000mg/日，カルシウム600mg/日，リン700mg/日，水分800mL/日）		
【CAPD】	CAPDは1日4回（5時，11時，17時，23時） 透析液はミッドペリック250を3回，135を1回使用．透析液は医師の指示に従って使用する．D氏はミッドペリック（テルモ）の135と250を使用している[※1] CAPDによる除水量680〜1,100g/日，自尿0〜5mL/日		
麻痺・拘縮／障害	なし　／　　言語：なし　聴力：なし　視力：なし		
日常生活自立度	自立	認知度	Ⅰ
起居動作・移動	自立，近隣への買い物は自転車，通院は公共交通機関を利用 1年前に自転車走行中に停止している車にぶつかった		
ADL／IADL	自立　／　掃除以外は自立		
睡眠	不良（毎晩マイスリーを1錠服用しているが，中途覚醒し熟眠感がない）		
住環境	都営住宅3階，エレベーターなし．椅子に座ったままCAPDできるよう工夫が施されている（図1，2）		
仕事	以前は工務店に勤務していた		
経済状況	生活保護を受けている		
家族	妻とは離婚．2人の娘は結婚し都内に在住しているが，交流はない		
趣味	旅行，釣り，ハーブの栽培		
サービス利用状況	訪問介護：月・水・金曜日　8時30分から9時30分　掃除 訪問看護：火曜日　11時から12時 訪問マッサージ：月曜日，木曜日		

※1　その他にも，ミッドペリック400や，2014年から腹膜機能低下や腹痛を軽減するニコペリックも発売されている

本事例の看護過程の展開

看護診断と看護目標

看護診断		看護目標	
#1	下肢の痛みに起因した睡眠不足と睡眠薬服用量の増加，および下肢の浮腫，下肢痛，膨隆した腹部に関連した：身体損傷のリスク状態	1	CAPD実施中の行動を自制し，カテーテル抜去を予防してCAPDをHD移行まで安全に継続できる．血管がもろくなっている可能性があるため，外傷や打撲による出血を回避した行動がとれる
#2	「CAPDからHDへの転換をなぜ急ぐ」という言葉に示される：非効果的治療計画管理	2	CAPDを長期間継続したことに対する自信を保ちながら，健康維持のためにHDに移行することを受容できる
#3	腹膜機能低下，水分摂取量過多，食事療法の変調に起因した：体液量過剰	3	食事療法・水分制限を順守できていないことに気づき，食事および水分出納が自己管理できる．過剰な塩分や水分の摂取をなくし，浮腫の減少，また腹膜への負担の軽減を図ることができる
#4	感染のリスク状態	4	#1による転倒予防やカテーテル抜去予防ができる，#2による浮腫の軽減に加え，出口部ケアとヘルパー，訪問看護師との協働による環境整備により，感染を予防できる
#5	老廃物蓄積に起因した瘙痒感，下肢痛，足部の灼熱感やムズムズ感，そして慢性腎不全に続発する動脈硬化による下肢痛に関連した：睡眠パターンの混乱	5	下肢痛，足部の灼熱感，瘙痒感という不快症状を緩和し，良質な睡眠を得られる

OP observation plan：観察計画　　TP therapeutic plan：治療計画　　EP educational plan：教育計画

看護計画 #1　下肢の痛みに起因した睡眠不足と睡眠薬服用量の増加，および下肢の浮腫，下肢痛，膨隆した腹部に関連した：身体損傷のリスク状態

対策

OP
❶下肢の浮腫・疼痛の程度
❷腹部膨隆による足元の視界
❸重苦感の程度
❹歩行状態，活動状況，睡眠状態（マイスリーの服薬時間と服用量）
❺貧血の状態（Hbの確認）
❻屋内危険箇所（段差など）

TP
❶ハーブを使用して足浴する
❷下肢マッサージを行い，下肢痛と浮腫を軽減する
❸医師（報告，指示受け），訪問介護員（情報の交換と共有）と連携する
❹緊急時に対応する

EP
❶CAPD実施中，急に立ち上がったり，歩行しないように説明する
❷起き上がり，立ち上がり，歩行，方向転換，階段昇降，自転車走行はゆっくり行うことを説明する

EP	❸マイスリーの服薬時間，服用量を守るように指導する	❺ハーブを利用した飲み物や入浴によるリラクゼーション方法を教える

診断の根拠	●下肢の浮腫，透析液により膨隆した腹部で足元が見えにくいことによる歩行困難がある．	●下肢痛による不眠から睡眠薬の服用が増加し，ふらつきが増強していると考えられる．
看護の実際	●D氏は常時腹膜透析液が腹腔内にあり，腹部が膨隆している．また，下肢に浮腫があり，ふらつきが強くなっていた． ●下肢痛のために眠れないことが多く，毎晩服用しているマイスリーの服用量が増加していた． ●D氏は2月のある朝，訪問介護員が訪問したが，返答がなく施錠されていて入室できないと訪問看護に連絡があった．訪問看護師はケアマネジャーに連絡し，緊急訪問したところ，「マイスリーを6錠服用して寝	込んでいた」とD氏はふらつきながらドアを開けた．訪問看護師はD氏の体調の確認後，至急FAXで主治医に状況を報告し，受診を手配した． ●訪問看護師と主治医はそれぞれにD氏に睡眠薬の服薬指導を行い，これを契機に主治医は鎮痛薬を変更した． ●鎮痛薬の変更後，D氏の下肢痛は軽減し，指示量の睡眠薬で良眠できるようになった．その後，ふらつきは軽減し，転倒はしていない．

 「CAPDからHDへの転換をなぜ急ぐ」という言葉に示される：非効果的治療計画管理

対策	OP	❶表情や言動 ❷食欲，活動，睡眠，休息の状態	
	TP	❶CAPDを8年間継続した自己管理能力の高さを褒め，自信を回復できるようにかかわる ❷不安が表出できるよう穏やかに接し，話をよく聴き，言葉やうなずきなどで共感を示す ❸HDに移行しても訪問看護を継続することを保証する	❹ケアマネジャー（報告，サービス提供継続の確認），医師（報告，指示受け），訪問介護員（情報の交換と共有）と連携する ❺緊急時に対応する
	EP	❶CAPDの手技に問題があるためにHDに移行するのではないこと，長期のCAPDによる腹膜負担や被嚢性腹膜硬化症を回避するためであることを繰り返し説明する	❷HDの方法や食事療法，活動上の注意点を説明し，HD療養者の状況を話す ❸治療や検査についてわからないことは，主治医に確認するよう促す

診断の根拠	●D氏はCAPDを8年間続けたことに自信をもっていたが，主治医からシャント造設の説明を受け，今までの食事療法やCAPDの管理が不十分であったのだろうかという自己否定感を抱き，自信を喪失していると	推察する． ●HD転換によるボディイメージ（シャント造設）や生活，食事療法の変化に関する不安があり，HDへの転換に適応困難な状況にあると考える．
看護の実際	●D氏からは，「先生にはCAPDの管理がよい，栄養指導では食事管理は100点，と褒められていた」「腹膜炎はCAPDを始めた当初に1回だけ起こした．そ	の後はきっちり掃除も消毒も行っている」との発言が聞かれていた． ●「シャントを造設しても，血液検査や腹膜機能がよ

| 看護の実際 | ければ2〜3年はCAPDが続くのではないか．いまの体型に合わせて服もつくったのに，シャントの造設をいま，なぜ急ぐのか」と苛立ちを示す反面，「HDになっても，訪問看護を受けられるのか」と不安を訴えていた．
●訪問看護師のかかわりにより，D氏は「HDを行って元気になりたい」と発言するように変わってきた． | ●通院が隔週から毎週に増え，主治医からの説明を繰り返し受けた結果，D氏は不安なく4月下旬に日帰りでシャントを造設することができた．
●未知のHDにはまだ慣れておらず，またHDを受ける病院は未定のため，D氏にはまだ不安が残っていると考えられる．今後も主治医と連携をとりながら，HDに関する情報提供を継続していく． |

看護計画 #3 腹膜機能低下，水分摂取量過多，食事療法の変調に起因した：体液量過剰

対策	**OP**	❶脈拍，血圧，呼吸状態，浮腫，体重，倦怠感，疲労感 ❷水分摂取量，食事内容・量（食事管理ノート，図3） ❸CAPDの実施状況，除水量，自尿量＜訪問時は直接排液の観察，訪問時以外はD氏とともにCAPDノ	ート（図4）で確認＞ ❹服薬および検査データ ❺訪問介護と訪問看護の連携ノートによる訪問看護提供時以外の心身の状態
	TP	❶CAPDを実施する（訪問時，排液は11時10分〜，透析液注入は11時25分〜） ❷体重に合わせた透析液を選択する（体重64kg以上	で透析液ミッドペリックL 250） ❸医師（報告，指示受け）と連携する ❹緊急時に対応する
	EP	❶D氏と一緒に，食事管理ノートやCAPD管理ノートを見て，水分や食事の制限，体重の変化を確認する	❷水分および水分摂取量と浮腫増強の関連性を考える

| 診断の根拠 | ●CAPD開始から8年経過しており，除水量の減少，血清クレアチニンの上昇（13.98mg/dL），シャント造設予定などのことから腹膜の劣化が考えられる． | ●曖昧な食事療法，指示量を超える水分摂取による水分出納の管理不足により，両下腿から足背の浮腫の増強が考えられる． |

| 看護の実際 | ●D氏の除水量は680〜1,100g/日に減少していた．両下腿から足背の浮腫が増強し，体重は63kg台から66kg台に増加していた．
●「除水や食事は1週間単位でつじつまが合えばよい」とD氏は考えていたため，水分摂取量は1,000〜1,200mL/日に増え，毎日，昼は外食，夜はインスタントラーメンという食事であった．
●現在と1年前の血液データの比較は，BUN36.6→49.0mg/dL，Cr11.85→13.98mg/dL，Na131→140mEq/L，K4.1→4.6mEq/L，Cl91→95mEq/Lであった．
●訪問看護師のかかわりによって，D氏は水分摂取制限量を1,000mL/日と誤解していたこと，体重を週 | 単位で補正しているうちに体重管理が緩くなっていたことに気づいた．そこでD氏は自ら水分制限を800mL/日に設定し，外食を中止し，インスタントラーメンを控えるようになった．
●訪問看護開始から2年後，主治医は透析回数を4回/日から週に1回は5回/日実施するよう指示した．しかし訪問看護師から，D氏が実施に強く負担を感じていることを報告し，2週で中止となった．そこで，透析液ミッドペリック135の使用を中止し，ミッドペリックL250の4回/日の使用に指示が変更された．これらの結果，浮腫は減少し，2か月後に体重は64kg台になった． |

図3　食事管理ノートの例

	献立名	材料名	目安量 g	カロリー 1840	蛋白質 60	塩分 7	K 2000	Ca 600	P 700	水分
朝食	ヤマザキ	コッペパン	150	539	9.9	1				
		（ジャム＆マーガリン）								
		ゆで卵	60	91	7.7	0.3	31	108		
		減塩塩				0.5				
	UCC上島珈琲	ブレンドコーヒー微糖	190	16	0.5					190
		トマト（中）	150	28	1.05					
		投薬時	70							70
			50							50
		計		583	19.15	1.8	31	108	0	310
昼食	てんや	小天丼（たれ無し）		723						
		みそ汁（飲まず）								
		生野菜サラダ								
		冷やっこ								
	お茶	煎茶	120	2.4	0.24		32	3.6	2.4	120
		投薬時	70							70
			50							50
		計		725	0.24	0	32	3.6	2.4	240
夕食	日清食品チルド	どん兵衛細うどん	170	206	5.3	0.7	15	10	31	
	朝日食品	そのまま油揚げ	30	116	5.58		17	90	69	
	ヒガシマル醤油	うどんスープ粉末	4							
	キッコーマン	丸大豆減塩しょうゆ	5							
	お茶	煎茶	120	2.4	0.24		32	3.6	2.4	120
		トマト（中）	150	28	1.05		315	10	39	
		投薬時	70							70
			50							50
		計		352	12.17	0.7	379	114	141	240
		合計		1660	31.56	2.5	442	225	143	790

図4　CAPDノートの例

		1	2	3	4	5
交換時刻		4:00	10:00	16:00	21:00	人:0
透析液 濃度		135 ②250 400	135 ②250 400	135 250 400	135 ②250 400	135 ②250 400
排液時間		15分	分	分	分	分
注液時間		10分	分	分	分	分
排液量		2410g	2500g	2200g	2334g	238g
注液量		2000g	g	g	g	g
除水量		410g	500g	200g	330g	350g
排液の状態	フィブリン	あり・なし	あり・なし	あり・なし	あり・なし	あり・なし
	混濁	あり・なし	あり・なし	あり・なし	あり・なし	あり・なし
	血液	あり・なし	あり・なし	あり・なし	あり・なし	あり・なし
	その他					

1日の除水量（合計）	1900 1874g	尿量 5 mL	体温 36.1 ℃
体重 65.2Kg	飲水量 1200 mL	排便 3回	脈拍 81 回/分 血圧 107/64mmHg

出口部の状態	備考
良好・赤み・はれ	
痛み・ジクジク	
かさぶた・出血	
その他（　　）	

看護計画 **#4** # 感染のリスク状態

対策

（OP）
❶出口部の状態，排液の色・量・性状，発熱，悪心・嘔吐，倦怠感の有無
❷療養環境（ほこり，温度，湿度など）
❸清潔セルフケア（入浴，更衣）の状態

（TP）
❶カテーテル出口部の処置を行う
❷訪問時，パワーミストで衣服を清浄する
❸手洗い，含嗽，マスクとエプロンの着用を徹底する
❹訪問介護員と連携して療養環境を整備する（清潔の保持，温度・湿度調整）

（EP）
❶カテーテル出口部の処置と保清，含嗽・手洗いを指導する
❷腹膜炎徴候，上気道感染徴候について説明し，対応方法を指導する
❸緊急時に対応する（腹膜炎徴候があったら受診すること）

診断の根拠

●カテーテルの長期留置，浮腫増強による傷つきやすい皮膚，睡眠不足による免疫力低下があり，腹膜炎や上気道感染を起こしやすいと考えられる．

看護の実際　●一度腹膜炎を起こしてからは，感染はしていない．
●D氏はカテーテル留置により掃除ができないため，訪問介護員による掃除を週3回受けている．
●訪問介護員も感染予防の意識をもってD氏宅の掃除をしているが，週3回の訪問では2DKの部屋と浴室，エアコンや空気清浄機のフィルター，透析液の入って

いたダンボール箱の破棄までを行うには時間が不足していることが，サービス担当者会議で明らかになった．
●訪問看護師からケアマネジャーに相談し，訪問介護を週6回に増やし，感染予防の継続を強化することになった．

看護 計画 #5　老廃物蓄積に起因した瘙痒感，下肢痛，足部の灼熱感やムズムズ感，そして慢性腎不全に続発する動脈硬化による下肢痛に関連した：睡眠パターンの混乱

対策

(OP)
❶睡眠状態（入眠時刻，中途覚醒の時刻，覚醒時間，中途覚醒の原因，午睡）
❷日中の休息の状態と活動量
❸入浴またはシャワー浴の時間と方法
❹下肢痛・足部の灼熱感・瘙痒感の程度，発生時刻，

持続時間，増悪因子，軽減因子
❺訪問介護・看護の連携ノートから，訪問看護提供時以外の苦痛症状や睡眠状態
❻内服，ウレパールローション・インテバンクリーム・アドフィードパップの使用方法

(TP)
❶話をよく聴く
❷足浴，清拭，下肢マッサージによる爽快感と末梢血液循環を促進する
❸清拭や足浴にハーブを使ったリラクゼーションを行う

❹軟膏処置を行う（ウレパールローションを瘙痒部に，インテバンクリームを足部に塗擦する）
❺アドフィードを腰痛部に貼付する
❻医師（報告，指示受け）と連携する

(EP)
❶午睡をとるか，活動量を減らして休息をとるよう指導する
❷保湿ケアの方法を指導する（入浴後はすぐにウレパールローションを塗擦する）
❸下腿から足部の保温方法を指導する（締め付けすぎ

ず，保湿と吸湿性のある靴下を着用する）
❹瘙痒感の軽減の方法を指導する（保湿と吸湿性があり，毛羽立たない下着を選択し着用する）
❺ハーブを利用した入浴方法を指導する

診断の根拠　●腹膜劣化の可能性があり，老廃物の除去効率の低下，電解質の不均衡が生じやすい．その結果，足部の灼熱感，全身の瘙痒感が生じていると考えられる．
●腎不全の合併症である動脈硬化が進行している可能

性があり，下肢痛が生じている．
●これらの苦痛症状により不眠となり，寝不足からイライラしやすくなっていると考えられる．

看護の実際　●D氏には全身の瘙痒感があり，下肢痛および足部の灼熱感・ムズムズ感による不眠が続いていた．そのため，イライラしやすくなっていた．
●D氏が栽培しているハーブを入浴，清拭，足浴に活用したことで，ケア後数時間は症状が軽減した．
●D氏はケアを受けるだけでなく参加している意識をもち，苦痛を緩和するという目標を訪問看護師と共有できた．
●主治医は看護報告書を受けて，2月にリリカカプセ

ル25mg（1カプセル，夕食後）を処方した．しかし鎮痛作用を実感できず，中止となった．
●その後下肢痛が増強し，訪問看護直後に受診することになった．訪問看護師は，医療連携室を通して電話で主治医に状況を報告した．D氏はその日からリプル注の点滴を開始した．主治医からの情報提供を受けた近医でリプル注の点滴を週3回受けた結果，下肢痛は消失し，夜間良眠となった．

考察

　D氏はCAPD開始から9年目を迎えていた．老廃物の蓄積に伴う下肢痛とCAPDからHDへ移行することへの不安により，不眠となっていた．そこで，訪問看護師はCAPDを安全・有効に実施できるよう援助し，苦痛を緩和するケアを行った．D氏の気持ちを傾聴し，HDの情報提供を行って不安の緩和に努め，治療の転換が円滑に行われるように支援した．

　また訪問看護師は，医療連携室を介してタイムリーに主治医にD氏の状態を報告した．ケアマネジャーや訪問介護員とは連絡ノートや緊急連絡手順に従って連絡を取り合い，情報を共有化した．その結果，内服薬の変更やインフォームド・コンセント，感染予防，緊急訪問の必要性を早期につかむことができ，迅速な対応につながった．

　このように，チームでD氏の健康ならびに生活問題を解決することは有効であり，とくにケアとキュアの両側からアプローチする訪問看護師は，チーム連携の架け橋となる役割を担っている．

　D氏は，主治医，看護師，栄養士，MSW，ケアマネジャー，ホームヘルパー，訪問看護師等の連携による支援を受け，CAPD開始から9年7か月後，HDへ移行することができた．

MSW：medical social worker

　D氏はHD移行当初，週3回の通院や透析中の拘束時間に不満を訴えていた．しかし，通院が生活リズムとして身につき，透析クリニックの医師や看護師との信頼関係が構築されると，安心感を抱くようになった．その結果，訪問看護は卒業という形で終了した．

　最後に，現在の在宅CAPDでは家族がケアを行っている場合が多いが，今後，独居や高齢者世帯の増加に伴い，訪問看護師の介入の重要性とニーズは増加していくと予測される．この事例を参照し，また，透析看護認定看護師から教育・指導・コンサルテーションを受けてCAPDの管理ができる訪問看護事業所が増えることを願う．

（齋藤雅子）

参考・引用文献
1) 井上智子, 佐藤千史編著：病期・病態・重症度からみた疾患別看護過程＋病態関連図. 医学書院, 2008.
2) リンダ J. カルペニート＝モイエ：看護診断ハンドブック. 第9版. 新井幸恵監訳, 竹花富子訳, 医学書院, 2011.
3) 一般社団法人 日本透析医学会 統計調査委員会：図説 わが国の慢性透析療法の現状. 日本透析医学会ホームページ http://www.jsdt.or.jp/overview_confirm.html
4) 中山昌明ほか：日本透析医学会雑誌. 42（4）, 2009.
5) 日本透析医学会：わが国の慢性透析療法の現況2018. https://www.jsdt.or.jp/
6) エビデンスに基づくCKD診療ガイドライン2009. 一般社団法人日本腎臓学会. 株式会社東京医学社. 2009年.
7) エビデンスに基づくCKD診療ガイドライン2018. 一般社団法人日本腎臓学会. 株式会社東京医学社. 2018年.

家族支援が必要な高齢で認知症をもつ療養者

患者プロフィール

患者……………E氏，80代前半，女性
診断名…………アルツハイマー型認知症
既往歴…………20代に肋膜炎
要介護等認定…要介護3
家族構成………80代後半の夫（要介護認定，要支援2）と
　　　　　　　2人暮らし
　　　　　　　電車で1時間程度の場所に長男・次男が在住.
　　　　　　　ともに世帯あり
認知症の状況…認知症高齢者の日常生活自立度判定基準Ⅲ，

HDS-R 7点，FAST：5
障害高齢者の日常生活自立度　ランクA-1
生活歴…………長野県出身.　実家は雑貨屋を営んでいた.
　　　　　　　結婚後に上京し，専業主婦として息子2人
　　　　　　　を育て一家を支えてきた.50代からは定年
　　　　　　　退職した夫と雀荘屋を15年営む.　夫婦で
　　　　　　　日本中を旅行し，共通の趣味である俳句を
　　　　　　　楽しみ，仲よく寄り添いながら生活をして
　　　　　　　いた.

訪問看護開始までの経過

1　6年前頃よりまだらに記憶障害が出現しはじめた.　食事をしたこと自体を忘れ，同じ質問を繰り返すことがあった.

2　E氏の変化を，同居する夫は「おかしい」と感じていたが，「まさか妻が……」「歳のせいだ」と言い聞かせ，医療機関に受診することなく様子をみていた.

3　年に数回，実家を訪れる息子たちの前では以前のE氏が蘇り，気丈に振舞うため，息子達はE氏の変化に気が付かなかった.

4　5年前，見当識障害・行為障害が顕著に出現しはじめた.　帰宅願望による徘徊が起こり，自宅に居ながらも出身地である信州に帰ると玄関を飛び出し，引きとどめる夫を振り切った.

5　1人で外出すると自宅に戻ることができずに，警察に保護されるできごとが増えた.

6　E氏は数か月間入浴を拒み，清潔に無頓着となる.　さらに室内はゴミが散乱し，日常生活に支障をきたしはじめた.

7　E氏の攻撃・徘徊など認知症の行動・心理症状（BPSD）に振り回される夫は，心身ともに疲労困憊状態であった.　それでも「心配をかけたくない」「息子に妻の

変わった姿をみせたくない」「誰にも迷惑をかけたくない」と息子達にE氏の状況を隠し，誰も家の中に入れなかった.

8　2年後にはE氏の徘徊行動は頻度を増し，高齢である夫は体調が悪化し，体重も激減する.　この状況を見かねた近隣の民生委員が地域包括支援センターへ相談し，介護保険サービスが導入となり訪問看護も開始となった.

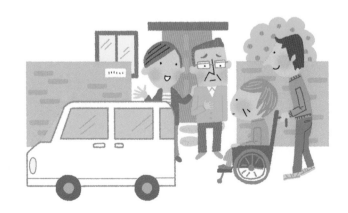

表1　認知症高齢者の日常生活自立度判定基準

ランク	判定基準	見られる症状・行動の例
Ⅰ	何らかの認知症を有するが, 日常生活は家庭内および社会的にほぼ自立している.	
Ⅱ	日常生活に支障を来たすような症状・行動や意思疎通の困難さが多少見られても, 誰かが注意していれば自立できる.	
Ⅱa	家庭外で上記Ⅱの状態が見られる.	たびたび道に迷うとか, 買物や事務, 金銭管理などそれまでできたことにミスが目立つ等.
Ⅱb	家庭内で上記Ⅱの状態が見られる.	服薬管理ができない, 電話の対応や訪問者との対応など一人で留守番ができない等.
Ⅲ	日常生活に支障をきたすような症状・行動や意思疎通の困難さが見られ, 介護を必要とする.	
Ⅲa	日中を中心として上記Ⅲの状態が見られる.	着替え, 食事, 排便, 排尿が上手にできない, 時間がかかる. やたらに物を口に入れる, 物を拾い集める, 徘徊, 失禁, 大声・奇声をあげる, 火の不始末, 不潔行為, 性的異常行為等.
Ⅲb	夜間を中心として上記Ⅲの状態が見られる.	ランクⅢaに同じ.
Ⅳ	日常生活に支障をきたすような症状・行動や意思疎通の困難さが頻繁に見られ, 常に介護を必要とする.	ランクⅢに同じ.
M	著しい精神症状や周辺症状あるいは重篤な身体疾患が見られ, 専門医療を必要とする.	せん妄, 妄想, 興奮, 自傷・他害等の精神症状や精神症状に起因する問題行動が継続する状態等.

（平成15年3月24日　老老発第0324001号から抜粋）

認知症高齢者を支える家族の苦労

わが国の急速な高齢化による認知症高齢者の増加率は, 社会問題とされはじめて久しい. 近年, 認知症への理解は深まりつつあるが, 認知症高齢者や, その家族が穏やかに地域で生活していくためには, いくつもの社会体制の課題がある.

認知症高齢者を支える家族の苦労は, 想像をはるかに超える. E氏夫婦のように家族は自分の自由な時間とお金を奪われ, そして生活設計も大幅に変更せざるをえなくなるケースもある. さらに「しっかり者の親」「仕事熱心な夫」だったはずの大切な家族が, 認知症という病によってイメージが崩される. そのことは, 介護者の心身の健康までも奪いかねない.

核家族の増加など, 家族の規模は小さくなり, 絶対的な介護のマンパワーが不足している昨今, 私たち訪問看護師は家族状況を慎重にアセスメントしながらも「家族のもつ力」に焦点をあて, 支援していくことが求められる.

訪問看護導入期

E氏の状態（BPSDによって目が離せない状況）

E氏は従来, 2人の息子を育て, しっかり者で働き者であった. しかし, 「認知症」という病が重なり, 「危険」な行動が目立つようになった. E氏の世界は, いつもエプ

MEMO

BPSD（behavioral and psychological symptoms of dementia）

〈心理症状〉抑うつ, 無気力, 不安, 妄想, 幻覚, せん妄

〈行動症状〉徘徊, 多動, 暴力, 無為・無反応, 食行動, 性行動異常, 不潔行為

→これらにより介護者に強い精神的・身体的負担を家族の生活に多大な影響を及ぼすが, ケアによって改善が可能.

ロンを纏い忙しく動き回っていた，子どもたちがまだ小学生だった時期である．「息子達にご飯を作らなくちゃ」と言ってプラスチックのものをガスコンロで火にかけたり，「父親の店を手伝わなければ」と夜中に家を飛び出したり，またトイレに物を捨てて詰まってしまったりと，一時も目が離せない状況であった．

夫が声を荒げ叱責してしまうこともたびたびであったが，E氏なりに理由があって行動したことである．そのため，なぜ叱責を受けるのかを理解できず，E氏は精神的に追い詰められていた．ケアのために身体に触れようものなら，他者に対して「触るな！」と手を振り上げる攻撃的な一面もみられた．

介護者の状況（主介護者が自身を責め，抑うつ状態になっている状況）

介護サービス介入当初，生真面目な夫は認知症の情報をテレビや新聞などから集め，認知症を理解しようと努めていた．それにもかかわらず，E氏の危険な行動に対して声を荒げて叱責してしまうこともたびたびであった．そのつど「情けない，私は人間として未熟者だ」と涙を流し，「自分のせいで妻がおかしくなった」と自分自身を責めていた．

先行きがみえない不安は抑うつ傾向をまねき，夫の食事量は極端に減っていた．さらにE氏が夜間に多動のため，夫は不眠に陥り，憔悴していた．

表2　アルツハイマー病の進行ステージ
FAST（Functional Assessment Staging of Alzheimer s Disease）

ステージ	臨床診断	特徴
1	正常	成人主観的にも客観的にも機能障害なし
2	正常	老化物の置き忘れ,もの忘れの訴えあり.換語困難あり.
3	境界領域	職業上の複雑な仕事ができない.熟練を要する仕事の場面では機能低下が同僚によって認められる.新しい場所への旅行は困難.
4	軽度	パーティーの計画,買い物,金銭管理など日常生活での複雑な仕事ができない.
5	中等度	季節に合った適切な洋服を選べない.入浴させるために説得することが必要なことも.
6a	やや重度	独力では服を正しい順に着られない.
6b	やや重度	入浴に介助を要する,入浴を嫌がる.
6c	やや重度	トイレの水を流し忘れたり,拭き忘れる.
6d	やや重度	尿失禁
6e	やや重度	便失禁
7a	重度	最大限約6個に限定された言語機能の低下.
7b	重度	理解しうる語彙は「はい」など,ただ1つの単語となる.
7c	重度	歩行能力の喪失.
7d	重度	坐位保持機能の喪失.
7e	重度	笑顔の喪失.
7f	重度	頭部固定不能,最終的には意識消失（混迷・昏睡）

Sclan SG et al. Int Psychogeriatr. 1992 ; 4 Suppl 1 : 55-69.

図1 E氏の1週間のスケジュール

	月	火	水	木	金	土	日
午前 朝食・ トイレ	訪問介護 9時 デイサービス 出発	訪問介護 9時 デイサービス 出発	訪問介護 9時 デイサービス 出発	訪問介護 9時 デイサービス 出発	訪問介護 9時 デイサービス 出発	訪問介護 9時 デイサービス 出発	訪問介護 息子達の 訪問
午後	15時 デイサービス 帰宅 訪問看護	15時 デイサービス 帰宅	15時 デイサービス 帰宅	15時 デイサービス 帰宅	15時 デイサービス 帰宅	15時 デイサービス 帰宅	訪問介護
夜間	●訪問看護ステーションによる24時間対応体制 ●在宅療養診療所による24時間体制			●緊急通報システム(自立支援法)			
その他	●レンタル:電動ベッド ●訪問診療 1回/2週 ●ポータブルトイレ ●高齢者福祉サービス:GPS			●地域包括支援センター ●ショートステイ2か月に1回程度			

息子たちは通院の介助や週1回ごとに交代で訪問するなど,役割分担をしながらかかわり始めた.一方で,母親であるE氏の変貌に戸惑いを隠せず,また父親の疲弊を心配して施設入所を希望していた.その際,主介護者の夫は「大切に育ててもらった母親を捨てる気か……」と頑固として拒否した.

介護サービスの導入に「他人に迷惑をかけたくない,妻を病人扱いしたくない」と消極的な夫であったが,息子達に促され,最小限で受け入れることになった.

認知症の確定診断

E氏は精神科を受診した結果,アルツハイマー型認知症と診断され,ドネペジル塩酸塩の投与が開始された.夫・息子達はともに,E氏の言動や行動が病気によるものだと理解した.

サービス介入によってE氏の精神状態が安定

同時に,夫の休息を目的に週1回のデイサービスを開始した.デイサービスを「女学校の延長」ととらえたE氏は,「楽しみ」の1つとなり,拒否なく通所ができた.さらに,看護師・介護師が共感的姿勢で接したことで,E氏は穏やかさを取り戻した.

サービス介入を夫自らが希望

夫はE氏が不在の間に休息が図れたことで,介護サービスに委ねることへの抵抗が払拭され,サービスの利用を増やすことを希望するようになった.

最終的にはE氏のデイサービスは週6回へと増やされた.そして,夫自身も要支援2の認定を受け,訪問介護と訪問看護を利用することとなった(図1).

E氏の夕暮れ時の徘徊に対しては,デイサービスに通所することで,日内リズムのバランスを整え,少量のチアプリド塩酸塩を服用した.しかし,夜間の多動は変わらず,夜間のみ二重施錠とした.夫の休息を優先し,夫の睡眠時間が十分確保できるよ

知っておこう!

👆 **認知症の種類**

〈アルツハイマー型認知症〉
脳内に異常なタンパク質が沈着してできる「老人斑」や神経原線維変化などが見られ,神経細胞の脱落・消失・脳の萎縮などにより脳の機能が低下する疾患で,徐々に進行していくという特徴をもっています.認知症の大半をこのアルツハイマー型認知症が占める.

〈脳血管性認知症〉
脳出血や脳梗塞が原因で脳が障害を受け,働きが低下する疾患.

〈レビー小体型認知症〉
脳細胞にレビー小体という物質が沈着して発症する.変動する認知障害,パーキンソン病,繰り返す具体的な幻視が特徴.

〈前頭側頭葉認知症〉
前頭葉と側頭葉の神経細胞の破壊により,人格の変化や非常識な行動などが目立ち,同じ行動を繰り返す,こだわりが強いなどの特徴がある.記憶障害や失語といった症状はあまり目立たない.

う，夫婦で居室を別にすることを提案した．

夫の役割・生きがい

夫は食事を作り，E氏に食べさせる部分の役割を担うことで，生きがいを感じていた．「おいしそうに食べてくれるのが何より嬉しい」とE氏が好む食事を準備した．同時に，E氏の体重の増加が著しくなるという課題も出てきた（1年間で10kg増加）．

夫は看護師に対して妻との想い出を語ることが増え，「こうしてE氏と夫婦として過ごした時間が何より幸せだった」と夫婦で過ごした時間が価値のあるものであったと認識できた．

施設入所決断期～在宅での生活が困難と家族が感じた時期

排泄での困難さ

E氏の認知症の中核症状は日を追うごとに進行し，一度安定したBPSDが再び悪化した．

排泄の問題が次々と起き，何よりも弄便は夫を困らせることになった．できるだけデイサービス中に排便があるようにコントロールしたが，それでも，多食なE氏は夜間に排便することもあり，そのつど夫を困らせた．さらに，トイレにパンツを流し，詰まらせるというできごとも連日のように起きた．

転倒・脱水での緊急入院

抗精神病薬の副作用や急激な体重の増加，体調の変化が重なり，膝の痛みと下肢脱力感が出現した．階段から転落して頭部を打撲し，救急搬送されることもあった．そのため抗精神病薬を中止したが，その影響で夜間の過活動が増した．

猛暑にE氏が熱中症となり緊急入院すると，夫は心配のあまり自転車で毎日病院まで面会へ行っていた．その後夫自身が続いて熱中症になってしまい，E氏とともに入院することとなった．

献身的に介護しても悪化する認知症状に落胆した夫

時折叱責してしまう夫に対してE氏も攻撃的となり，夫が苦労して準備したご飯も投げ捨ててしまうことが続いた．夫から「もう限界かもしれない」との言葉が増えるようになった．

介護保険サービスがかかわり始めてから1年，夫は「今まで妻に何1つしてやれなかった．だからこそ今，恩返しをしたいと懸命に寄り添ってきたが，どんなに献身的に介護しても進行していくE氏の認知症に落胆した」とこぼすようになった．

夫の想いは日々揺れており「一緒にいるのも，離れているのもつらい」と心のうちを語り，周囲が心配するほど抑うつ的になっていった．

施設入所の決定

ケアマネジャーが区内のグループホームや小規模多機能，特別養護老人ホームの空き状況を確認したうえで，施設の機能を2人の息子と夫に説明した．

その後，区内のグループホームに数か所空きがあり，夫と息子たちが見学した結果，E氏の入所を決意した．

本事例の看護過程の展開

看護診断と看護目標

看護診断	看護目標
#1 慢性混乱	**1** 本人の想いに寄り添い，身体面の不調に早期に対応することで，心身ともに安定した状態を保つことができる
#2 認知機能低下に伴うセルフケア不足	**2** 介助によりADLが充足されることで，E氏が尊厳を保ちながら生活することができる
#3 認知症介護に伴う家族の役割緊張	**3** 介護負担が軽減されることで夫の心身の健康を保つことができる．E氏と歩んできた人生が価値あるものであったと思える

(OP) observation plan：観察計画　(TP) therapeutic plan：治療計画　(EP) educational plan：教育計画

看護計画 #1　慢性混乱

対策

(OP)
❶バイタルサイン
❷活気などの精神状態，睡眠状態，食欲・食事摂取量，行動
❸頭部CT，血液データ
❹排便の状況
❺生活歴，本人の生活パターン

(TP)
❶ペースを合わせ笑顔で話しかける
❷日内リズムが整うように，日中の活動を促す
❸排便をコントロールする（デイサービスとの連携）
❹いつもと様子がおかしいときには全身状態に留意し，適宜主治医と連携する．緊急時の連絡体制を確保する
❺服薬を確認する．適宜，主治医・精神科医と連携を図る

(EP)
❶夫・家族に認知症についての診断と具体的な介護方法を説明する
❷使用できる社会資源について説明する
❸緊急時の対応について説明する
❹徘徊についての対策・対応を決めておく

アセスメント

●E氏は認知症の進行，生活歴，介護力を含めた環境の影響を受け，混乱をきたしていた．
●E氏なりに理解した行動が危険を及ぼすことになり，夫から叱責を受けるという毎日に，精神的に追い詰められていた．その結果，攻撃的・徘徊・多動というBPSDが悪化していった．
●BPSDの悪化がさらに夫の介護負担を増強させ，悪いスパイラルに陥っている．
●E氏の現状を正しく理解し，尊厳をもちながら，精神的に安定して過ごせるように支援が必要である．
●便秘や倦怠感などの身体症状に対してもE氏は周囲に的確に訴えられないため，精神状態や行動など，いつもと違う変化に留意し，早期に対応することが求められる．

295

看護の実際

●主治医に現状を伝え，改めて認知症の確定診断を促した．E氏が「認知症という病である」ことの理解を家族全員に働きかけ，具体的な対応方法の説明と個々の役割を明確にした．

●精神状態・夫の疲弊に合わせて抗精神病薬の服用を開始し，その後の副作用に留意した．

●デイサービスの利用を勧め，E氏の行動を分析する

とともに，共感的態度で接するよう努め，E氏の尊厳が保たれる時間を確保した．

●他職種と密に連携を図り，情報の共有と早期対応に努めた

●脱水徴候の際には，環境調整・医療機関との連携など早期に対応した．

看護計画 #2　認知機能低下に伴うセルフケア不足

対策

OP
❶排泄状況の把握（トイレの使用状況・失禁の有無）
❷食欲・食事摂取量，行動，体重，皮膚状態
❸生活歴・本人の生活パターン，睡眠状態
❹どのような時代をどのような役割で生きてきたか

TP
❶トイレへ誘導する
❷失禁時は素早く対応する
❸口腔ケアを行う
❹デイサービスと連携して入浴を行う

EP
❶食事量や内容，何度も食事を欲するときの対応について家族に具体的に説明する
❷尿意や便意の際のサインや誘導のしかたを説明する
❸失禁の際の対応について説明する

アセスメント

●アルツハイマー型認知症のため，認知・身体機能が低下し，全般的にセルフケア能力が低下している．

●排泄に対しては尿意や便意はあるものの，トイレの場所や後始末の方法がわからないために機能的失禁となっている．

●入浴に対しては行為そのものの記憶が乏しいが，支援があれば入浴動作の一部が想起できる．

●食事動作は可能だが，食べたという記憶が低下しており，繰り返し食事を欲しがる．

●上述のE氏のセルフケア能力を見極め，残存機能を維持した支援が求められる．

看護の実際

●E氏のセルフケアについては，全般的にデイサービスとヘルパーが行っていた．

●食事の準備は夫の生きがいの1つであった．「唯一自分が妻にしてあげられることだ．美味しそうに食べる妻の表情が喜び」と語り，何度も食事を欲するE氏にそのつど食事をさせていた．そのため，日ごとにE氏の体重は増加していった．看護師は夫の想いを労い，

役割を大切にしながらも，回数を1日3回に減らすことや，カロリーの少ない食事内容へ変更することを提案した．

●看護師は排便状況の把握に努め，できるだけデイサービス中に排便があるよう連携を図った（定期的にデイサービスでの浣腸を依頼する）．

看護計画 #3 # 認知症介護に伴う家族介護者の役割緊張

対策

OP
❶E氏の認知症状，BPSDの状況
❷排泄状況の把握（トイレの使用状況・失禁の有無）
❸夫の体調，血圧・睡眠状態，食事状態
❹息子達とのコミュニケーションの状況

TP
❶ケアマネジャーを中心とした他職種と連携する
❷息子達と連携する
❸社会資源の情報を提供する
❹介護者の不安の表出を図り，労をねぎらうなど支持的なかかわりをする

EP
❶気軽に相談してもらうように家族に伝える
❷緊急時の連絡方法を具体的に伝える
❸認知症という病状と具体的な対応方法を説明する
❹夫を支援する息子達へも状況を説明し，役割分担を促す

アセスメント

●主介護者である夫は，認知症により変貌していく妻の姿に自分自身を責め，先行きが見えない介護に不安と無力感を感じ，抑うつ状態となっている．
●夫は，E氏に対して叱責することがたびたびあり，精神的に追い詰められている．
●仲よく助け合って築いてきた夫婦生活であったが，認知症という病によってそのイメージが崩され，人生そのものに肯定感が抱けなくなっている．

看護の実際

●キーパーソンである夫に対して，十分に対応していることをねぎらいながらも，共倒れになってしまうことが心配であるということをタイミングよく伝え，サービスの導入を促した．
●認知症によって変わってしまった家族を見守る苦しみを十分に理解し，看護師は夫の語りを促した．
●「どれほど大切な人であるのか」という妻への温かな想いを語ってもらい，以前の妻のイメージを再構築できるよう働きかけた．
●「つい怒ってしまって」「認知症とわかっていても優しくなれない」と涙し，自責の念をこぼす夫に対して，この反応は当然のことであることや，「E氏も夫の想いを理解しているのではないでしょうか」と，E氏の想いを代弁しながら，夫の罪悪感を軽減できるように支援した．
●デイサービスやショートステイの利用を促し，心身の疲労を和らげるようにサポートした．
●ピアサポートが受けられるように区内の認知症の家族会を紹介したが，夫の体力低下から参加にはいたらなかった．
●夫の日々揺れる想いに共感的にかかわるが，心身状況が限界にきている夫に対して，タイミングよく施設への入所をすすめた．
●施設への入所に対して，「決して姥捨て山ではなく，E氏にとって治療の場であり，療養の場であること」を説明した．「離れていても夫の愛は十分伝わっているのではないか」と看護師自身の想いを伝えた．

■ 施設入所後の夫の心情

E氏に対する罪悪感と喪失感を吐露

　E氏がグループホームへ入所し，夫は独居生活になった．夫も要支援2の介護認定を受けており，夫自身の訪問看護を継続していた．

　夫は，妻と日々ともに居られないことにより，喪失感で気持ちが落ちこむという心情を吐露した．E氏の入所の際は肯定的な想いであったが，実際E氏が入所すると「妻を結局姥捨て山に捨てたのだ」と自責の念に苛まれた．夫の食事量は減り，眠れない

日々が続いた.

そのような夫に対して,看護師は「Eさんは家族に負担をかけることを望んでいなかったので,最良の選択であったと思う」と施設への入所に関して肯定的な想いをそのつど伝えるようにしていた.

「妻に会うために体力をつける」と新たな目標と生きがいを持てた

夫は息子とともに入所中の妻に面会し,妻の穏やかな表情を見て,「グループホームに入所できてよかった」と安堵し,良眠が図れるようになった.

その後は「1人で面会に行けるように体力をつける」という目標ができ,意識的に食事をする日々が続いている.日々妻への想いを俳句に綴り,ともに生活していなくても,E氏の存在が支えになっている.

考察

E氏を介護する夫とのかかわりを通し,認知症高齢者を介護する家族への支援として以下の3つが重要であると考察する.

認知症の確定診断を行い,介護者に認知症の正しい理解を促す

認知症とは「一度発達した知的機能が脳の器質的障害によって広範に継続的に低下した状態」である.つまり脳の病気であり,なかには治療可能な疾患もある.まずは,認知症かどうかの見極めが大切だが,多くの認知症症状を呈する疾患は治癒することなく,進行の一途をたどる.認知症治療薬の開発が進んでいるが,進行を遅らせる程度で改善する薬剤はない.

認知症は決して利用者本人や支える家族が悪いわけではない.しかし,介入当初,夫はE氏の行動や言動に対して「自分の対応が悪かった」と責め,夫婦の歴史も否定しかけていた.認知症の確定診断を行い,認知症に関する理解を促すことで認知症高齢者の世界観が理解できるようになり,また今後の見通しがつくようになった.認知症を理解することは,介護の一部を他者に委ねる一助となった.

看護師は一つひとつの介護について具体的な方法を説明するとともに,認知症高齢者の言動や行動にある背景を代弁することで,患者と家族の橋渡しを行っていく役割を担うことが求められる.

介護者の受容過程を理解し,想いの表出を図りながら家族の力を引き出す

長年ともに暮らしてきた家族にとっては,威厳をもち家族を支えてきた高齢者の正常を欠いた判断や,つじつまの合わない言動・行動を目のあたりにすると,耐えがたい感情に襲われる.認知症とわかっていても,家族の変化に正面から向き合えない場合も少なくない.

杉山は認知症患者の介護者がたどる心理的ステップには「ステップ1:とまどい・否定」「ステップ2:混乱,怒り,拒絶」「ステップ3:割り切り,またはあきらめ」「ステップ4:受容」があると述べている(**表3**)[4].

表3　認知症患者の家族がたどる心理ステップ

ステップ1　とまどい・否定
認知症の人の異常な言動にとまどい, 否定しようとする. 悩みを他の肉親にすら打ち明けられないで, 一人悩む時期
ステップ2　混乱, 怒り, 拒絶
認知症の理解が不十分なため, どう対処してよいかがわからず混乱し, ささいなことに腹を立てたり叱ったりする. 精神的, 身体的に疲労こんぱいして, 認知症の人を拒絶しようとする. 一番辛い時期
ステップ3　割り切り, またはあきらめ
怒ったりイライラしたりするのは自分に損になると思い始め, 割り切るようになる. あきらめの境地に至る
ステップ4　受容
認知症に対する理解が深まって, 認知症の人の心理を自分自身に投影できるようになり, あるがまのその人を家族の一員として受け入れることができるようになる

文献4）より引用

夫はE氏の認知症状初期には「おかしい」と気づきながらも,「まさか自分の妻がボケるはずがない」と戸惑いを隠せず, 懸命に否定した. その後, 認知症症状が進行して行動障害が出現すると混乱し, E氏に対して叱責するなど, 夫の感情は怒りとして表出された. また, 自分の介護方法や夫婦が歩んできた道のりをも責め, 抑うつ的となった.

しかし, 周囲からの支援を受けることで, 最終的には妻が認知症となった状況も含め, 意味あるものとしてとらえられるようになり, 自分たちの人生が価値あるものであったと思えるようになった.

家族には, 互いがともに生活を築いてきたなかで培われた, その家族ならではの力量があるはずである. 混乱した状況ではその力を発揮できない場合もあるであろうが, 家族の生活史を想起できると温かな感情を呼び起こすことが可能になる.

また, それぞれの家族ならではの工夫や温かさも患者に対して提供されている. 一方的に指導するのではなく, 介護への肯定的な評価を行い, 家族が孤独・孤立に陥らないように支援することが大切である.

■ 家族が自分たちの能力を見極め, 役割分担と社会資源を活用できるよう支援する

特定の家族が介護のすべてを1人で背負いこむことがないよう, 主介護者を手助けする補助介護者が可能な範囲で介護に参加できるような状況を提案することが大切である.

当初, 夫は息子達にも知らせず, 1人で抱え込んでいたが, そのことは夫の健康をも奪いかねない. 夫を支援する息子達へもはたらきかけることで, 息子達から通院・

金銭管理・サービス調整などの協力が得られた．そのことは夫の身体的負担の軽減とともに，夫の孤立化の防止につながった．また，母親の認知症の進行を息子達が受容する糧となった．

さらに，介護サービスの介入に否定的であった夫が，息子達の助言によってサービス導入への一歩が踏み出せたことも大きかった．最終的に施設への入所を決断できたが，息子達の肯定的な支えがなければ決断できなかったであろう．

そのときどきに合わせて家族の介護力を見極め，役割分担を促し，介護保険サービスを中心とした社会資源の情報を提供することで，家族の介護力は向上し，よい選択ができるようになるのである．

おわりに

E夫婦は，認知症という病によって夫婦関係にゆがみが生じ，破綻しかけていた．かかわりの当初は，「介護者の夫が倒れてしまうのでないか．すぐにE氏の施設入所を勧めたほうがいいのではないか」と考えたが，夫は施設への入所を頑なに断わっていた．

その後のかかわりのなかで，夫婦の愛の深さと，E氏に真摯に向き合う夫の姿勢に，この夫婦の力の大きさを垣間見ることができ，援助の糧となった．愛情こそが認知症の患者に何よりも安心と安らぎをもたらす．

かかわりから1年半の経過を経て，夫はE氏の施設への入所を決意した．その決意にどれだけの想いが込められているのかを支援者たちは理解できた．

認知症の患者にとって，自宅で過ごすこと，そして施設で過ごすことのどちらか一方が正解な訳ではない．生き方，環境，健康状態などさまざまな条件が渦巻くなかで答えは異なるのである．

かかわり当初，E氏がすぐに施設に入所していたら，夫は妻と最後まで過ごすことができなかったことを後悔し，ともに歩んできた人生をも否定したかもしれない．迷い，揺れ，疲弊しながらも皆で手を取り合い，E氏を支えた月日があったからこそ,「施設入所」という新たな道を歩む勇気を与えてくれたと考える．

認知症高齢者の介護負担は過大であり，介護者の健康面の破綻から在宅生活が限界に達することもある．家族の健康面や生活への影響に配慮しながら，よりよい選択ができるよう支援していくことが重要である．

（平野智子）

参考・引用文献
1）渕田英津子：認知症高齢者の行動・心理症状（BPSD）に対する家族支援のあり方. 家族看護, 13：50～54, 2009.
2）大町弥生：認知症患者の家族の「受容の心理的プロセス」と看護の関わり―認知症の妻をもつ夫に焦点をあてて. 家族看護, 13：45～49, 2009.
3）片山陽子：認知症患者・家族の「介護役割の引き受け」への支援. 家族看護, 13：62～66, 2009.
4）杉山孝博：認知症看護の"キホン"を理解する. コミュニティケア. 9（12）：10～21, 2007.
5）大西和子：事例で学ぶ看護過程PART2. 学研メディカル秀潤社, p.169～188, 2006.

事例 6

生後9か月の超重症児

患者プロフィール

患者……………Fちゃん，9か月，男児
診断名…………新生児重症仮死
家族構成………30代の両親．電車で1時間以内に住む両親の親が4人おり，協力的である

両親の生活歴…共働きであり,Fちゃんが初めての子どもである．母親は非常に多忙な勤務であったため，妊娠を機に仕事を辞めた

病状の経過

1 在胎31週より切迫早産で入院．児心拍除脈となり，在胎32週で帝王切開にて分娩．

2 出生時1,618g，アプガスコア3点，自発呼吸なし．気管挿管しNICUに入院となる．痙攣発作がみられたため，抗痙攣薬を投与．痙攣は治まった，弛緩状態となった．自発呼吸，体動はなく，上肢のピクツキや振戦がみられる状態であった．

3 人工呼吸器によって呼吸管理を行う．自発呼吸によるファイティング，あるいは痙攣によるものかは不明であったがSpO_2の低下がみられた．頸部のポジショニングでもSpO_2の低下がみられたため，適宜酸素投与を行う．

4 胃瘻により経管栄養を行っていた．

5 反応は，接触による刺激に対して筋緊張がある程度．閉眼ができないため，角膜保護を必要とした．

6 児の状態が安定し，自宅での仕事が可能な業務であるため，母親は児を連れて帰り，将来的には仕事を始めたいと考えていた．そのため，自宅に帰る方向で調整を開始した．児

に必要なケアと在宅での医療体制を**表1,2**に示す．

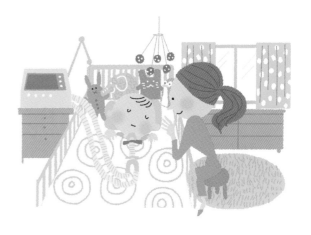

表1　患児に必要なケア

人工呼吸器管理	常時
酸素吸入管理	酸素飽和度が94%以下の状態が続く場合
気管カニューレの交換	1回／1週間
吸引	1回／10分は必要
経管栄養	5回／日のミルクと2回／日の補水
胃瘻のバルーンの水交換	1回／1週間
点眼	5回／日
体位交換	1回／2時間
リハビリ	毎日
入浴	2回／1週間
オムツ交換	5回／日

表2　患児の在宅での医療体制

訪問診療：近隣の小児科医　1回／週
訪問看護：毎日（訪問リハビリも含む）
市区町村の訪問看護：1回／週

その他の連携機関
　保健師，レスパイト先（入院中の小児病棟），
　療育センター（移動用具の調整）

介護の体制
・母親が中心となって療育する
・父親は夜と休日は援助可能である
・祖父母は週に1回は交代で手伝いに来ることができる

超重症児の在宅看護によるケアは，24時間の管理が必要であるとともに，変化があった場合の対処が的確であることや迅速であることが求められる．患児の親が抱える精神的，身体的負担は大きく，在宅支援にはまず医療的ケアが病院から在宅へスムーズに移行されることが重要である．そしてさらに，NICUに入院している患児は母子間の愛着ケアが物理的に少ないため，母子間の愛着形成へのかかわりも看護の重要な役割である．

▌退院前カンファレンス

患児には呼吸変調があり，随時酸素投与が必要であった．また，頸部のポジショニングによっても呼吸変調が生じるため，注意が必要な状態であった．

喀痰は1時間に3回は吸引が必要であるが，痰の性状は柔らかく，詰まることはなかった．加湿は中程度でよいが，ネブライザーは1日3回行っていた．

また，自発的な体動がないために全身に浮腫があり，皮膚トラブルを起こしていた．とくに皮膚の重なる頸部は炎症，出血があるため，保清と軟膏塗布は毎日必要であった．

高度な医療が必要なため，確実な医学的管理と変化に対応できる支援が必要であった．医療管理については往診医とともに病院と医療機器メーカーから説明を受け，情報を共有することとした．在宅において変化が出現した際，医師から指示を的確に受けて対処できるようにするため，共通の医療情報の認知が必要とされた．

退院前のカンファレンスにて，これら患者の病状についての情報を共有化し，医療機器の管理についても確認した（**表3**）．

表3　共有した医療情報

人工呼吸器の種類と設定	表4参照
気管カニューレの種類 蘇生バッグの種類	シャイリーPED4.0 乳幼児用蘇生バッグ
サチュレーションモニターの種類と使用方法	アラーム付　小児用プローブテープ式
吸引器の種類と使用方法 低圧持続吸引器のチューブの種類	吸引圧−20kPa　バッテリー付 渦巻き型メラチューブ　覚醒時使用
酸素濃縮器の種類と流量	酸素濃縮器3L器
胃瘻の種類	バルーン式ボタン14Fr1.2cm（水5mL）
栄養剤の種類と注入量および回数	種類：人工乳と母乳 量と回数：130mL／回 1時間で滴下　6回／日
皮膚軟膏の種類と塗布方法	種類：テラジアパスタ 部位と回数：頸部と両手に2回／日
眼軟膏と点眼の種類と使用頻度	種類：ヒアレイン点眼液, タリビッド眼軟膏 回数：4回／日点眼　2回／日軟膏
投薬内容	ガスター散, デパケン, ダイアモックス クラリシッド, 酸化マグネシウム, ムコダイン 2回／日

表4　人工呼吸器の種類と設定

（人工呼吸器の種類：トリロジー100）

設定	医師処方	設定	医師処方
換気モード	PC	トリガータイプ	フロー
一回換気量	−	トリガー感度	3.0LPM
吸気圧	22.0hPa	AVAPS	ON
呼吸回数	25BPM	酸素流量	0.5〜2L
吸気時間	0.7sec	回路外れ	5sec
EPAP/PEEP	5.0hPa	換気量下限	40mL
ライズタイム	0.1sec	分時換気量下限	1.0L
		加湿器	有　設定8

知っておこう!

超重症児とは

医学的管理下に置かなければ呼吸をすることも, 栄養をとることも困難な障害状態の児をいう.
超重症児（者）, 準超重症児（者）の判定基準について, 以下の各項目に規定する状態が6か月以上継続する場合, それぞれのスコアを合算する.

1 運動機能：坐位まで 2 判定スコア	スコア
①人工呼吸器管理	10
②気管挿管・気管切開	8
③鼻咽頭エアウェイ	5
④O_2吸入またはSaO2 90％以下の状態が10％以上	5
⑤1回／時間以上の頻回吸引 6回／日以上の頻回吸引	8 3
⑥ネブライザー6回／日以上または継続使用	3
⑦中心静脈栄養（IVH）	10
⑧経口摂取（全介助） 経管（経鼻・胃瘻含む）	3 5
⑨胃瘻・経腸栄養 持続注入ポンプ使用	8 3
⑩手術・服薬にて改善しない過緊張で, 発汗による更衣と姿勢修正を3回／日以上	3
⑪継続する透析（腹膜灌流を含む）	10
⑫定期導尿（3回／日以上）	5
⑬人工肛門	5
⑭体位変換6回／日以上	3

〈判定〉
　1の運動機能が坐位までであり, かつ2の判定スコアの合計が25点以上の場合を超重症児（者）, 10点以上25点未満である場合を準超重症児（者）とする

303

退院指導

両親と両祖母を対象に退院指導を行った．退院指導では，人工呼吸器の管理，胃瘻の注入，吸引，気管カニューレホルダーの交換，蘇生バッグの使用方法，酸素濃縮器の管理，点眼，軟膏塗布，入浴方法，オムツ交換，体位交換，ポジショニング，リハビリテーションなどの方法について指導されていた．

また，実際の入浴の様子を観察した．看護師の援助のもと，ベビーバスを用いて母親と祖母で問題なく入浴の介助ができていた．入浴中も人工呼吸器の換気量のチェックが必要である．浴槽へ移動時人工呼吸器を外した際，気管へ水が流入することがないように配慮が必要である．また，患児を抱きかかえる際，首の位置や気管カニューレ抜去に注意が必要である．更衣は体温調整が不十分であるため，手早く行わなくてはならない．

次に，退院後のリハビリについて，訪問の作業療法士と同行して申し送りを行った．患児には，自発的な体動がないことによる廃用予防と拘縮予防が必要である．また，弛緩状態ではあるが，刺激による痙性があるため注意しなくてはならない．

在宅へ向けての母親の様子

母親は「多分することはわかる気がする」と話したが，表情は硬かった．ケアをしている際に，患児への声掛けが少ないことが気になった．

病棟看護師に確認したところ，「出生時からのこれまで，患児の生命の危機的変化が何度かあるなかで，病棟でも愛着ケアには着目しており，気管切開を行ったり，胃瘻の増設を行うなど，在宅に向けて一歩ずつ進む過程を写真に収めるなどして患児の回復過程をともに喜ぶケアを行ってきた．母親からは，表情は硬いがそれらのことに対して喜ぶ言葉も聞かれている．母乳を持参することやケア参加には拒否もなく，毎日面会にも来ているため，患児への愛着形成は母親なりの速度で進んでいる」と，母親の患児への愛着を評価していた．しかし，1日の大半が医療行為に割かれてしまうため，療育の視点は引き続きもつ必要があると申し送りされた．

また母親自身，仕事への思いも強くもっており，自宅に帰ることによって仕事の再開を希望している，との情報があった．

ケア協力者である祖母は「手伝ってあげたいけど，怖い部分がたくさんあります．でも1人じゃどうにもならないでしょうから」と話していた．入浴のケアの際には積極的に手を差し伸べる姿が見られ，患児への声掛けも見られていた．

退院前カンファレンスを通して把握できたこと

　医療処置などの指導は計画的に行われており，母親の習熟度が非常に高かった．しかし，母親が1人で行うには処置量が多く，療育が生活のすべてになってしまう可能性があることがわかった．

　また，指導には夫だけでなく双方の祖母2人も参加しており，退院に向けて協力する意思がみられた．母親の支えになる重要な人材である．

　しかし，母親の発言が少なく，また患児に対しても声掛けが少ないようにみえた．不安感や心理的な側面の支援方法が読み取りにくく，母親との信頼関係の構築が導入初期に重要な視点となることが感じられた．

退院前カンファレンスからわかる看護の視点

　患児の状態は安定しているが，状態の変化は生命に直結するため，医療的管理は在宅医療者が十分に周知し，療養環境の整備と患児のケア指導を母親とともに行いながら，生活の安定を支援する必要がある．

　また，患児は出生時からNICUであるため，母子愛着形成に努めるとともに，療育的配慮が大切である．

退院当日

　退院時は民間の救急車を利用した．入院先の医師と看護師が同乗し，父親，母親，祖父母が付き添い退院となった．在宅の側は訪問診療医，看護師，保健師，人工呼吸器業者が自宅で待機し，受け入れ体制を整えた．

退院日訪問時の患児の状態

　退院日に訪問した際の患児の状態は以下のとおりである．
体温：36.5℃，脈拍：120回／分，酸素飽和度98％，換気量120〜150mL，
呼吸回数22回／分，退院時の体重7,167g，身長68cm
室内は，室温24℃，湿度45％であった．

　退院時，車から部屋までの移動時は父親が患児を抱え，医師がバギング（用手換気）しながら移動させた．患児をベッドに臥床させ，頸部伸展位でポジショニングし，人工呼吸器を母親が装着した．換気量，酸素飽和度は安定していた．

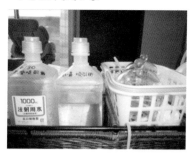

吸引は気管と口鼻用に分け，隣に吸引チューブをセットしている．

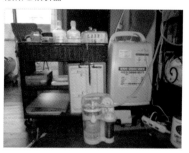

酸素と吸引器

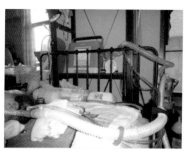

人工呼吸器はベッドの上側にセットしている．蛇管は結束バンドで固定し，重さでカニューレが引っ張られないように，蛇管の下に砂のうを置いている．

本事例の看護過程の展開

看護診断と患者目標

看護診断		患者目標	
共同問題	人工呼吸器装着による呼吸不全と無気肺のリスク		呼吸管理が安全に行える.
#1	気管カニューレ内の喀痰の閉塞, 気管カニューレ位置の異常に続発する分泌亢進に関連した非効果的気道浄化	1	肺の換気量が保てる.
#2	自力体動困難であることに関連した不使用性シンドローム	2	身体の浮腫が軽減する.
#3	患児の出生時からの障害による親子間愛着障害リスク	3	患児への愛着が深まる.
#4	医療行為の多い患児を自宅でケアするという慢性的な不安	4	母親は不安感や困難なことを相談できる.

(OP) observation plan:観察計画　(TP) therapeutic plan:治療計画　(EP) educational plan:教育計画

看護計画 ## 共同問題

対策

(OP)
❶バイタルサイン
❷肺へのエア入りの状態
❸副雑音の有無
❹胸郭の動き
❺人工呼吸器の作動確認(表5)

(TP)
❶チェックリストを用いて人工呼吸器の正常稼働を確認する
❷肺の背部側の動きをつくるために, 椅子への移乗を行う
❸下顎後退や脊柱の変形, 胸郭の変形を進ませないように, リハビリテーションを行う

(EP)
❶呼吸状態の異常や変化を指導する(リーク音, 下顎の動き, 胸郭の動きなど)
❷人工呼吸器の見方を説明する(換気量, 気道内圧, 分時換気量の変化が意味するもの)
❸頸部のポジショニング方法を指導する(頸部伸展位で気道の機械的閉塞を除去する)
❹換気量が上がらないときの酸素の流し方, バッグ・バルブ・マスクの使用方法を説明する

表5　人工呼吸器チェックリスト

	○/△	/	/	/	/	/	/
換気モード	PC						
一回換気量（VT, mL）	150						
I：E比	1：2						
平均気道内圧（cmH₂O）	12						
分時換気量（V$_E$, mL）	3						
加湿器の設定	7						
回路破損の有無	なし						
電源, 接続のチェック	OK						
回路交換の有無	○/△済						

看護計画 #1　気管カニューレ内の喀痰の閉塞, 気管カニューレ位置の異常に続発する分泌亢進に関連した非効果的気道浄化

対策

OP
❶痰の量と性状
❷発熱の有無
❸加湿の状態
❹室内の温度や湿度

TP
❶口腔ケアを行う
❷呼吸理学療法を行う

EP
❶覚醒時は唾液量が増えるため, 低圧持続吸引を使用する
❷唾液は十分に吸引する
❸体位変換の前には吸引を行う
❹痰の性状や量の変化について説明する
❺気管カニューレの交換を一緒に行い, 閉塞時に母親が交換できるように指導する

診断の根拠

●先天的な脳障害による中枢性の呼吸障害と, 弛緩した体幹や成長発達障害による拘束性呼吸障害もあるため, 正常な呼吸状態の確保が必要である.

看護の実際

●患児の入院中, 人工呼吸器の値が変化することがなかったため, 実際には母親は危機的な数値を理解していなかった.
●退院翌日に酸素飽和度の低下があったが, 母親は酸素を流す, という対応をきちんと判断し行えた. しかし, 酸素飽和度が低下した原因や, 換気量については理解できていなかった.
●訪問した際, 気管カニューレの閉塞によって患児の換気量は80mLに低下していた. 酸素飽和度の低下はそのために起こっていたことがわかった. 患児の換気量は120mL前後が正常範囲であり, 気道内圧の上昇は痰の貯留や肺の炎症などによって起こることを母親に説明した. 母親は「換気量をみておくことが大切なのですね. 酸素飽和度の値だけみていたのではいけないことがわかりました」と話した.

看護計画 #2　自力体動困難であることに関連した不使用性シンドローム

対策

OP
❶ 浮腫の状態
❷ 皮膚の炎症や滲出液の有無
❸ 体幹の変形の有無
❹ 拘縮の有無
❺ 筋緊張や痙攣の有無
❻ イン・アウトの確認
❼ 排便の状況

TP
❶ 体位交換は1時間ごとに行う
❷ ポジショニングを整える（圧迫しすぎない用具の選定）
❸ マッサージにより循環を改善させる
❹ 両方の上肢の皮膚の洗浄と保湿を行う
❺ 他動的に身体を動かす（作業療法士によるリハビリテーション）
❻ 腸内のガス抜きを行う

EP
❶ ポジショニングについて指導する（皮膚と皮膚が密着しない，良肢位の説明）

診断の根拠

● 自力での体動が困難であるため，全身に浮腫が出現している．浮腫によって皮膚が重なる部分が炎症を起こしていた．頸部に至っては緑膿菌が検出されていた．気管に近い部分であることもあり，細菌の繁殖をなくし，感染リスクを減らす必要があった．
● 両肘関節，肩関節は拘縮が出現しており，更衣の際に屈曲すると抵抗するという反応がみられていた．痛み刺激による苦痛を増悪させないためにも，関節の可動域の狭小化を防ぐ必要があった．
● 口腔の閉鎖ができないために空気が消化器内に流れやすく，腹部が膨満した状態が時折みられた．空気の貯留は横隔膜を挙上させて換気を低下させるとともに，腸管の動きを減弱化させるために便秘に移行してしまう．そのため，腸内ガスの排出や，胃部の空気を抜くケアが必要であった．

看護の実際

● 医師に確認後，リンパマッサージのケアを行うようにした．合わせて他動運動を訪問リハビリテーションで導入した．
● 皮膚の清潔には，入浴以外の日にはペットボトルを用いて洗浄し，軟膏の塗布を行うようにした．
● 消化器の安定した活動を促すため，腹部の張りの状態を母親と共通の認識事項とし，どのようなときにガス抜きをすることが適切かを指導した．胃部のガスは胃瘻から抜き，腸内ガスはカテーテルを挿入して抜く方法で行った．

看護計画 #3　患児の出生時からの障害による親子間愛着障害リスク

対策

OP
❶ 患児を抱きしめる時間の有無
❷ 患児へのスムーズな声掛け

TP
❶ 患児の成長をともに喜ぶように援助する（身体の成長，患児の反応の変化を細かくとらえて母親に伝える）
❷ 患児を抱きしめる時間をつくる

EP
❶ 看護師に子育てへの不安感を相談できることを伝える
❷ 成長発達に伴い，療育センターへのかかわりの情報を提示する

診断の根拠	●出生直後から人工呼吸管理でNICUに入院していたため，直接母乳を与えたり抱きしめる時間の確保が難しい環境下であった．そのため，患児への声掛けもなかなかできない状態であった． ●母親と患児にとって，出生直後の離れがたいという	愛着時期から，患児を1人の個別の存在であることを認識する過程は重要であったが，十分な愛着の時間を過ごせないことで，子育ての発達段階をやや遅めに登りはじめている状態であった．
看護の実際	●患児の発するアクションの変化を母親に伝え，共有するケアを行った．患児が痛み刺激に反応を示すことや，タッチングをすると気切部からエアリークさせる反応があることを伝えた．また，安心しているときや眠りに入ると心拍数が110回／分程度に落ち着くこ	とや，覚醒時や興奮時は心拍数が130回／分に上昇することなど，患児の変化が見えることも伝えた． ●抱っこの時間をつくり，患児が安心して眠っていく様をともに見ながら，「一番安心する場所なんですね」と母性の自己覚知を促す援助を行った．

看護計画 #4　医療行為の多い患児を自宅でケアするという慢性的な不安

対策

OP
❶母親の表情
❷母親の睡眠の状況
❸家族の協力状況
❹体調不良の有無
❺外出の可否

TP
❶共感的に接し，信頼関係を構築する
❷母親の仕事への思いやこれまでの経過をゆっくりと聴く
❸自治体の看護師や往診医，主治医と連携がとれて
いることを伝える
❹連絡ノートをつくる
❺日々のケアチェックリストをつくる（母親作成，表6）

EP
❶困ったときは24時間連絡がとれる体制であることを伝える

診断の根拠	●患児のケアのなかで医療処置は多く，かつ高度である（表6）．とくに呼吸に関する変化には迅速さと正確さが必要である．病院で医療者の管理下で行う場合に比べ，自宅で1人でケアを行う場合は不安感は増大する． ●退院前，母親は「多分やることはわかる気がする」	と述べ，多くを語らない状況であった．また，仕事をしたいと思っていることや，自身の今までの生活との乖離があり，具体的にどのように生活できるかをイメージできない状況であった．そのため，母親の望む生活とのすり合わせができ，安心した生活ができるように援助する必要があると考えられた．
看護の実際	●1日のうちで行わなければならないケアが継時的にわかるよう，チェック表を用いた（表7）． ●人工呼吸器は毎日訪問看護師が作動確認を行うこととした（表5）． ●母親だけではケアが大変な入浴については，訪問看護師とともに行うこととした．	●人工呼吸器の回路交換や胃瘻のバルーンの水交換は母親1人でできるようになっていたが，患児の観察を含め，安全に行うために看護師とともに実施した． ●安全を確認したうえで，毎日のケアの際に母親の思いや今までの経過を傾聴していくようにした．

表6
患児の1日のケアチェックリスト

時間・スケジュール
7:30 起床
8:00 吸引, オムツ交換, 体位変換, 点眼後経管栄養開始 朝食 吸引は30分に1回行う
11:00 (母親)休息後, 家事・昼食
12:30 吸引, オムツ交換, 体位変換, 点眼後経管栄養
14:00 訪問看護(入浴やリハビリテーション) 抱っこの時間
16:30 吸引, オムツ交換, 体位変換, 点眼後経管栄養
19:00 吸引, オムツ交換, 体位変換, 点眼後経管栄養
23:00 吸引, オムツ交換, 体位変換, 点眼後経管栄養
2:00 水分補給
3:00 母親, 父親就寝

表7 日々のチェック表(患児の母親が作成)

2012年　月　日(　)　天気　気温　℃　湿度　％　　Fちゃん日誌

各時刻(0:00〜12:00, 1時間間隔)の記録欄:

- □鼻・口 [　]　少ない / 普通 / 多い
- □気管 [　]　なし / 少ない / 多い
- □尿 [　]　少ない / 普通 / 多い
- □便 [　]　少ない / 普通 / 多い
- 上向き / 右向き / 左向き　℃
- [　]分　L

2:00頃　吸入　□ビソルボン(2mL/回)

3:00頃　水分補給　□ソリタ水 [　] mL

7:00頃　目薬　□ヒアレイン

8:00頃　ミルク　1回目　[　]分 [開始]　胃残 mL　Total mL
[薬] □ガスター散　□デパケン　□ダイアモックス　□ムコソルバン・ムコダイン

MEMO
・1日3〜4回吸入器の使用.
・水分補給で「アクアライト」or「ソリタ水」をミルクの合間に吸入(500mL/日).

★ミルク 1日4回(200mL/回)

考察

患児の直接ケアが安心して行えることへの支援

　母親は患児の退院当日から人工呼吸器の管理，栄養管理，体位変換，オムツ交換，吸引，点眼，家事に追われる生活がスタートした．退院直後に気管カニューレの閉塞を起こしたり，便秘，回路に亀裂が生じる，祖母の留守番時に再び気管カニューレ閉塞が起こる，など多くの事態が発生した．

　退院直後は変化が多く，家族，患児ともに環境に適応するまでさまざまな経験をする．そのつど，看護師は，ともに対応していくことが大切である．母親が患児のケアを行いながら異常に気づき，変化への対応ができるようになるためには，患児への直接ケアをともに行いながら，安定した患児の状態を共通理解し，変化が起こった場合はその理由を確認し合いながら，1つずつ成功体験を増やしていくことが必要である．そのなかで，母親自身の判断能力と対処能力は向上していくと考えられる．

　後日，退院当日の心境について母親は「退院したら翌日には救急搬送になるんじゃないかと思っていました」と語った．

安心した生活のなかで母子関係の構築を進める

　母親は患児が入院していたときの気持ちとして，「看護師さんが母親のようで，私が手伝いのようでした」と語った．自宅に帰っても医療処置に追われる毎日であり，患児を抱っこしている余裕はなかった．

　在宅生活開始から4か月経った頃から，「Fちゃん，ほら看護師さん帰るって．バイバイだよ」と患児の代弁をするようになっていた．また，患児に愛称をつけて呼ぶようになっていた．会話のなかに冗談を交えるなど，すこしずつ余裕がみえてきて，「看護師さんが母親のようだ」と話していた母親は在宅療養開始から1年で「看護師さんと一緒に育てている感じがした」と語った．

　患児の耳元で音楽を流し，ベッドの周りにぬいぐるみを置く母親の姿は，わが子を愛おしいと思う気持ちの現れであると思われる．

　先天性障害をもつ患児の両親20組を対象に面接調査したドローターらは，障害受容の経過を「Ⅰ．ショック」「Ⅱ．否認」「Ⅲ．悲しみ・怒り」「Ⅳ．適応」「Ⅴ．再起」としている（**図1**）．

　重症心身障害児を抱える親の心理的変化は，さまざまな環境の変化や児の成長に伴う周りとの相違によって，悲嘆と受容の過程を繰り返していく．母子は，母子間の愛着形成からはじまり，母子の成長発達過程のなかで絆を形成していく．その絆が再起の道を歩む柱となっていくと考える．

図1　先天性障害をもつ患児の誕生に対する正常な親の反応（ドローター）

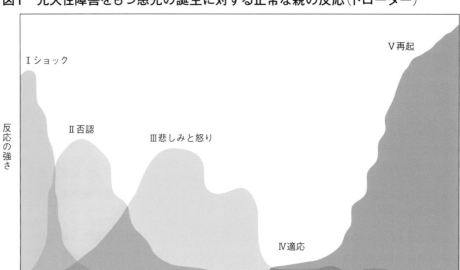

おわりに

　患児の状態は現在でも安定しており，在宅での生活を続けている．レスパイト以外の入院はなく，母親は自宅で仕事を再開している．患児は家族の協力と愛情に育まれ，発達していっている．

　レスパイト入院の際，周囲が慌ただしく動いたとき，患児の目から涙がこぼれた．環境の変化を彼は察知しているのだと母親と語り合った．看護師が訪問して患児の頬に手を当てると，必ず気管から空気をリークさせる．脳の機能は未だ解明されていない部分が多い．私たちは未知なる可能性を信じ，人間に備わった機能が最大限に活用されるよう，今後もかかわっていくことを忘れてはいけない．

　本事例をとおして，高度な医療的ケアを必要とする超重症児の退院移行支援には，退院前から子どもの体調の安全が確保できるという安心感を提供することが重要である．

　また，退院後は，直接ケアを通して子どもの個別的な体調を捉え，母親と共有していくことが必要である．

　訪問看護師は直接ケアをともに行い，母親が安心してケアを任せられる存在であることも求められる．母親が安心して子どもを自宅で育てていくことが確保されることで，Fちゃんの母親のように子どものQOLを高めることへの意識変化や母親自身が就労に向けての意識をもつことができるようになっていけるのではないかと考える．

（田中道子）

参考・引用文献
1) Marshall H. Klaus, John H. Kennell：親と子のきずな．竹内徹，柏木哲夫，横尾京子訳．医学書院．1985.
2) 前田浩利：NICUと在宅のケアの違いを理解しよう！在宅療育移行支援のコツとアイデア．NEONATAL CARE. 24(3)：2011.
3) 稲浪正充，小椋たみ子，Rodgers Catherine，西信高：障害児を育てる親のストレスについて．特殊教育学研究．32(2)：11-21，1994.
4) 坪内旬子，堀内麻衣，藤岡雅子：NICU看護師の考え．小児看護．34(9)：1197-1199，2011.
5) 堀内勁：母子間の皮膚接触効果．NEONATAL CARE. 24(12)：1168-1173，2011.

索引

MEMO

知識が身につく！ 実践できる！
よくわかる在宅看護 改訂第3版

2012 年 10 月 15 日　初　版　第 1 刷発行
2015 年 2 月 16 日　初　版　第 5 刷発行
2016 年 10 月 5 日　改訂第 2 版　第 1 刷発行
2020 年 1 月 15 日　改訂第 2 版　第 5 刷発行
2020 年 10 月 5 日　改訂第 3 版　第 1 刷発行
2023 年 5 月 29 日　改訂第 3 版　第 4 刷発行

編　集　　　角田　直枝
発 行 人　　　土屋　徹
編 集 人　　　小袋　朋子

発 行 所　　株式会社Gakken
　　　　　　〒 141-8416 東京都品川区西五反田 2-11-8

印刷製本　　　凸版印刷株式会社

● この本に関する各種お問い合わせ先
本の内容については，下記サイトのお問い合わせフォームよりお願いします．
https://www.corp-gakken.co.jp/contact/
在庫については　Tel 03-6431-1234（営業）
不良品（落丁，乱丁）については　Tel 0570-000577
　学研業務センター　〒 354-0045　埼玉県入間郡三芳町上富 279-1
上記以外のお問い合わせは　Tel 0570-056-710（学研グループ総合案内）

© N.Kakuta 2020 Printed in Japan
● ショメイ：チシキガミニツク！　ジッセンデキル！　ヨクワカルザイタクカンゴ
　カイテイダイ 3 ハン
本書の無断転載，複製，複写（コピー），翻訳を禁じます．
本書に掲載する著作物の複製権・翻訳権・上映権・譲渡権・公衆送信権（送信可能化権を含む）は
株式会社Gakkenが管理します．
本書を代行業者等の第三者に依頼してスキャンやデジタル化することは，たとえ個人や家庭内の利
用であっても，著作権法上，認められておりません．

JCOPY 〈出版者著作権管理機構　委託出版物〉
本書の無断複写は著作権法上での例外を除き禁じられています．複写される場合は，そのつど事前
に，出版者著作権管理機構（電話 03-5244-5088，FAX 03-5244-5089，e-mail：info@jcopy.or.jp）の許
諾を得てください．

学研グループの書籍・雑誌についての新刊情報・詳細情報は，下記をご覧ください．
学研出版サイト　https://hon.gakken.jp/